연세 치의학의 연원과 윌리엄 샤이플리

윌리엄 샤이플리의 삶과 기록

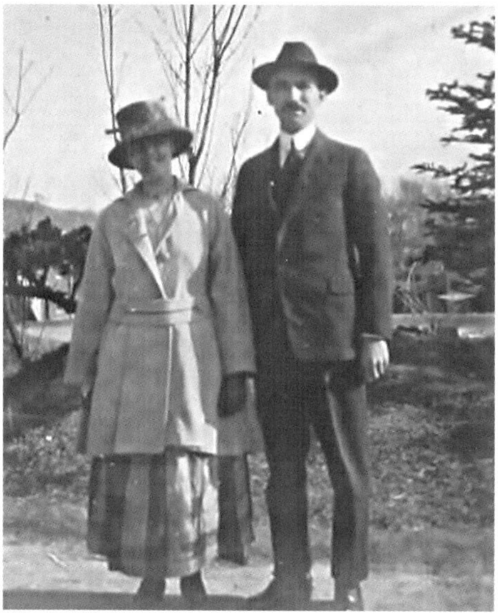

사역 후반기의 윌리엄, 루스 샤이플리 부부의 모습.
루스는 유치원 교사나 세브란스 병원 사무를 보면서 빌리의 양육을 담당하였다.

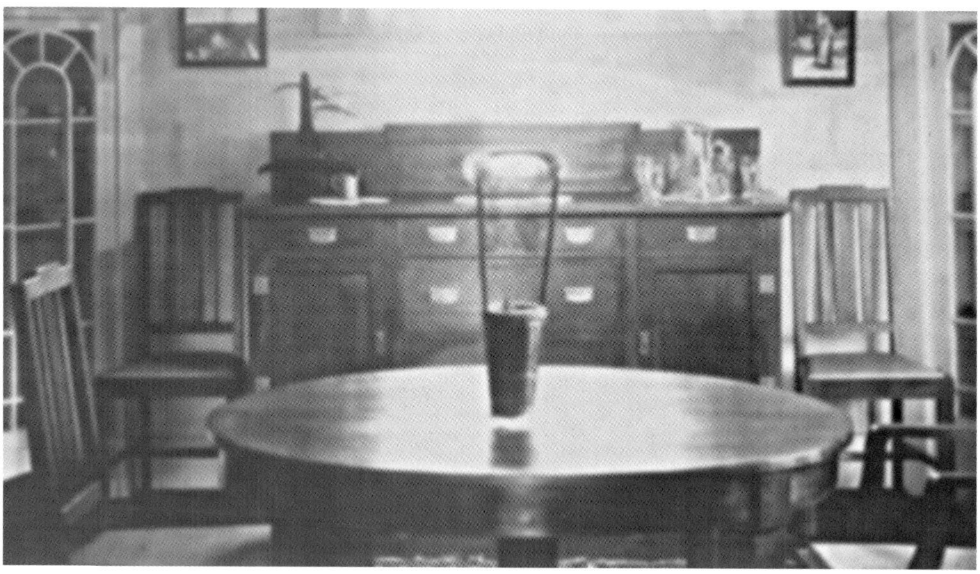

남대문 근처에 있었던 샤이플리 선교사의 집 내부 모습.
원형 테이블과 미국에서 인기 있던 의자 디자인인 윈저 체어(Windsor Chair), 벽 쪽으로 있는 캐비닛, 아치형 장식을 넣은 문 등 20세기 초 미국식 디자인을 엿볼 수 있는 식사 공간(dining room)이다.

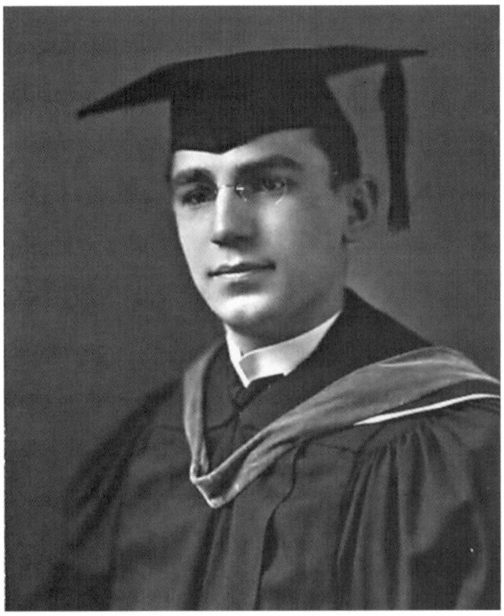

1913년 6월 필라델피아 치과대학(이후 템플대학교 치과대학으로 명칭 변경)을 최우수 학생으로 졸업한 샤이플리의 졸업 사진.

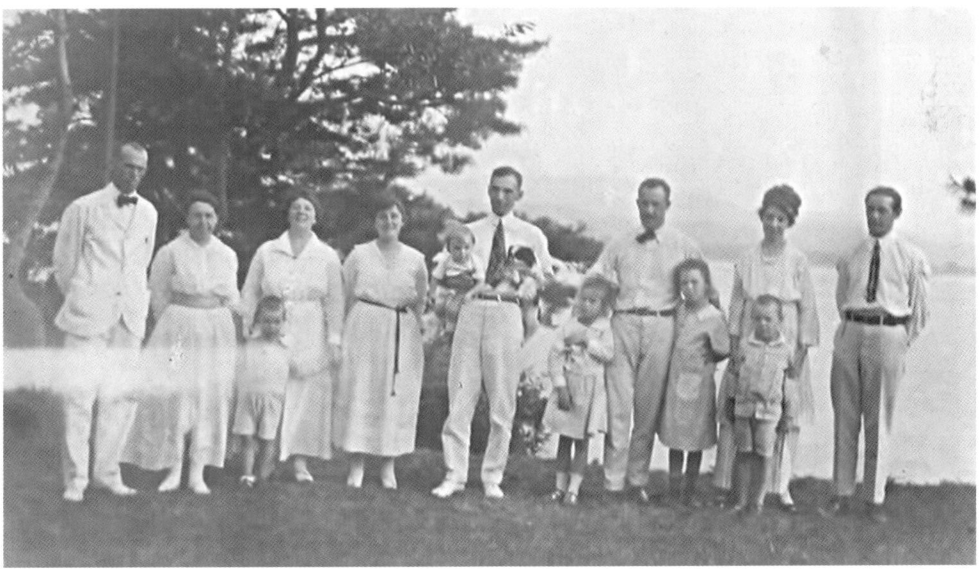

외국인 선교사들은 가족 단위의 친교 모임으로 함께했다.
가운데 윌리엄 샤이플리가 아들 빌리를 안고 있다. 1919년 일기에서 한강변 모임에 관한 기록을 대조해 보았으나, 인물 수와 딱 맞는 결과를 찾지는 못했다.

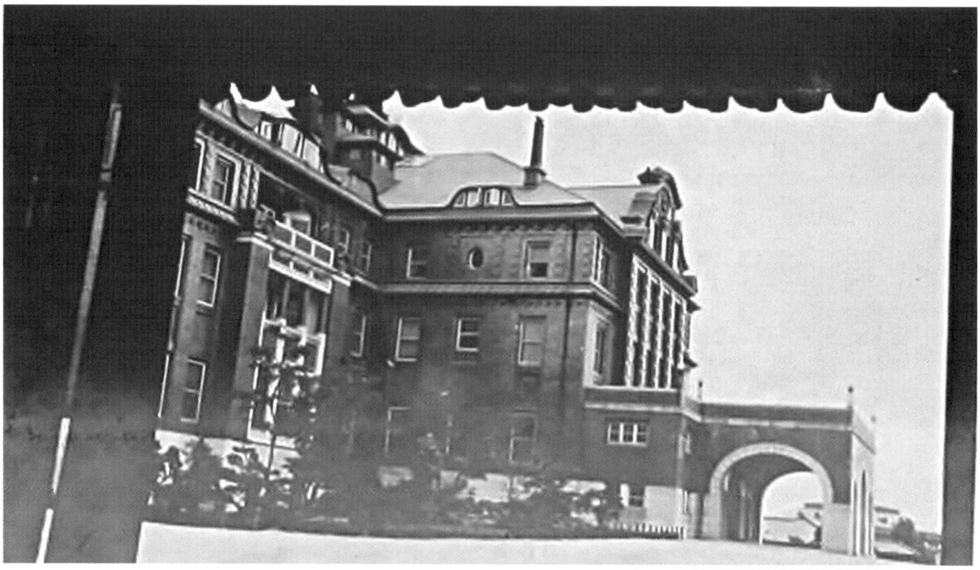

조선호텔.
남만주철도주식회사가 서울 중구 소공동에 건설, 1914년 9월 20일에 준공, 1914년 10월 10일 개관한 호텔로 일류 시설을 갖춘 것으로 유명했다. 샤이플리의 일기에서도 외국인을 맞이하거나, 호텔에서 열린 연회에 참석하는 등의 기록을 찾아볼 수 있다.

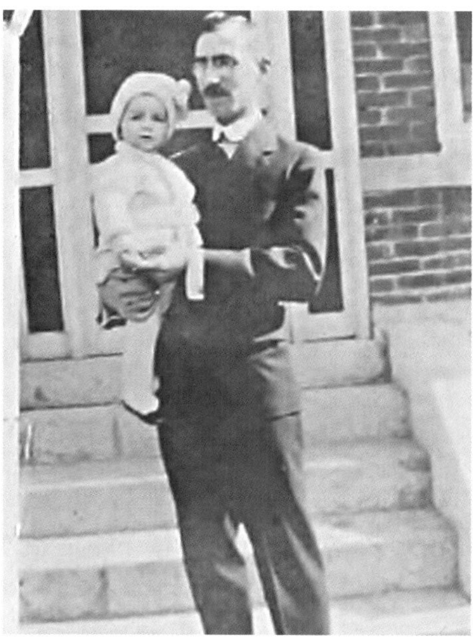

1919년 10월 31일에 촬영된 윌리엄 샤이플리 선교사의 사진. 선교사가 안고 있는 아이는 아들 빌리(1918년 1월 26일생)로 추정된다.

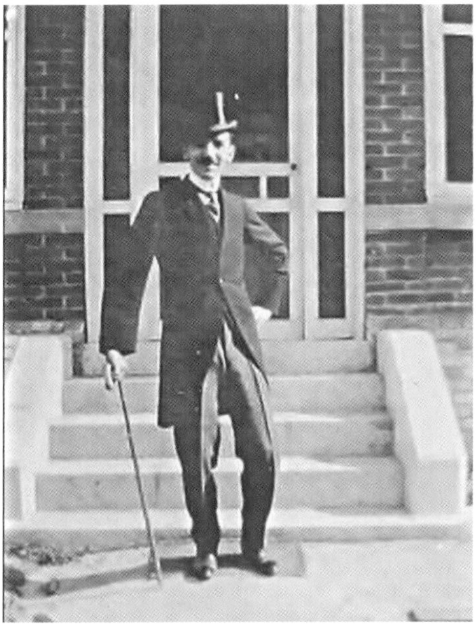

윌리엄 샤이플리 선교사가 정장과 모자, 지팡이까지 차려 입고 찍은 사진.
일기에서 추측하자면, 1918년 10월 14~16일에 톰스 양복점에서 맞춘 양복인 것 같다.

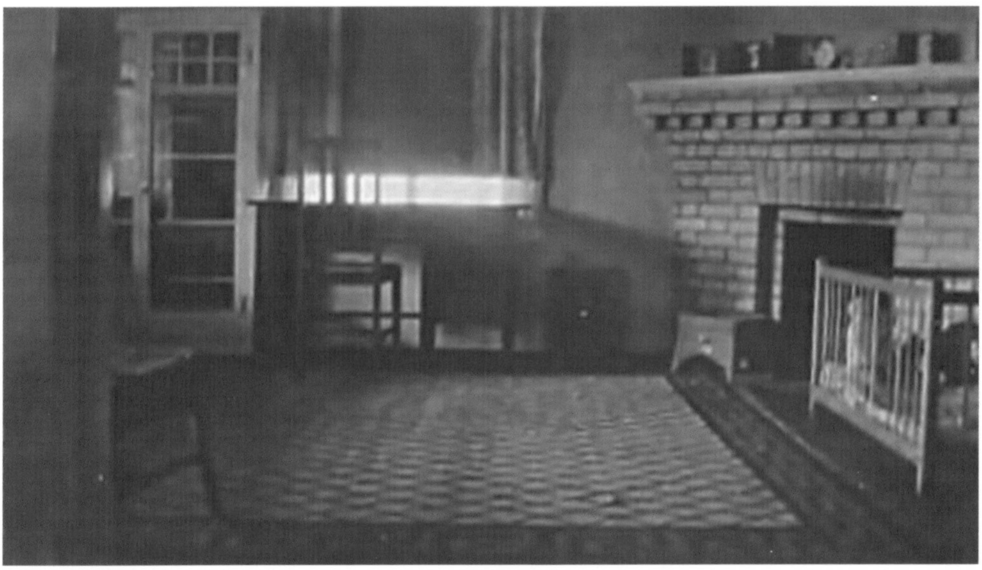

샤이플리 선교사의 집 내부 모습.
오른 쪽에 벽난로와 아기 침대, 가운데에 깔린 넓은 러그로 보아 응접실인 것으로 보인다.

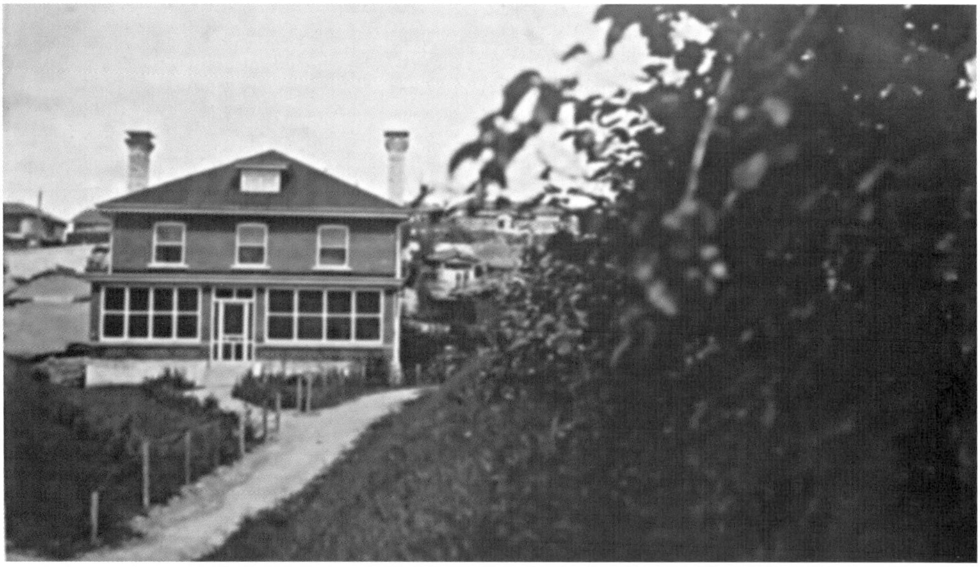

샤이플리 선교사의 집 외부 모습.
미국 전통의 콜로니얼(Colonial) 건축 양식으로 지은 집이다.

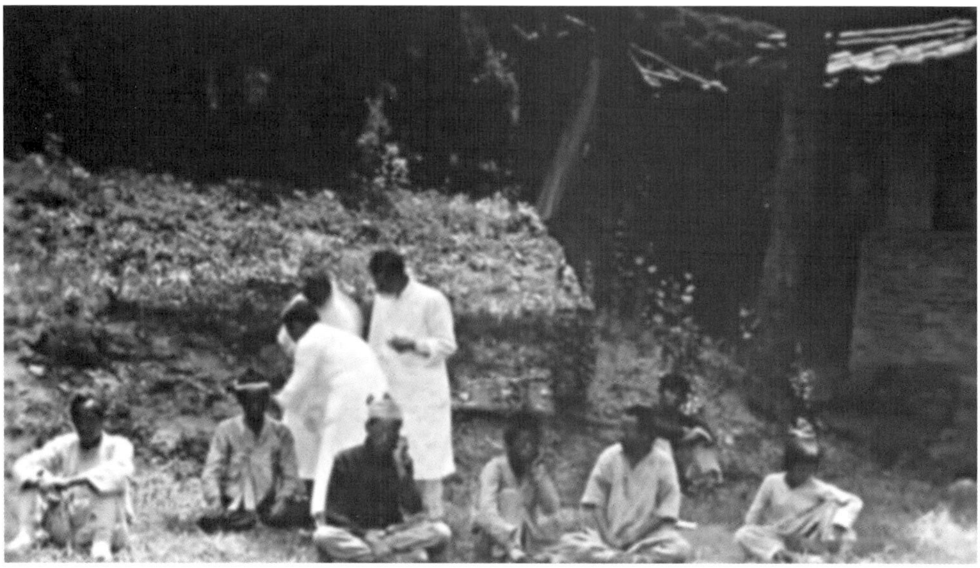

사진에 위치가 기록되어 있지 않으나, 야외에서 간단히 검진을 하고 있는 모습으로 보인다.
가운데 앉아 있는 두 환자가 같은 자세로 왼쪽 턱을 싸매고 있는 것이, 치과적 문제로 진료를 받으러 온 것이라는 추측을 가능케 한다.

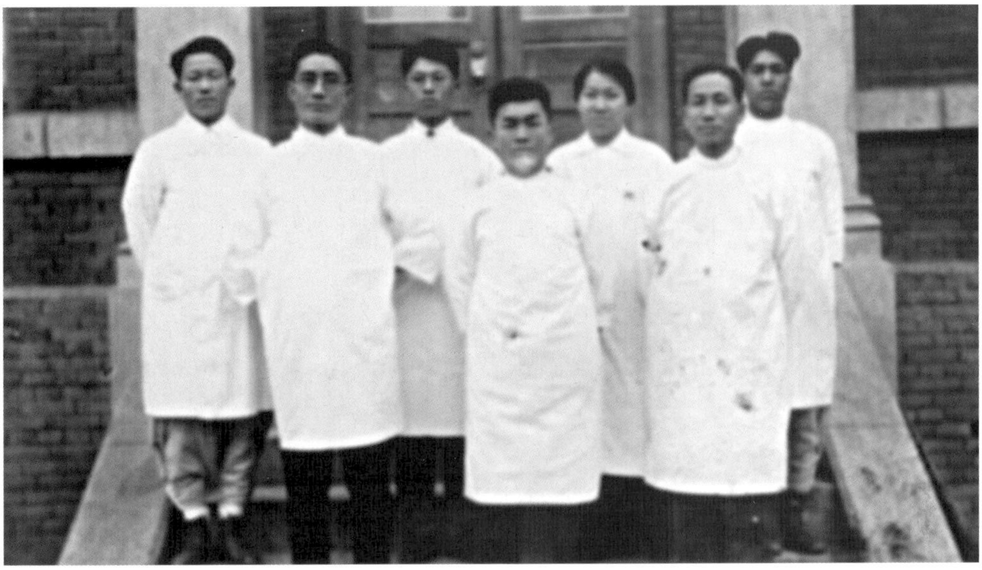

세브란스의학교 치과부 앞에서 촬영한 한국인 치과 조수, 기공사, 기공 학생, 간호원들의 모습.

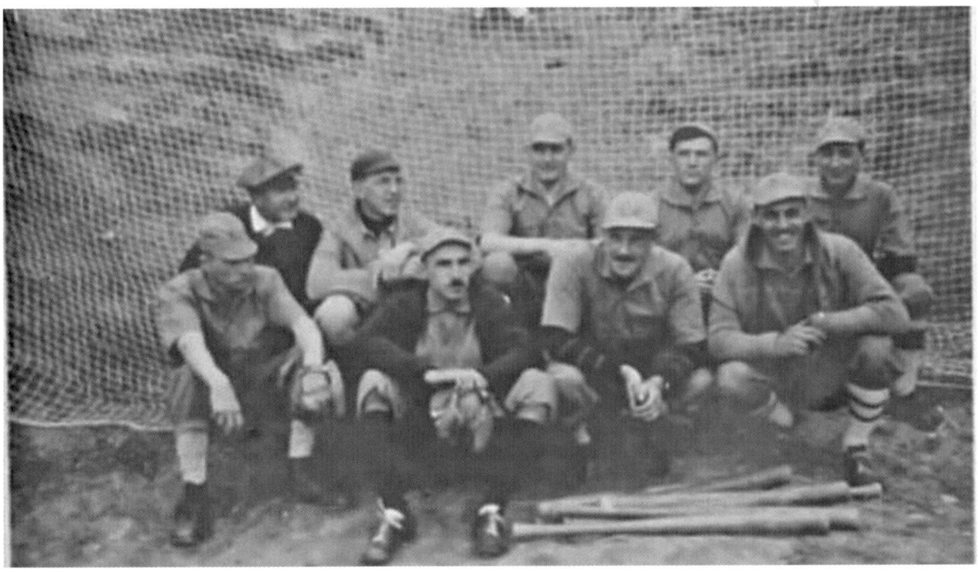

샤이플리 선교사는 야구, 농구, 테니스를 즐겼다.
사진은 서울에서 일하는 미국인으로 구성된 야구팀의 모습으로, 왼쪽 앞 열 두 번째에 샤이플리 선교사의 모습이 보인다.

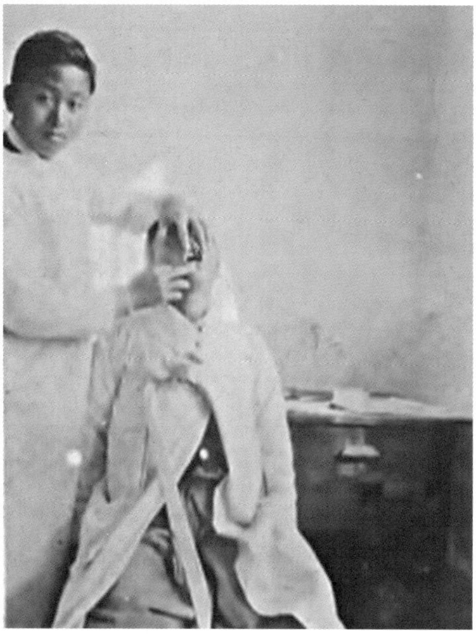

세브란스의학교 치과부에서 한국인 치과 수련 의사가 환자를 치료하고 있는 모습.
환자는 상악 좌측 전치부의 외상 또는 감염으로 내원한 것으로 보인다. 1917년 치과부에 근무한 한국인 치과 조수는 의학교 졸업생 2명과 조선총독부병원 치과부에서 3년간 조수로 근무하고 들어온 1명이 있었다.

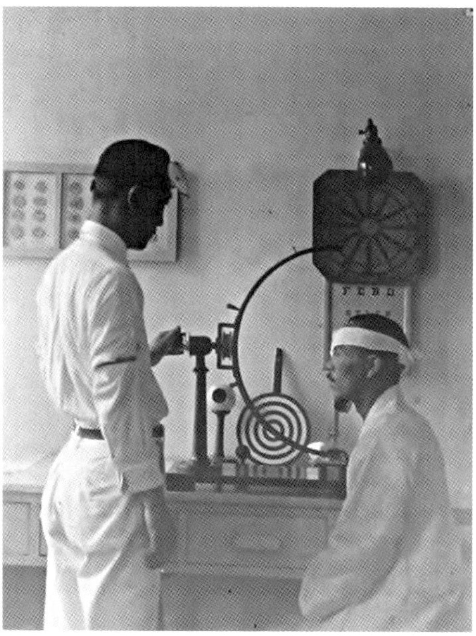

안과 진료를 맡은 홍 선생과 눈을 안대로 감싼 환자의 모습.
사진에 담긴 장비는 검안기인 것으로 추측된다. 아직 페니실린이 도입되지 않았기에 상악 전치부 감염은 쉽게 안와까지 전파되었으므로, 치과와 안과는 자주 협업했다. 일기에도 홍 선생과 이야기를 하거나, 홍 선생이 진료한 사실에 관한 기록이 있다.

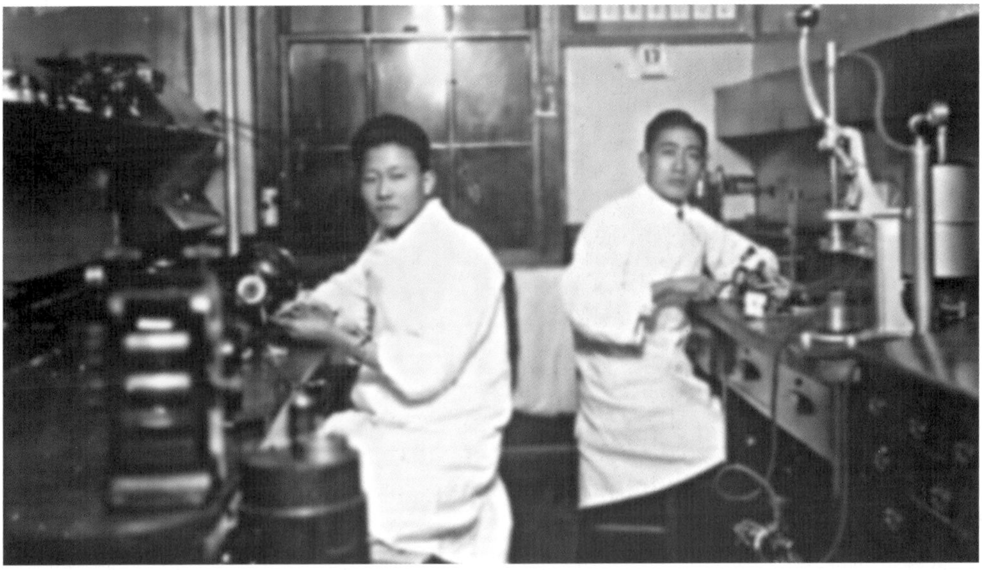

기공사 이 씨와 고 씨의 모습. 이름은 기록에 남아 있지 않다.
교합기, 의치 플라스크 클램프(denture flask clamp) 등이 보인다. 세브란스의학교 치과부는 한국에서 최초로 치과 기공사를 고용하여 작업을 맡겼다. 이는 독일식을 따랐던 일본과 달리 치과 의사와 기공사의 업무가 분할되어 있었던 미국 치의학의 방향을 따랐기 때문이다.

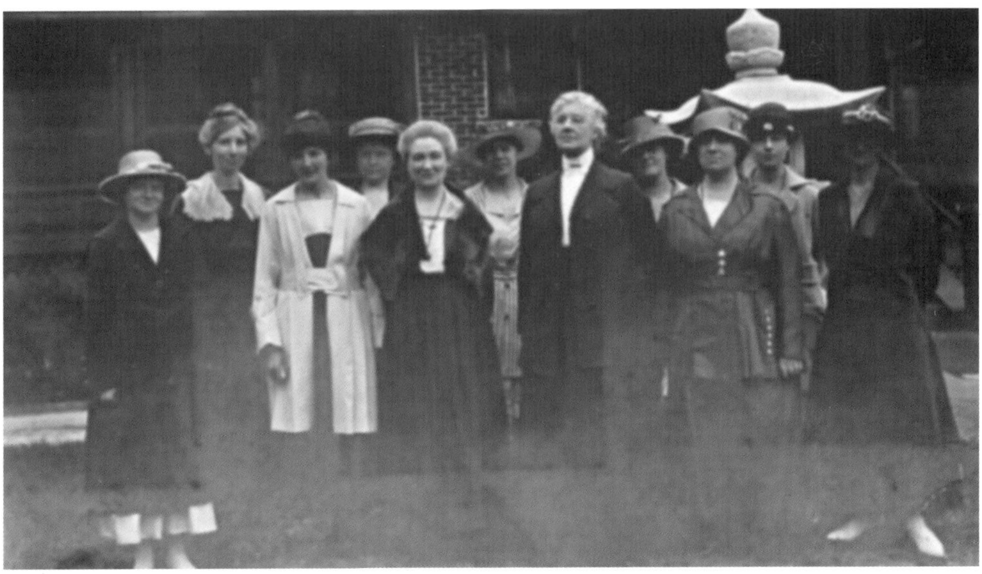

서울에 와 있던 외국인 여성들의 모임.
시기나 등장인물이 누구인지는 명확히 구분하기 어려우나, 이들이 주기적으로 모임을 가지고 있었음을 확인할 수 있는 귀한 자료다.

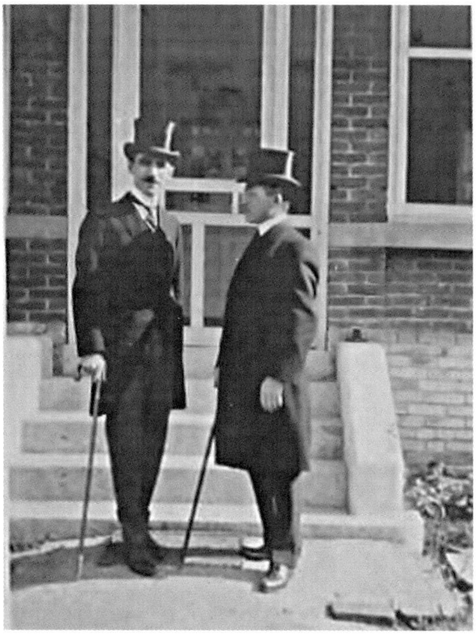

샤이플리 선교사(왼쪽)와 루카스 씨(오른쪽).
일기로 볼 때 루카스 가족은 샤이플리 가족과 깊은 교분을 나누었으며, 부부가 교회에서 설교, 봉사하고 하얼빈에 다녀오는 등 당시 사역에 열심이었던 것으로 보인다. 그러나 루카스 가족이 어떤 일을 했는지, 조선에 선교사로 왔는지는 확인되지 않는다. 1917년 8월 1일 일기에는 샤이플리 선교사가 루카스 씨와 고장 난 핸드피스를 수리하려고 했지만 실패했다는 기록도 남아 있는 것으로 보아, 기술 쪽 업무를 한 것으로 추측된다.

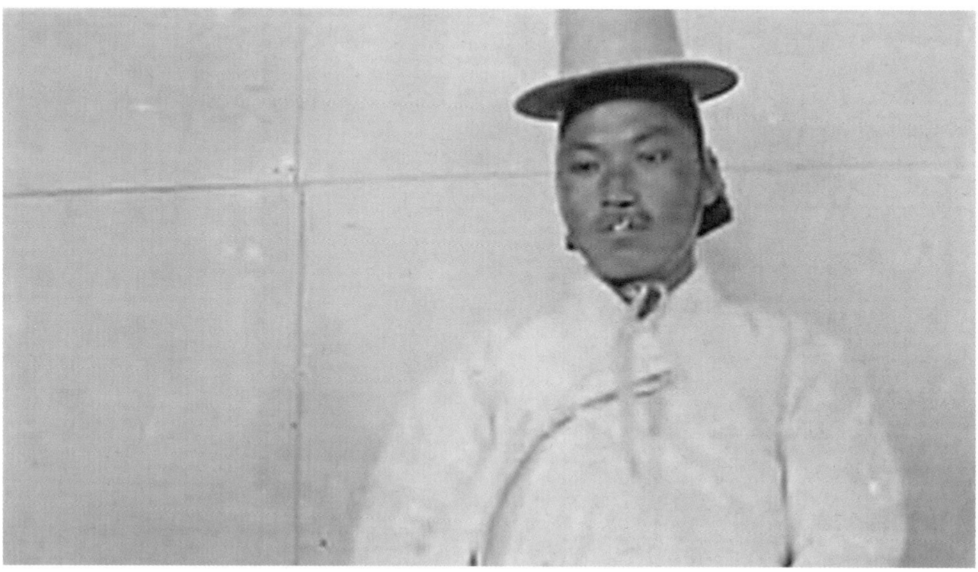

치과 환자의 사진.
사진으로 볼 때 전치부 외상으로 인한 탈구로 추측되나, 언제 어떤 질환으로 온 것인지는 기록되어 있지 않다.

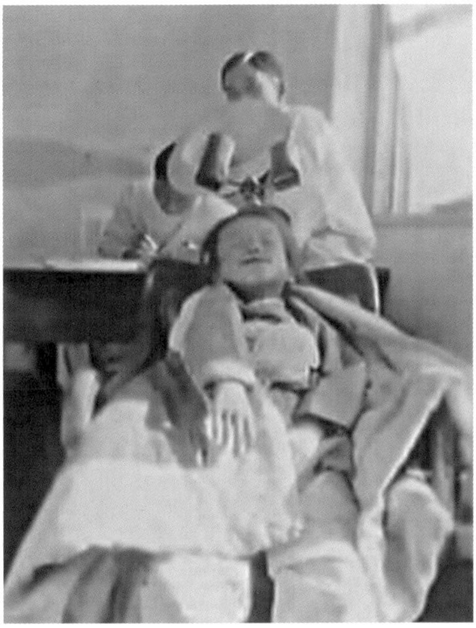

치과 환자의 진료 사진.
환자는 치과 체어에 앙와위로 누워 있고, 체어 뒤로 왼쪽의 인력은 기록을, 오른쪽의 인력은 환자의 상태를 설명하고 있는 것으로 보인다. 샤이플리 선교사의 보고서에 환자 상태 기록을 의과대학생에게 맡긴 내용이 있으므로, 이들은 치과부에 배정된 학생으로 추측된다.

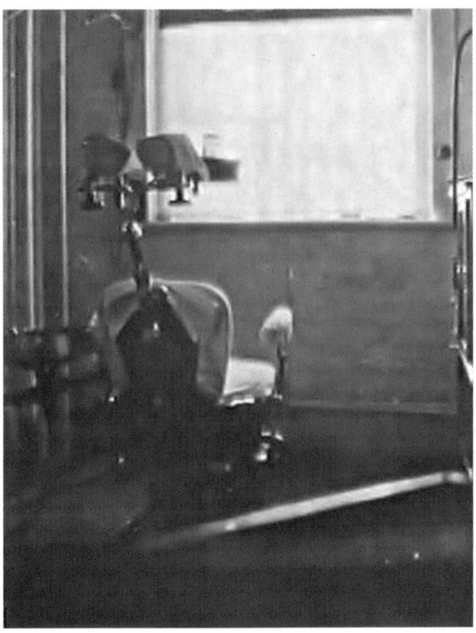

치과 진료실의 사진으로, 철제 치과 체어의 뒷모습이 보인다.
세브란스 병원 치과부는 조선에서 처음으로 철제 치과 체어를 도입한 곳으로, 아직 목제 체어를 쓰던 경성의학전문학교보다 시설 면에서 월등했다.

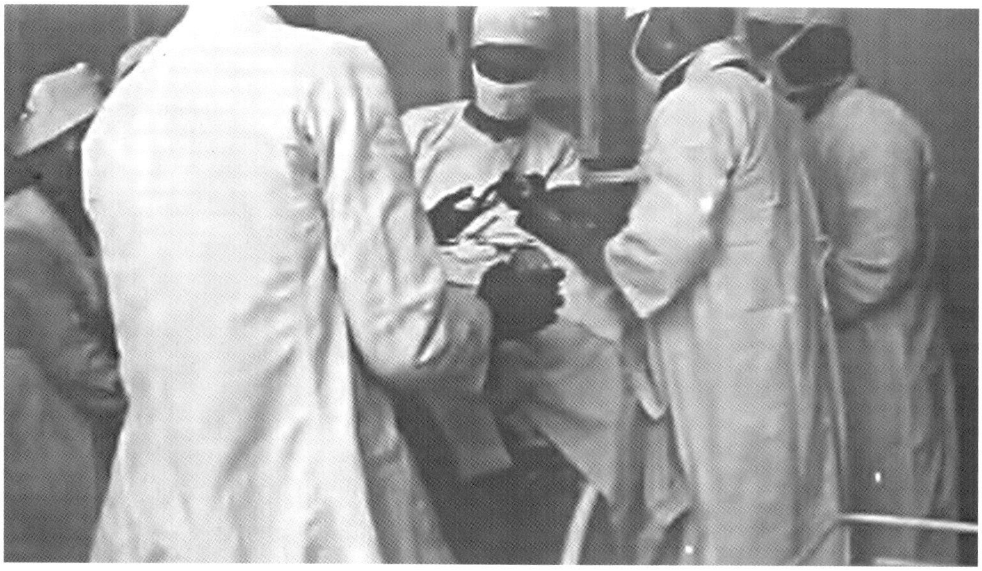

손 선생의 수술 장면.

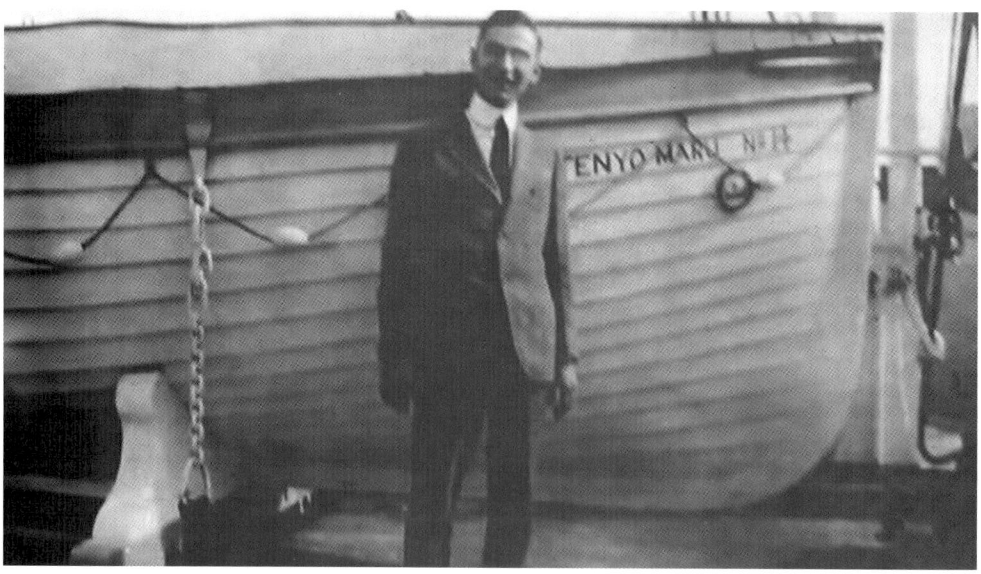

조선으로 떠나기 위해 톤요마루 호 앞에 선 샤이플리.

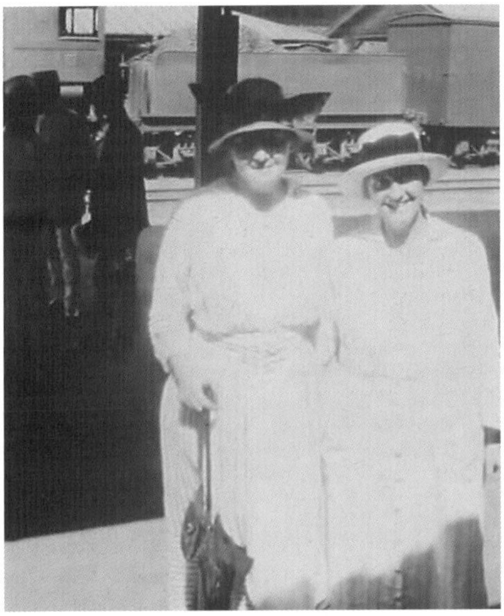

루스 샤이플리와 러들로 부인.
세브란스의학교 외과학의 기틀을 마련한 알프레드 러들로는 다이어리에서 확인할 수 있는 것처럼, 샤이플리와도 막역한 관계를 유지했다. 샤이플리 가정과 러들로 가정도 마찬가지였다.

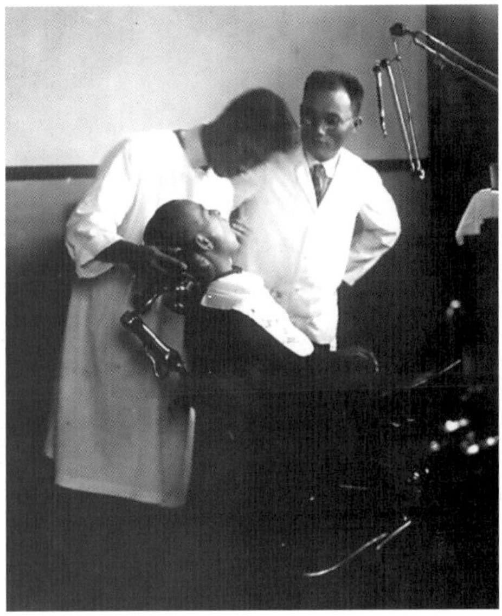

구강 검진을 하는 모습.
환자가 앉은 상태에서 치아 상태를 확인하고 있다. 세브란스의학교 치과학교실에 들어온 치과 체어는 당시 첨단의 철제 체어로, 자연스럽게 뒤로 기댄 자세로 검진을 할 수 있었다.

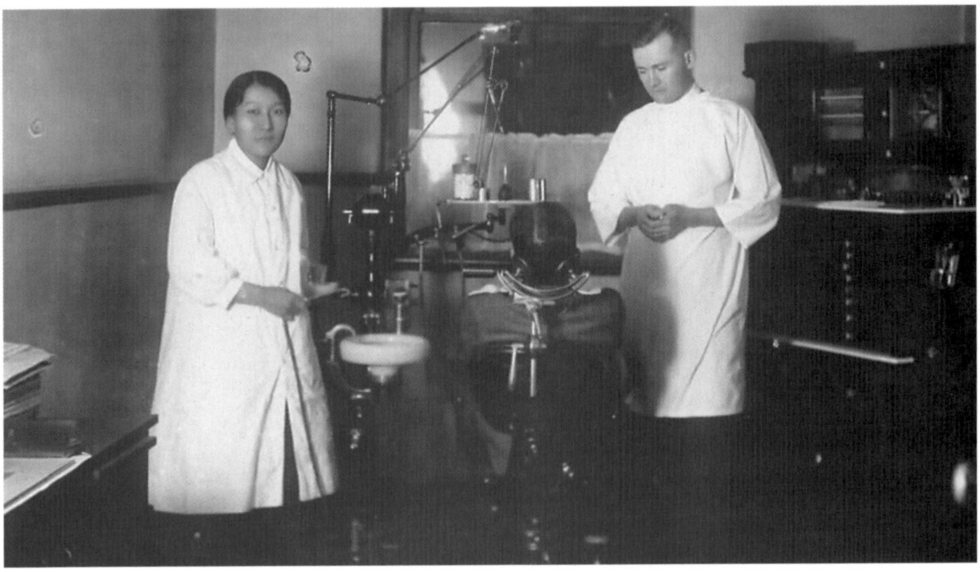

맥안리스와 한 씨.
샤이플리의 후임으로 조선에 온 맥안리스 선교사와 진료를 보조하고 있는 간호사 한 씨의 모습이다. 치과 체어에 앉아 치료를 기다리고 있는 환자의 뒷 모습도 보인다.

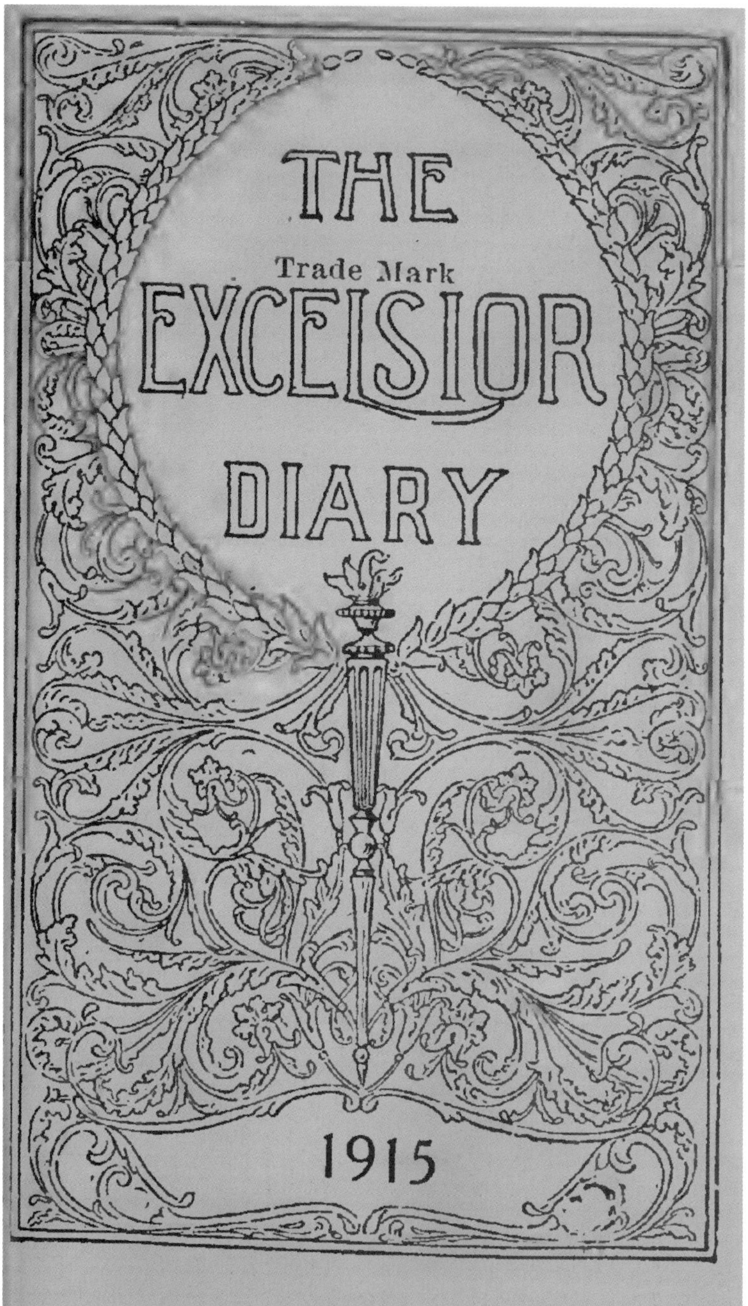

샤이플리 다이어리의 표지. 그는 일기를 남기면서 Excelsior 사(社)가 제작한 다이어리를 계속 사용하였다.

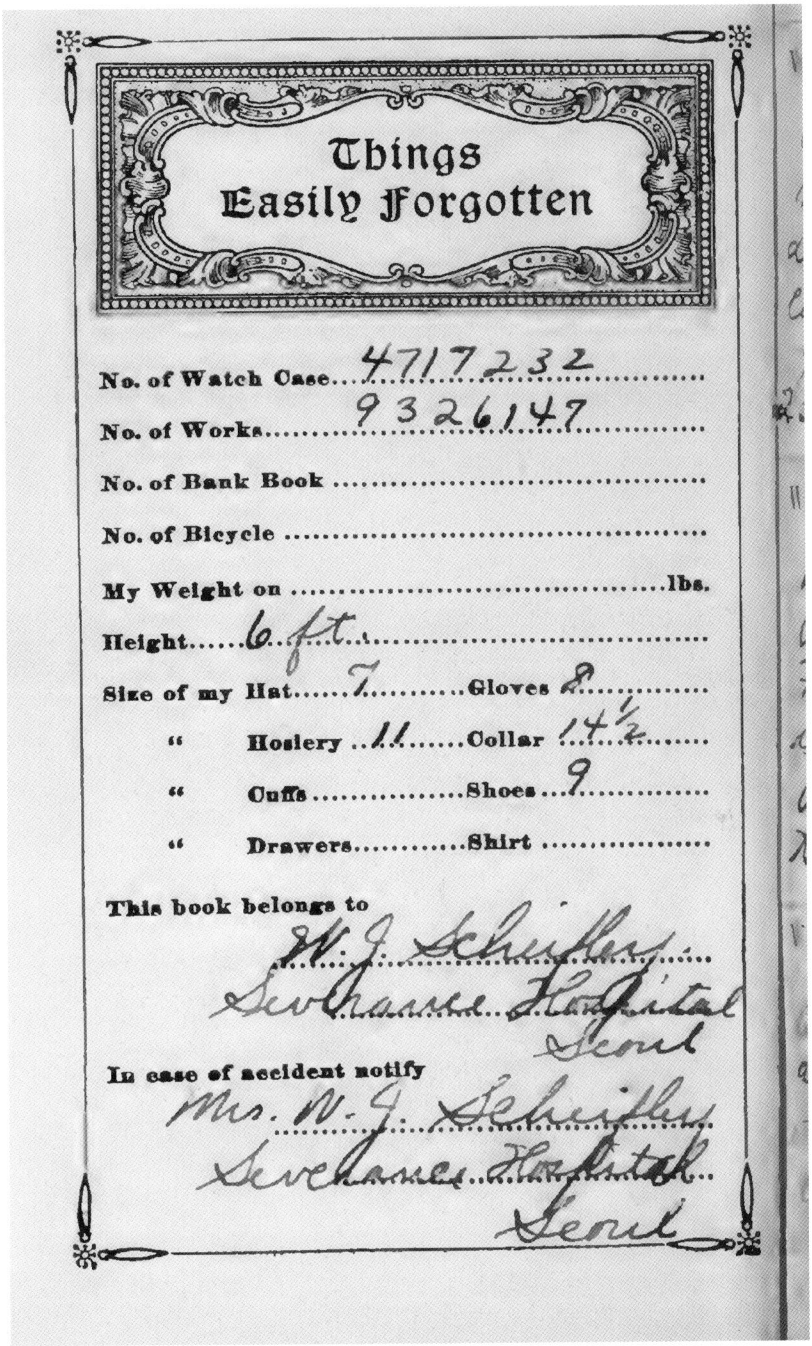

Things Easily Forgotten

No. of Watch Case 4717232

No. of Works 9326147

No. of Bank Book

No. of Bicycle

My Weight on ... lbs.

Height 6 ft.

Size of my Hat 7 Gloves 8

" Hosiery 11 Collar 14 1/2

" Cuffs Shoes 9

" Drawers Shirt

This book belongs to W. J. Scheifley Severance Hospital Seoul

In case of accident notify Mrs. W. J. Scheifley Severance Hospital Seoul

샤이플리 다이어리의 내지. 샤이플리의 인적 사항과 서명이 담겨 있다.
1918년 다이어리에서 가져온 것이라서, 분실할 경우 서울 세브란스 병원으로 가져다 달라는 내용이 보인다.

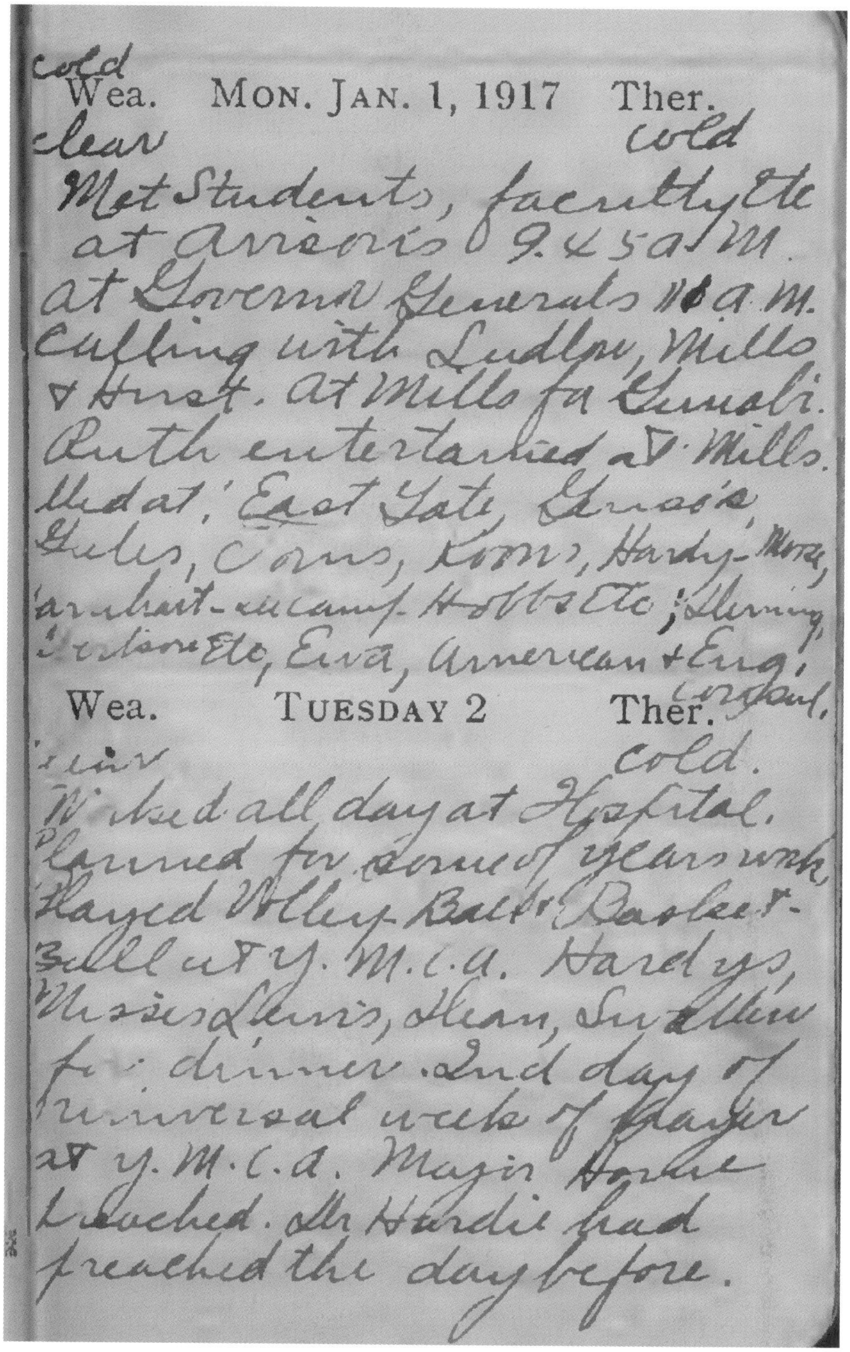

cold
Wea. MON. JAN. 1, 1917 Ther.
clear cold
Met Students, faculty etc
at Avison's 9.45 a.m.
at Governor Generals 11 a.m.
Calling with Ludlow, Mills
& Hirst. At Mills for [illegible].
Ruth entertained at Mills.
Called at East Gate, [illegible]
[illegible], [illegible], [illegible], Hardy-Moore,
[illegible] Hobbs etc; Fleming
[illegible] etc, [illegible], American & Eng.
Wea. TUESDAY 2 Ther.
clear cold.
Worked all day at Hospital.
Planned for some of years work.
Played Volley Ball & Basket-
Ball at Y.M.C.A. Hardys,
Misses Lewis, [illegible], [illegible]
for dinner. 2nd day of
universal week of prayer
at Y.M.C.A. Major [illegible]
preached. Mr Hardie had
preached the day before.

샤이플리 다이어리, 1917년 1월 1일과 2일의 기록.
샤이플리는 자신의 일정과 진료를 세심하게 기록해 나갔다. 오래된 기록이고 글씨가 분명하지 않아 읽기 어려운 부분이 많다.

김준혁, 김수연, 신유석, 이주연

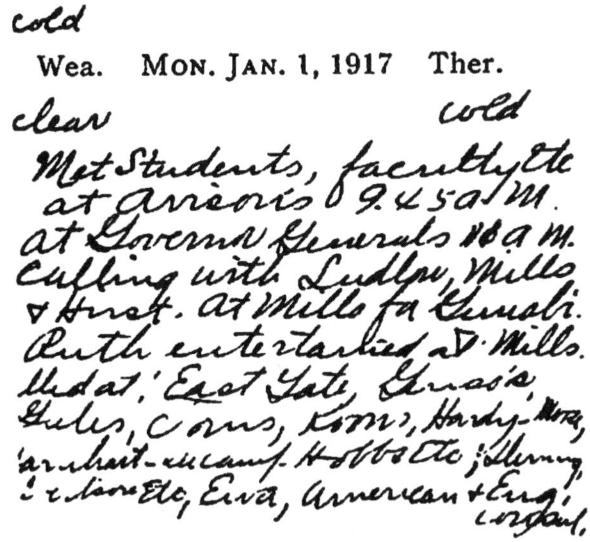
cold

Wea. MON. JAN. 1, 1917 Ther.

clear cold

Met Students, faculty etc at Avison's 9.45 a.m. at Governor Generals 10 a.m. Calling with Ludlow, Mills & Hirst. At Mills for [illegible]. Ruth entertained at Mills. [illegible] at East Gate, [illegible], [illegible], [illegible], Hardy, Moore, [illegible] Hobbs etc; [illegible] etc, [illegible], American & Eng. consul.

연세 치의학의 연원과 윌리엄 샤이플리

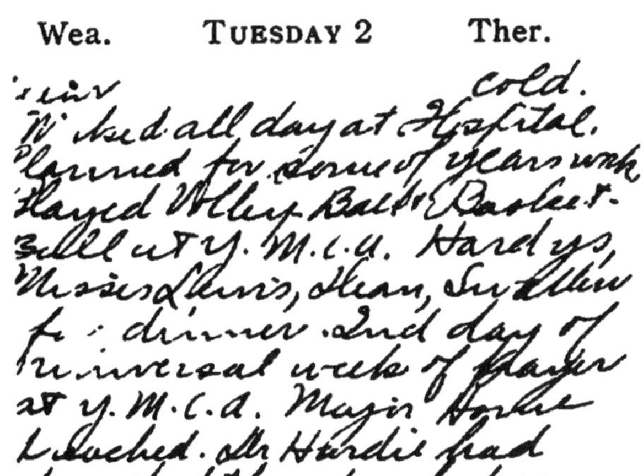
Wea. TUESDAY 2 Ther.

clear cold.

Worked all day at Hospital. Planned for some of years work. Played Volley Ball & Basket-ball at Y.M.C.A. Hardys, Misses Lewis, Dean, [illegible] for dinner. 2nd day of universal week of prayer at Y.M.C.A. Major [illegible] preached. Mr Hardie had preached the day before.

연세대학교 대학출판문화원

This study was supported by the Yonsei University College of Dentistry Fund 6-2021-0203.

발간사

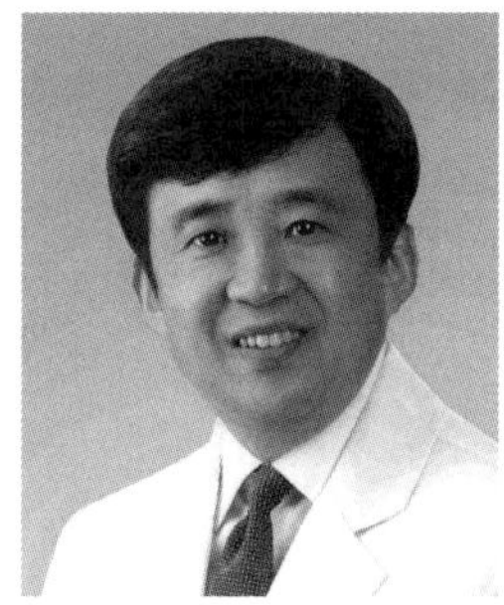

연세 치의학의 이름이 사람들의 가슴을 뛰게 만드는 것은 그 역사 때문입니다.

107년 전 치과의사 윌리엄 샤이플리는 세브란스의학교에 치과학교실을 설립함으로써 연세대학교 치과대학뿐만 아니라 한국에서 서양 치의학의 시작과 함께 진료와 교육의 기틀을 마련하였습니다. 137년 전 알렌 선교사가 세브란스 병원의 전신인 제중원을 설립한 이래 시행된 치과 진료 기록에서부터 샤이플리와 관련된 자료를 모은 『연세 치의학의 연원과 윌리엄 샤이플리』가 각고의 노력 끝에 출간되게 된 것을 진심으로 축하드립니다.

샤이플리는 1913년 미국 필라델피아 치과대학을 졸업하고 펜실베이니아 레딩에 개업하였으나, 고등학교 때부터 지녔던 선교사의 사명을 실천하기 위해 분투하였습니다. 그는 처음 중국을 사역지로 생각하였으나, 조선에 치과 의료 선교사가 필요하다는 것을 알게 되어 자원하였습니다. 1915년 조선 땅을 밟은 샤이플리는 세브란스연합의학교 치과학교실의 창립과 치과 진료에 열과 성을 다했습니다. 1920년 고국으로 돌아가 1958년 사망할 때까지 개업의로 지역의 구강 보건에 힘썼던 그는, 자신이 필요하면 조선으로 돌아가겠다는 뜻을 몇 번이나 밝혔습니다.

우리는 샤이플리의 행적을 통하여 연세가 한국에서 근대 서양 치의학이 최초로 실천된 장소였으며, 우리가 현재 배우고 행하는 치의학의 형태를 어떻게 교육할 것인지에 관한 최초의 모색이 이루어진 장소임을 믿습니다.

『연세 치의학의 연원과 윌리엄 샤이플리』는 알렌 선교사가 했던 치과 진료 기록을 시작으로, 1915년부터 1920년까지 샤이플리가 이곳에서 한 활동을 집중적으로 조명했습니다. 특히, 샤이플리가 남긴 일기를 번역하여, 그가 세브란스의학교 치과학교실에서 활동했던 순간의 구체성을 드러내고자 했습니다.

한 사람의 후학 치과의사로서 샤이플리의 노력과 기대, 기쁨과 좌절을 읽는 일은 우리가 어떤 길 위에 서 있는지 또 앞으로 어떤 길을 걸어야 하는지를 명확히 알려줍니다. 우리는 샤이플리가 밝힌 횃불을 이어받아 나아가는 사람으로서, 연세대학교 치과대학이 시작한 대한민국 치의학의 역사를 더욱 발전시켜 나갈 영광스러운 의무를 지고 있음을 이 책을 통해 밝힙니다.

『연세 치의학의 연원과 윌리엄 샤이플리』의 출간을 시작으로 샤이플리의 일생과 그 이후 여러 선각자들의 발자취를 조명할 수 있는 자료를 찾아 출간함으로써, 연세대학교 치과대학의 역사를 집대성하는 프로젝트가 하루빨리 완성되길 기원합니다.

끝으로 『연세 치의학의 연원과 윌리엄 샤이플리』의 발간을 다시 한 번 축하드리며 본 저서를 위해 불철주야 노력해주신 집필진 교수님(김준혁, 김수연, 신유석, 이주연)께 진심으로 감사의 말씀을 전합니다.

연세대학교 치과대학 학장

김 의 성

추천사

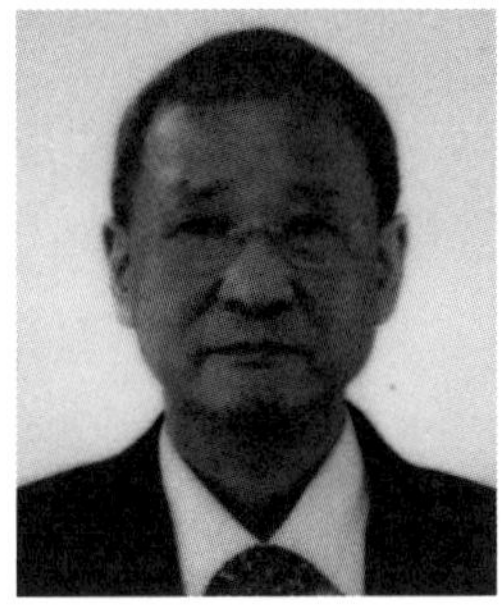

치의학교육학교실의 성과에 큰 박수를 보냅니다

제중원에서의 치과 진료와 한대위의 치의학교 설립 계획 등 한반도 이 땅에 근대 서구식 치의학 교육 계획의 수립이 역사적으로 의미를 가지고 있음은 사실입니다. 세브란스연합의학교의 에비슨 교장이 치의학교를 설립할 계획을 가지고 있던 중 샤이플리가 1915년 8월 30일 북 장로교 치과 의료 선교사로 내한하여 같은 해 11월 1일, 샤이플리에 의하여 세브란스의학교에 치과학교실을 설립하여 한국에 최초의 치의학 교육 기관이 만들어진 것은 분명합니다.

이러한 면에서 한국의 치의학 교육 및 치의학 교육 기관의 역사를 연구하고 편찬함에 있어서 샤이플리에 초점을 맞추어 출발하는 것은 필수적이라 할 수 있습니다. 더욱이, 샤이플리는 그 당시의 상황을 추정할 수 있는 개인 일지를 소상히 남겼으며, 그의 생각을 살필 수 있다는 점에서 당시 한국의 사정을 간접적으로나마 알 수 있는 기회이기도 합니다. 또한, 진료라는 물고기보다 교육이라는 물고기를 잡는 방법, 즉 근대 치의학을 교육하고자 하는 뜻을 품고 교실을 창설하였음이 확연히 드러남으로써 그의 혜안을 조명하는 것이 오늘날 우리의 치의학 교육의 이념을 세우는 데에 매우 긴요한 일이라고 생각됩니다.

따라서 연세대학교 치과대학과 치과 병원은 한국 최초의 근대 치의학 교육 기관임을 말하는 데 그치지 말고 이 샤이플리의 값진 교육 이념을 유산으로 물려받았음을 자랑스럽게 밝히고 이어 나아가는 것이 바람직하다 할 것입니다.

이에 현재 연세대학교 치과대학을 이끌고 있는 김의성 학장을 비롯한 교수들이 샤이플리를 보다 잘 알 수 있는 책자의 발간을 기획하고 추진하여 왔으며, 특히 근년에 연세대학교 치과대학에 치의학교육학교실을 창설하여 김준혁 교수가 주관하여 이와 같은 성과를 낸 것에 큰 박수를 보냅니다. 김 교수의 말씀대로 이 책을 통하여 연세인 모두가 보다 큰 긍지와 자부심을 가진 가운데 하나님의 가호 아래 연세대학교 치과대학의 무궁한 발전이 있기를 기원합니다.

연세대학교 치과대학 명예교수

대한치과의사협회 협회사편찬위원회 전문위원

김 종 열

추천사

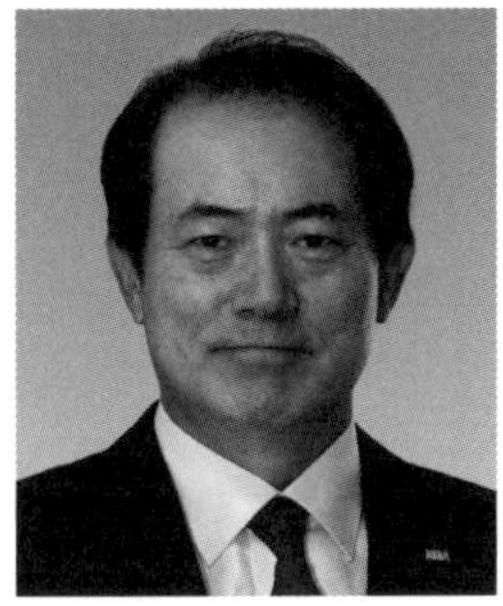

안녕하세요. 대한치과의사협회 회장 박태근입니다.

대한민국 최초 치의학 교육 기관의 역사가 시작된 연세대학교 치과대학에서『연세 치의학의 연원과 윌리엄 샤이플리』를 발간하게 된 것을 진심으로 축하드립니다.

일제 강점기 시대에 대한민국 치의학이 태동하게 된 역사적 사실을 상세히 기술하는 이론 서적이 발간된 것은 매우 반가운 일이라고 생각합니다.

특히, 한국 치의학 교육 모형의 선구자로서, 윌리엄 샤이플리라는 한 인간의 의지와 삶의 일대기, 그리고 시대적 상황을 체계적이고 면밀하게 설명하고 있다는 점에서 귀중한 사료가 아닐 수 없습니다. 그런 의미에서, 이 책이 과거 한국 치의학의 발전상을 확인하고 이를 바탕으로 현재를 이해하고 미래의 나아갈 방향을 제시하는 참고서가 되기를 바랍니다.

아울러, 한국 치의학의 초창기 모습과 근대 치의학 교육의 발전 과정을 직간접적으로 경험해 보고, 일제의 침탈로 척박한 상황에서 우리나라 구강보건을 개척하기 위해 헌신한 수많은 치과 의사들의 열정과 노력을 되새겨 보는 좋은 계기가 되었으면 합니다.

이번 역사서 발간을 위해 애쓰신 연세대학교 치과대학 김의성 학장님을 비롯한 연구팀 관계자 여러분의 노고에 깊이 감사를 드립니다.

앞으로 이 역사서가 미래 치의학을 이끌어 나갈 예비 치과 의사들이 한국 치의학의 발전상을 이해하는 데 큰 도움이 되기를 바라며, 연세대학교 치과대학이 세계 최고의 글로벌 교육기관으로 '새로운 100년, 우수한 100년'을 향하여 더욱 힘찬 도약을 이루어나가길 기대합니다.

감사합니다.

대한치과의사협회장

박 태 근

감사의 글

김준혁(연세대학교 치과대학 치의학교육학교실)

『연세 치의학의 연원과 윌리엄 샤이플리』를 정리하면서, 연세대학교 치과대학·치과대학병원의 역할이 무엇인지 다시 생각해보게 되었습니다. 물론, 지금까지 치과대학이 길러낸 수많은 치과 의사가 사회와 치과계에서 중책을 수행하고 있으며, 치과대학병원이 수련 기관이자 진료 기관으로서 한국 사회에서 필수적인 역할을 맡아 온 것은 누구도 부정할 수 없을 것입니다. 그러나, 이것이 모든 치과대학 및 그 부속 치과병원에 주어진 동일한 사명이고, 단지 연세가 다른 학교들에 비해 좀 더 잘해 온 것뿐이라면, 그것이 연세대학교 치과대학·치과대학병원의 차별성을 구현하지는 못하리라는 생각이 들었습니다.

이 책은 1915년 이 땅에 와서 치과 의료 선교사로서의 역할을 감당한 윌리엄 샤이플리를 중심으로 그 당시의 치과적 상황을 검토하고, 세브란스병원 치과학교실이 맡은 역할을 살폈습니다. 샤이플리가 와서 진료와 교육에 전심전력을 다하였다는 것은 분명 귀한 일이나, 그것만으로는 그의 사역을 당시 조선에 왔던 다른 의료 선교사와 구분하거나, 치과 의사로서 특출난 업적을 남겼다고 말하기는 어려워 보였습니다. 저는 이 작업을 진행하면서, 그의 생각에 집중해 보았습니다. 왜 그는 한국을 사역지로 택했으며, 그 선택은 무엇을 의미하는가 하는 것입니다.

뒤에서 다시 살펴보실 수 있겠지만, 그는 선교지에 가서 당장의 의과적·치과적 필요를 해결해주는 것보다 더 중요한 일이 있다고 믿었습니다. 그것은 현지의 인력을 길러내, 그 인력이 현지의 독특한 필요와 요청을 감당할 수 있도록 하는 것이었습니다. 그렇기에 샤이플리는 조선에 오자마자, 어떻게 하면 이 기관에서 한국인 치과 의사를 교육하여 진료하게 할 수 있을까 하는 문제에 골몰합니다.

그가 있던 시기에 그 노력은 어떤 면에서 실패했다고 말해도 틀린 것은 아닙니다. 그것은 샤이플리의 노력이 부족해서가 아니라, 일제 총독부가 샤이플리의 방식을 인정하지 않았으며 선교 위원회가 샤이플리에게 교육보다는 진료에 집중하길 원했기 때문입니다. 그러나, 그렇다고 하여 샤이플리의 노력이 격하 당해야 할 이유는 어디에도 없습니다. 오히려, 우리는 샤이플리가 이 땅에 근대 치의학 교육을 구현하고자 노력했으며, 비록 제한적이었으나 소기의 성과들을 거두었음을 확인할 수 있는 자료들을 통해 그의 사역이 한국 최초의 치의학 교육 기관 설립으로 이어졌음을 확인합니다.

우리가 샤이플리를 우리의 출발점으로 인정한다면, 우리는 그의 뜻을 이어 실천해야 합니다. 21세기, 샤이플리의 뜻을 구현하기 위해선 그가 했던 일을 다시 구현하면 될 것입니다. 즉, 아직 현대 치의학 교육이 이루어지고 있지 않은 지역을 대상으로 교육 기관을 세우고, 현지 교육을 지원하여 현지의 치과 의사가 그곳의 필요를 감당하도록 훈련하는 일을 감당해야 한다는 것입니다. 이것을 학교에서 제도로 구현하기 위해 저는 노력하고자 합니다. 이를 통해, 우리 기관이 샤이플리의 뜻을 잇고 있음을 분명히 하는 것이, 연세대학교 치과대학·치과대학병원이 한국 최초의 치의학 교육 기관임을 명확히 하고, 다른 치과대학 및 부속병원과 연세를 구별하는 지점이 될 것이기 때문입니다.

이 책은 크게 세 부분으로 구성되어 있습니다. 권두에 실은 사진은, 프린스턴 신학대학 도서관이 보관하고 있는 자료 사진을 김도진 씨의 노력으로 복원한 것입니다. 샤이플리는 사역 기간 일기를 계속 기록하였는데, 이번 책에서 최초로 그의 사역 (1915~1920년) 기간에서 남아 있는 4개년도(1915, 1917~1919년)의 일기를 전사, 번역하였습니다. 그의 일기를 통해 그의 사역과 삶을 엿보는 기회가 될 것입니다. 이후에 담은 샤이플리 이전 조선의 치과 관련 움직임, 샤이플리와 세브란스 병원 치과학교실에 관한 기록은 이전 『연세 치의학 100주년사』에 담긴 내용을 기본으로 하여, 몇몇 논문을 통해 보강한 것입니다. 제가 책의 전체 구성과 기술을 담당하였고, 이주연 교수님은 이전에 기술하신 관련 자료를 아낌없이 제공해 주셨습니다. 신유석 교수님은 도서관에서 자료를 찾아 번역과 복원을 가능케 해 주셨습니다. 다이어리는 Jamie Boyd에게 부탁하여 전사한 후, 연구자(김준혁, 이주연, 신유석, 김수연)가 1년씩 맡아 번역한 뒤 제가 전체 내용을 다시 정리하였습니다. 마지막에 실은 샤이플리의 보고서는 김수연 교수님과 제가 다시 번역, 정리하여 책에 포함시켰습니다.

무엇보다 이 책의 발간을 기획하신 김의성 치과대학장님께 깊은 감사를 드립니다. 김백일 교무부학장님께서 실무 진행에 많은 도움을 주셨습니다. 최윤정 학생부학장님께서 Boyd와 연락, 저희로선 어려웠던 샤이플리 일기의 전사를 진행해 주셨습니다. 권호근 명예교수님, 김광만 교수님께서 앞서 연세 치의학의 역사에 관심을 가지고 노력하지 않으셨다면, 현재의 작업은 불가능했을 겁니다.

이 책이 연세대학교 치과대학의 위상을 높이는 데 이바지할 수 있기를 소망합니다.

연구자를 대표하여,

김준혁 올림

목 차

1장

샤이플리 다이어리

1

샤이플리 다이어리

샤이플리 선교사는 조선 선교 사역 전후의 매일을 기록한 일기를 남겼다. 우리는 그의 일기를 전사, 해석하려 했지만 몇 가지 한계가 있었다. 1916, 1920년의 일기장은 보관되지 않았다. 필기체로 기록되어 있어 알아보기 힘든 글자가 많이 있었다. 그러나, 기록으로 남은 네 해(1915년, 1917~1919년)는 샤이플리의 사역뿐만 아니라, 조선에서 활동하던 선교사들의 상황, 서울의 변화 등을 살펴볼 수 있는 귀한 사료다.

아래에는 그해의 전체 일정에 관한 연구자의 개요를 적고, 전사한 원문과 그 번역을 실었다.

(1) 1915년

샤이플리는 치과 사역을 떠나게 되어 필라델피아에서의 개업을 정리하고 루스와 결혼, 일본을 거쳐 조선에 도착했다. 3월 23일, 4월 1일에는 장티푸스 접종을 받았다. 4월 23일부터 5월 4일까지 맹장염 수술로 입원했다. 6월 5일부터 12일까지 뉴욕의 선교 콘퍼런스에 참석했다. 6월 30일에 여권을 받았다. 7월 27일에는 어떤 일이 있었는지 궁금하게 하는 문구("너무 잘 기억해서 여기에 쓸 필요는 없겠다.")가 등장한다. 8월 7일 페리 마루를 타고 일본행, 8월 31일 오후 9시에 서울에 도착했다. 9월 15일부터 22일까지 평양에서 열린 선교 회의에 참석한 뒤, 샤이플리는 10월부터 진료를 시작하였다. 진료를 시작한 뒤의 기록은 점점 짧아진다.

10월 25일에는 감염증(원문은 "아메바 3례"라고 되어 있는데, 당시 막 세균학이 나타난 시점이라 세균이나 감염원의 명칭은 정확하지 않은 것 같다)치료를, 12월 18일에는 에테르 마취하 발치 및 누공 개방술을 시행했음을 기록하였다.

1915년

1월 1일

오전 근무했다. 루스, 메이블과 함께 퍼레이드 등을 보러 갔다. 밤에 목사관에서 합창연습을 했다.

Worked a.m. With Ruth and Mabel to see parade etc. At choir practice at parsonage at night.

1월 2일

루스가 하웰 부인에게 개인적인 경험을 담은 편지를 받았다. 루스와 산책했다. 1914년에 관한 성명서를 보냈다.

Ruth received letter from Mrs. Howell for personal experience letter. For a walk with Ruth. Sent out statements for 1914.

1월 3일

오전 8시부터 10시까지 일했다. 교회, 주일학교, 면려청년회에 참석했다. 게드와 함께 래플리 댁에서 저녁 먹었다.

Worked 8 to 10 a.m. At church; S.S. C.E. church! At Lappley's with Ged for supper.

1월 4일

저녁에 교회에 있었다.

At church in evening.

1월 5일

치의학회 모임이 있었다. 메이스텔러 박사가 논문을 발표했다. 루스와 산책했다.

Dental Society meeting. Paper by Dr. Maysteller. Not there but at church. With Ruth for walk.

~~Reed letter from Dr. Avison.~~

1월 6일

비가 거세게 왔다. 저녁에 루스와 함께 했다. 체커 게임과 초체놀(?) 게임으로 루스를 완전히 이겨버렸다. 강이 범람했다. 합창단 후원의 밤이 교회에서 있었다.

Rained to beat the band. With Ruth in evening and beat her all hollow playing checkers and chochenole (?) River is broke. Booster chorus nights at church.

1월 7일

예배 후에 에비슨 박사가 8월 1일 면려청년회 사업 회의를 위해 배를 타고 출항한다는 편지를 받았다. 켈스 브랜슨이 교회에서 연설했다. 교회 끝나고 루스와 함께 했다.

Received letter from Dr. Avison to sail Aug. 1 C.E. business meeting after church. Khels Branson spoke in church. With Ruth after church.

1월 8일

리드 박사로부터 답장이 곧 도착할 것이라는 편지를 받았다. 목사관에서 합창 연습을 마친 후, 루스와 함께 강으로 걸어갔다. 처음으로 얼음이 떠 있는 것을 보았다.

Received letter from Dr. Reed stating that an answer would soon arrive. After choir practice at parsonage, walked to river with Ruth and saw ice floating for 1st time.

1월 9일

대표팀 상자(각인)를 만들기 위해 후버스에서 열심히 일했다. K.L. 면려청년회의 주제 카드 작업을 위해 출판사에 갔다. 래플리 댁에서 일기 쓰기를 시작했다. 루스도 함께 하겠다고 했다.

Worked very hard at Hoovers for varsity case (engraved). At publishing house for K.L.C.E. topic cards. Started diary at Lappleys. Ruth said she is here too.

1월 10일

교회에 갔다. 주일학교에서 K.L. 면려청년회 교회의 남성도회를 조직했다. 모든 예배에 참석했다.

At church. SS organize of men's league. K.L.C.E. church. All services were attended. Promise (illegible)

1월 11일

하루 종일 열심히 일했다. 특별한 일은 없었다. 저녁에 교회에 갔다. 어셔 연합 회의가 있었다. 예배 후 목사님과 함께 어셔의 작업을 포함하기 위해 남성도회 회의에 참석했다. 저녁에 눈이 왔다.

Worked hard all day. Nothing unusual. At church in evening. Usher's League Meeting. After church with reverend to men's league to include usher's work with it. Snowed in evening.

1월 12일

교회에서 해리스 주일학교 후원의 밤이 열렸다. 몹시 눈이 내리는 밤이었다. 루스와 나는 교회 끝나고 C&C를 했다.

Booster night at Harris SS at church. Fiercely snowy night. Ruth and I played C & C after church.

1월 13일

K.L. 면려청년회 임시 전망 위원회 회의가 있었다. 교회에 늦었다. 끝나고 도서관에 가려 했지만 너무 늦었다.

Meeting of temporary lookout committee of K.L.C.E. Late for church. To library after but too late.

1월 14일

에스텔라의 농양을 절개했다. 또 예배를 놓쳤다. 루스와 함께 도서관에 갔다.

Lanced Estella's abscess. Missed church again. With Ruth to library.

1월 15일

올리버 장로회 교회에서 면려청년회 연합교회 이사회가 있었다. 크로스 박사는 에스텔라에게 감염 방지를 위한 항생제 등을 투여했다.

C.E. Union executive meeting in Oliver Presbyterian Church. Dr. Cross gave Estella antiseptic etc. for (illegible) to prevent infection.

1월 16일

볼튼의 집에서 래플리 씨 소송 건으로 루스와 매우 바쁜 시간을 보냈다. 배심원단으로 일했다. 시내에서 걸어왔다. C&C를 하고 놀았다. 매기가 ... 이제 괜찮다.

Very busy with Ruth to Bolton house (illegible) suit case for Mr. Lappley (illegible) Kept there on jury. Walked from downtown. Played C & C. Maggie was not mad (illegible) O.K. now.

1월 17일

K.L. 면려청년회 회계를 돕기 위한 특별 헌금을 했다. 지키지 못했다. 새로운 모임 규정을 채택하고 선임들을 선출했다. 회장 깅리치, 부회장 부목사, 총무 라일리, 회계 담당 웨이븐 스테클로이드. 래플리 댁에서 저녁을 먹었다. 교회 끝나고 루스와 산책했다.

Special offering to settle K.L.C.E. acct. Not kept. New league constitution adopted and following officers elected. Pres Gingrich; V. Pres. Stettler; Secy Wriley; Treas Waven Stecloloyd. At Lappley's for dinner. With Ruth for walk after church.

1월 18일

열심히 일했다. L.A.C. Co.로부터 가스 탱크 등의 반납을 허용하는 것에 관한 성명서를 받았다. 1/2를 S.S.W. Co.에 반납했다. 처음으로 … 시도했다. 카우프만의 화재는 오후 11시에 시작되었다. 새벽 2시 30분까지 불이 계속되었다. 새벽 3시 30분에 잠들었다.

Worked hard. Rec'd statement from L.A.C. Co. of (illegible) allowed on return of gas tanks, etc. Returned 1/2 (illegible) to S.S.W.Co2 Tried (illegible) 1st time. Kauffman's fire started at 11 p.m. At fire until 2:30. In bed at 3:30 next morning.

1월 19일

오전에 일했다. 브룸보 주지사의 취임 퍼레이드를 지켜봤다. 래플리 부부와 루스는 사무실에 있었다. 퍼레이드가 끝난 후 루스와 함께 카우프만 유적을 보러 시내에 갔다. 루스와 함께 저녁을 보냈다.

Worked a.m. Watched inauguration parade for Gov. Brumbaugh. Mr. and Mrs. Lappley and Ruth were at office. Went downtown with Ruth after parade to see Kauffman ruins. With Ruth in eve.

1월 20일

열심히 일했다. 그레틸리우스 박사의 목록과 비교하여 의상 목록을 작성했다. 루스가 저녁에 날 도와주었다.

Worked hard. Started inventory of outfits as compared with list of Dr. Gretilius. Ruth helped me in eve.

1월 21일

에비슨 박사로부터 의상에 관해 만족했다는 편지를 받았고 추가 물품의 송장 목록 등을 완성했다. 루스는 11시 30분까지 도와줬고 나는 새벽 2시 45분까지 일했다.

~~K.L.C.E. buisiness metg~~ Rec'd letter of satisfaction (illegible) outfit idea from Dr. Avison and completed invoice list of additions etc. Ruth helped until 11:30 I worked until 2:45 am.

1월 22일

에비슨 박사에게 보내는 편지를 완성해 점심 전에 보냈다. 매우 졸렸지만 일을 했다. 9시 30분에 잠자리에 들었다.

Completed letter to Dr. Avison and sent before noon. Worked although very sleepy. Went to bed at 9:30.

1월 23일

아침부터 저녁까지 열심히 일했다. 저녁에 루스와 함께 했다. "테임" 탱고 셔츠를 샀다.

Worked hard all day and part of evening. With Ruth until evening. Bought "tame" tango shirt.

1월 24일

교회, 주일학교, K.L. 면려청년회에 갔다. 루스의 기침 때문에 이른 저녁에 교회에서 나왔다. 열쇠가 없어서 한동안 래플리 댁에 있었다.

At church and S.S and K.L.C.E. Left church early in evening because of Ruth's coughing spell. At John's a while because we had no key.

1월 25일

존과 함께 했다. 폴리클리닉 아페레토의 루스 2번과 루스 1번은 ... 즐거운 시간을 보냈다.

With John. Ruth #2 and Ruth #1 at Polyclinic Aperetto at (illegible). Had a fine time with (illegible) and loud shirt.

1월 26일

기도회에 참석했다. 그 다음 K.L. 면려청년회 사업 회의가 있었다.

Prayer meeting. K.L.C.E. business meeting afterwards.

1월 27일

낮에는 별일 없었다. 내가 참여하지 않은 경기만 빼고 매 경기 루스를 이겼다.

Nothing unusual during day. Beat Ruth at every game except those I didn't.

1월 28일

면려청년회 이사회가 저녁에 있었다. 남성도회에서는 첫 번째 친목회가 열렸다.

C.E. Executive meeting at night. Men's league had 1st social.

1월 29일

에비슨 박사는 오후 6시 55분에 도착했다. 의상과 추가 사항을 검토했다.

Dr. Avison arrived at 6:55 p.m. Went over outfit and additions.

1월 30일

아침에 에비슨 박사가 왔다. 오후 1시 10분에 떠났다. 루스와 함께 저녁을 보냈다.

Dr. Avison here in morning. Left at 1:10 p.m. With Ruth in eve.

1월 31일

오전 9시부터 12시까지, 오후 3시부터 5시까지 일했다.

Worked 9 to 12 a.m. 3 to 5 p.m.

2월 1일

하루 종일 열심히 일했다. 에비슨 박사를 위해 목록을 옮겨 적었다.

Worked hard all day. Worked on copying lists for Dr. Avison.

2월 2일

에비슨 박사에게 목록을 보냈다. 루스는 밤에 다른 연극을 옮겨 적었다.

Sent lists to Dr. Avison. Ruth copied another play at night.

2월 3일

교회에 갔다. 74명이 참석했다. … 기도회가 끝난 후 메모를 옮겨 적었다.

At church. 74 there. (illegible) after prayer meeting, and copied notes.

2월 4일

오후 9시까지 메모를 옮겨 적었다. 새 음반을 듣기 위해 래플리 댁에 갔다. 포드 자동차 정비소가 불탔다.

Copied notes until 9 p.m. At John's to hear new records. Ford auto garage burned down.

2월 5일

콜럼버스에서 치의학회 만찬이 있었다. ... 시리즈의 첫 번째를 다시 읽고 제본했다.

Dental Society Banquet at Columbus. Read (illegible) 1912 (illegible) 1st of series to be re-read and bound.

2월 6일

하루 종일 매우 열심히 일했다. 저녁에 루스와 함께 했다.

Worked very hard all day. With Ruth in evening.

2월 7일

두통에 시달렸다. 교회랑 면려청년회를 갔지만 주일학교를 놓쳤다.

Sick with suffering headache. Went to church and C.E. but missed S.S.

2월 8일

면려청년회 만찬 준비를 위해 교회 지하실 청소하는 걸 도왔다. 몸이 안 좋다.

Helped clean church basement for C.E. banquet. Not feeling well.

2월 9일

델로이 화이트 재판 설교가 있었다. 교회에 도착하니 끝나 있었다. 금요일 업무를 위한 면려청년회 회의 … 스탠리 화이트로부터 모든 것이 순조롭다는 전보를 받았다.

Delroy Whites trial sermon. Got to church when it was over. (illegible) meetings of C.E. for Friday affairs. Received telegram from Stanley White that everything was favorable.

2월 10일

면려청년회 기도회가 있었다. 회의에 잘 참석했다. 교회 끝나고 지하실 꾸미는 것을 도왔다. 합창단 연습도 했다.

C.E. prayer meeting, well attended meeting. Helped decorate basement after church. Choir practice also.

2월 11일

루터교회의 면려청년회 집회에 루스와 함께 참석했다. 마음을 추스르기 위해 ... 성경 학교 교육과정 목록을 보았다. 만족스러운 것은 없었다.

C.E. Rally at Anshing Lutheran Church with Ruth. To rally looked there. Bible school catalogue for course of study. Nothing satisfactory.

2월 12일

클라크 박사를 위한 만찬에 참석했다. 149명 참석. 루스와 나는 집에 가서 체커를 했다.

Banquet to Dr. Clarke. 149 present. Ruth and I went home and played checkers.

2월 13일

루스와 메다가 밤에 같이 있었다. 요양을 위해 오늘 밤은 집에서 보냈다. 에델 밀러가 약혼을 발표했다.

Ruth and Meda spend that night. I spent this night at home for a change. Ethel Miller announced engagements.

2월 14일

하루 종일 아파서 침대에 누워 있었다. 주일학교에 갔다. 밤에 안내역을 맡았다. 기념 주일이었다.

Sick in bed all day (~~evening~~) Went to S.S. Ushered at night. Anniversary Sunday.

2월 15일

루스가 클럽에 가는 길에 창문을 계속 톡톡 쳤고 그때부터 아팠다. (사교적으로 행동할 것)

Ruth rapped at window on way to club and got sick therefore. (be sociable)

2월 16일

루스는 침대에 계속 누워있었다. 존은 내가 7시 30분에 도착한다고 거짓말했고, 루스는 내가 8시 45분 넘어서 오자 화를 냈다. 구렛나룻이 자라 볼이 붉어 보인다.

Ruth took her turn in bed. John lied and said I would arrive at 7:30, Ruth got mad when I came at 8:45 or more. Whiskers long made red cheeks.

2월 17일

메다 집에 들렀다 오라고 루스가 말했다. 말에 따랐다. 단단한 계란 1파운드랑 초콜렛 계란 2다스를 먹었다. 이 식탐 때문에 그날 밤 배가 너무 불렀다.

Ruth made me stop for her at Meda's. I did. Ate 1 pound hard eggs and 2 doz choc eggs. Lay very grand of them that night because of this indulgence.

2월 18일

래플리 댁에 왔다. 이번 주 일로 힘들어 기분이 많이 우울하다.

Came up to Lappleys. Feeling blue as indigo because of tough week with work.

2월 19일

정식 임명을 받았다. 루스를 위해 베서니에 갔다. 모두 래플리 댁에서 ... 3시까지 일했다. 루스는 3시부터 5시까지 사무실에 있었다. 저녁 6시부터 8시 15분까지 일했다. 오후 8시 55분에 래플리 씨 부부로부터 확실히 승락을 받았다. 집으로 전보를 쳤다. ...에 전화를 걸었다.

Received formal appointment. Went to Bethany for Ruth. All (illegible) at Lappley's. Worked until 3. Ruth at office 3-5. Worked 6 - 8:15. Fatal yes from Mr. & Mrs. Lappley at 8:55 p.m. Telegraphed home. Phoned to (illegible.)

2월 20일

저녁에 루스와 함께 레바논에 갔다.

Ruth and I went to Lebanon in the eve.

2월 21일

하루 종일 레바논에 있었다. 저녁에 4번가 장로교회에 갔다.

At Lebanon all day. Went to 4th St. Presbyterian church in eve.

2월 22일

레바논에 갔다. 오후 7시 55분에 돌아왔다.

At Lebanon. Returned 7:55 p.m.

2월 23일

저녁에 기도회에 갔다.

At prayer meeting in eve.

2월 24일

저녁에 루스와 함께 했다.

With Ruth in eve.

2월 25일

저녁에 루스와 함께 했다. 다른 연극 노트를 옮겨 적었다.

With Ruth in evening. Copied another play notes.

2월 26일

아팠다. 아버님이 밤새 같이 있어 주었다.

Took sick. John Lappley stayed with me all night.

2월 27일

보먼에서 에스텔라가 돌아왔다. 루스가 저녁에 나를 보러 왔다.

Estella returned from Bouman's. Ruth came to see me in the eve.

2월 28일

아파서 누워있다. 빌리 선데이가 마을에 왔을 때부터 『비전 오브 조이』를 읽기 시작했다. 주일학교가 끝나고 루스가 나를 보러 왔다.

Sick in bed. Started to read Vision of Joy from when Billy Sunday came to town. Ruth to see me after S.S.

3월 1일

아직 침대에 있다. 한결 낫다. 『비전 오브 조이』를 다 읽었다. 에비슨 박사로부터 편지를 받았다. 저녁에 루스가 나를 보러 왔다.

Still in bed. Much better. Finished Vision of Joy. Received letter from Dr. Avison. Ruth came to see me in the eve.

3월 2일

침대에서 벗어났다. 브라운 박사의 편지를 받았다. 에비슨 박사와 브라운 박사의 편지에 답장을 썼다. 자만과 커크에게 졸업 후의 일에 관해 편지를 썼다.

Got out of bed. Rec'd letter from Dr. Brown. Answered Dr. Avison's and Dr. Brown's letters. Wrote to Jarman and Kirk about post-grad work.

3월 3일

오랜만에 밖에 나갔다. 부모님, J.A. 스미스, 예약 환자들에게 편지를 썼다. 저녁에 잠깐 루스를 만났다.

Out for 1st time. Wrote home; to J.A. Smith, to patients for appointments. With Ruth a while in eve.

3월 4일

에스텔라와 지오가 중앙 … 에 가서, 루스, 그레이스와 헤어졌다. K.L. 면려청년회 회장직을 사임했다. 회의 이후 루스와 만났다.

Estella and Geo went to central (illegible) I left Ruth and Grace. Resigned as K.L.C.E. president. With Ruth after meeting.

3월 5일

낮에 몇 시간 일했다. 루스와 함께 저녁을 보냈다. 눈 때문에 치과의사회에 참석하지 못했다. 카터로부터 하버드 사(社)의 잔금을 지불했다는 편지를 받았다.

Worked a few hours during the day. With Ruth in the evening. Dental Society missed because of snow. Received letter from Carter stating that Harvard Co. balance is paid.

3월 6일

하루 종일 열심히 일했다. 저녁에 루스와 함께 했다.

Worked hard all day. With Ruth in evening.

3월 7일

오전에 아기와 같이 집에 있었다. 주일학교에 참석했다. 저녁에 루스와 함께 래플리 댁을 방문했다. K.L. 면려청년회 회장 선거가 있었다. 델로이 화이트가 당선되었다.

At home with baby in morning. Went to S.S. With Ruth to John's house in evening. Election of K.L.C.E president. Delroy White elected.

3월 8일

평소처럼 하루 종일 일했다. 저녁에 독서를 하고 장비 및 소모품 목록 2개를 옮겨 적었다.

Worked all day as usual. Read in evening and copied 2 lists of equipment and supplies.

3월 9일

하루 종일 일했다. 해리슨 법에 관한 서류를 F.C. 커크슨달에게 보냈다. 기도회가 끝나고 루스와 시간을 보냈다.

Worked all day. Sent application for Harrison Act registration to F.C. Kirksondall. With Ruth after prayer meeting.

3월 10일

하루 종일 일했다. 저녁에 루스와 함께 했다.

Worked all day. With Ruth in eve.

3월 11일

존과 루스는 래플리 댁에서 저녁을 보냈다.

John and Ruth were at Lappleys to spend the eve.

3월 12일

오전에 열심히 일했다. 오후에 루스를 검진했다. 상태는 괜찮다. 저녁에 루스와 함께 했다. "탈환하라" "절대자를 고백하라"

Worked hard in morning. Ruth's teeth O.K. in afternoon. With Ruth in evening. "Winning back" "Speak the invincible"

3월 13일

에비슨에게서 편지를 받았다. 루스와 함께 할머니를 뵈러 갔다.

Received letter from Avison. With Ruth to see her grandmother.

3월 14일

오전, 오후에 해리스 가에서 있었다. 주일학교 후 서약서를 요청하기 위해 테틀러를 만났다. 래플리 댁에서 저녁을 먹었다. 저녁에 루스와 피에르 가에 갔다.

At Harris St. in morning and afternoon. With Stettler to solicit pledges after S.S. At Lappley's for supper. With Ruth to Pierre St. in eve.

3월 15일

뉴욕으로부터 $517.36의 수표를 받았다. 퇴근 후 집에 가서 잤다.

Received check for $517.36 from New York. Went home and went to bed after leaving office.

3월 16일

하루 종일 일했다. 저녁에 루스와 함께 했다. 꽤 아팠다. 유별난 감기에 걸렸다.

Worked all day. With Ruth in evening. Was pretty sick. Had a freak cold.

3월 17일

오전에 일하기엔 너무 아팠다. 오후에 일했다. 저녁에 루스와 함께 보냈다.

Too sick to work in morning. Worked in afternoon. With Ruth in eve.

3월 18일

진료실에서 일했다. 선반과 실험실 작업대를 치웠다. 퇴근 후 집에 가서 잤다.

Worked at office. Cleared out lathe and laboratory benches. Went home to bed after leaving office.

3월 19일

저녁에 루스와 함께 했다.

With Ruth in eve.

3월 20일

하루 종일 일했다. 저녁에 루스와 함께 했다. 체커에서 네 번은 크게 이겼고 한 번은 이겼다. 후버스에서 반지를 샀다. 에스텔라가 레바논으로 가야 해서 정류장까지 데려다 주었다.

Worked all day. With Ruth in evening. Beat 4 games and won one in checkers. Bought ring at Hoovers. Took Estella to depot on her way to Lebanon.

3월 21일

낮 12시까지 잤다. 계란 프라이와 베이컨을 먹었다. 포도잼을 만들었다. 주일학교에 갔다. 주일학교 이후에 루스와 함께 했다. 그녀가 요리를 담당했다. 래플리 부부는 허쉬에 있었다. 저녁에 장로교회에 갔다.

Slept until 12 p.m. Fried eggs and bacon. Prepared grape jam. Went to S.S. Went with Ruth after S.S. She was cook. Mr. and Mrs. Lappley were at Hershey. Went to (illegible) Presbyterian in eve.

3월 22일

저녁에 선교회 웅변대회에 갔다. 끝나고 루스를 집으로 데려갔다. 아버님에게 충전 치료를 해 주었다.

At oratorical contest of missionary society in evening. Took Ruth home afterwards. Put in gold filling and (illegible) for John.

3월 23일

첫번째 장티푸스 접종을 받았다. 밤에 몇 번 깼다. 루스와 나는 집에 가서 책을 읽었다.

Had typhoid inoculation #1 Wakened some several times during the night. Ruth and I went home and read afterwards.

3월 24일

하루 종일 짐을 쌌다. 워릭이 밤에 …를 보냈다. 짐이 정말 많았다. 루스에게 반지를 주었다.

Packed all day. Werrick sent (illegible) in eve. Did a lot of packing. Gave ring to Ruth.

3월 25일

아침에 의자 2개와 책장을 포장했다. 오후에 짐을 싸고 청소도 했다. 루스와 함께 저녁을 보냈다.

Wrapped 2 chairs and bookcase in morning. Did some packing and cleaning in afternoon. With Ruth in eve.

3월 26일

타르 종이로 싸서 책을 다섯 상자 포장했다. 오후에 루스와 함께 와일드우드로 산책을 나갔다. 저녁에는 집에 있었다.

Packed 5 cases of books, lined with tar paper. Went for walk with Ruth to Wildwood in afternoon. Stayed at home in evening.

3월 27일

아침에 편지를 몇 장 썼다. 오후에 루스(샤움)를 돌보았다. 래플리 댁에서 래플리 부인에게 약혼 발표를 했다. 루스 자매, 럼멜 씨 딸 등이 함께 했다.

Wrote some letters in morning. Took care of Ruth (Schaum) in afternoon. Announcement of engagement at John's by Mrs. Lappley. At John's with 2 Ruth's and Rummel girls. Some ladies man.

3월 28일

오트 목사님의 말씀을 들으러 교회에 갔다. 주일학교에 참석했다. 루스와 산책도 하고 래플리 댁에서 저녁을 먹었다. 저녁에 럼멜 씨 딸들을 웨스트민스터 교회에 데려갔다. 지역 신문 3곳에 원고를 보냈다.

At church a.m. to hear Rev. Mr. Ott. At S.S. Took walk with Ruth. At Lappley's for supper. Took Rummel girls to (illegible) at Westminster church in evening. Sent account to 3 local papers.

3월 29일

꽤 오래 책을 읽었다. 밤 12시까지 짐을 쌌다.

Read part of day. Packed until 12 p.m.

3월 30일

꽤 오래 책을 읽었다. 책상을 싸고 청소했다. 저녁에 기도회에 갔다.

Read part of day. ~~Arranged for storage at Harrisburg Storage Co.~~ Wrapped table and cleaned up a bit. Went to prayer meeting in evening.

3월 31일

사무실에서 꽤 오래 일했다. 책을 읽었다. 해리스버그 보관 회사에서 짐을 정리했다. 밤 12시까지 짐을 쌌다. 에비슨에게 카드를 썼다.

Worked part of day at office. Read. Arranged for storage at Harrisburg Storage Co. Packed at night until 12 p.m. Wrote card to Avison.

4월 1일

아침에 편지 등을 썼다. 오후에 물건을 채우고 보관했다. 저녁에 루스와 두 번째 장티푸스 접종을 받았다.

Wrote letters, etc. in morning. Stuffed and stored goods in the afternoon. Had 2nd typhoid inoculation with Ruth in eve.

4월 2일

오전에는 편지를 읽고 썼다. 오후에 리츠만과 병원에 있었다. 안경을 맞추었다. 저녁에 치과 회의에 갔다. 끝나고 로즈의 집에 들렀다. 집까지 걸어왔다.

Read and wrote letters in a.m. At hospital with Ritzman p.m. Had glasses adjusted. At dental meeting in evening. At Rose's after. Walked home.

4월 3일

공부했다. 교회에서 둡스 감독을 문상했다. 오후 1시에 장례식이었다. 루스와 함께 저녁을 보냈다. 축음기 음반을 사러 트룹스에 갔다. 교환을 위해 보먼에 들렀다.

Studied. Saw Bishop Dubs body at church. Funeral at 1 p.m. With Ruth in eve. At Troups for victrola records. At Bowman's for swap.

4월 4일

교회에 갔다. 해리스 가에 하루 종일 있었다. 오후에 루스와 산책했다. 래플리 댁에서 저녁을 먹었다.

At church. At Harris St. all day. With Ruth for walk in afternoon. At Lappley's for supper.

4월 5일

하루 종일 공부했다. 오후 2시에 백신을 맞았다. 보관 및 보험료를 지불했다.

Studied all day. Vaccinated at 2 p.m. Paid storage and insurance.

4월 6일

오전에 치과 진료를 받았다. 오후에 공부했다. 루스와 기도회에 갔다. 기도회가 열리지 않았다. 산책했다.

At dentists a.m. Studied in afternoon. At prayer meeting with Ruth. No meeting. Took a walk.

4월 7일

오전에 공부했다. 오후에 치과 진료를 받았다. 언더우드에게 편지를 썼다. 옷을 부쳤다. 보험회사에게 편지를 썼다. 코리솔 N.Y.에 편지를 썼다. 저녁에는 루스와 함께 있었다. 에비슨에게 편지를 받았다.

Studied a.m. At dentists p.m. Wrote to (illegible) Wrote to Underwood Had outfit shipped. Wrote insurance company. Wrote Corisol N.Y. With Ruth in eve. Rec'd letter from Avison.

4월 8일

오전에 공부했다. 오후에 병원에 갔다. 학교에서 루스를 만났다. 오후에 루스와 함께 프로트 가까지 걸었다. 루스가 백신 접종을 받았다. 숀으로부터 헌금을 받았다.

Studied a.m. At hospital p.m. Met Ruth at school. Walked up Frout St. With Ruth p.m. Had inoculation. Ruth vaccinated. Donation from Schaun's.

4월 9일

오전에 치과 진료를 받았다. 치과 치료가 끝났다. 오후에 떠날 준비를 마쳤다. 루스와 함께 저녁을 보냈다.

At dentists a.m. Completed dental work. Prepared to leave p.m. With Ruth in eve.

4월 10일

이스턴으로 간다. 아침 8시에 이스턴으로 떠났다. 10시 30분에 이스턴에 도착했다. 저녁에 교회에 갔다. 하웰 목사를 만났다.

Go to Easton. Went to Easton at 8 a.m. Reached Easton at 10:30. At church in evening. Met Rev. Howell.

4월 11일

이스턴 PA에 갔다. 오전에 교회와 주일학교에 갔다. 오후에 남성도회에 갔다. 오후 2시에 성가대 연습이 있었다. K.L. 면려청년회가 저녁 예배에 있었다. 루스에게 편지를 썼다.

At Easton PA. At church and S.S. a.m.; Men's meeting p.m.; Rehearsal for wail chorus 2 p.m.; K.L.C.E in eve service. Wrote to Ruth.

4월 12일

하루 종일 이스턴에 있었다. 아버지와 동네를 돌아다녔다. 후버 댁에 갔다. 저녁에 집에 있었다.

At Easton all day. With Dad over town. To Hoovers. At house in evening.

4월 13일

11시 27분에 이스턴을 떠나 릴라로 향했다. 이사회실에 갔다. 윈저 호텔 209호실에 들러 H.S. 쿠퍼를 만났다. 안경을 맞추었다. 에스텔라와 루스에게 편지를 썼다. 아버지에게 카드를 썼다.

Left Easton 11:27 for Rhila. At Board rooms. (illegible) at ymca; Stopped at hotel Windsor 209 Room. To see H.S. Cooper. Had glasses adjusted. Wrote to Estella and Ruth. Card to Dad.

4월 14일

동창회가 있었다. 리히텐발너 박사를 만나러 킬헤퍼 501번지에 갔다. 동창회에서 위더스푼과 두번째 … 보일러가 고장났다. 오후 6시 기차를 타고 이스턴으로 갔다.

Alumni meeting. To see Dr. Lichtenwalner. At Killheffer's; at 501. Witherspoon; at alumni meeting and classes Second (illegible) furnace flaw. Went to Easton on the 6:00 p.m. train.

4월 15일

오전 9시 30분까지 잤다. 책을 조금 읽었다. 아버지와 함께 어머니 증명서를 위해 후버 댁 및 우체국에 갔다. 저녁에는 계속 집에 있었다. 손전등을 샀다. … 아버지의 손전등을 가지고 있었다.

Slept until 9:30 a.m. Read part of time. To Hoovers with Dad for Mother's proofs and to post-office. Stayed home all night. Bought flashlights. Had (illegible) dad's flashlights.

4월 16일

조금 공부하고, 정원을 파고, 미끼를 모았다. 호두를 깼다. 저녁에 교회에 갔다. 필립스버그의 리아흐 목사가 설교했다. 아버지께 C.U. 깃발을 …

Studied a little, dug garden and collected bait. Cracked walnuts. Went to church in evening. Rev Liach of Phillipsburg spoke. (illegible) C.U. flags in church for Dad.

4월 17일

오전에 책을 조금 읽었다. 화이트 박사로부터 파송될 선교사들의 수를 줄이는 것에 관한 편지를 받았다. 리드 박사로부터 사진에 대한 알림을 받았다. 후버댐에서 아버지와 함께 사진을 찍었다. 라파예트 … 포드 레인저.

Read a little a.m. Received letter from Dr. White relative to cut in number of men missionaries to be sent. Received reminder for photo from Dr. Reed. Had photo taken at Hoover's dam. Lafayatte (illegible) ford ranger.

4월 18일

교회에 갔다. 오전 9시 주일학교 설교. 10시 30분에 교회. 오후 3시에 남성도회. 6시 30분에 K.L. 면려청년회, 7시 45분에 설교. 후버로부터 증명서를 받았다.

At church e.g. S.S. 9 a.m. spoke; church 10:30. Man's meeting 3 p.m. K.L.C.E 6:30; preaching

7:45. Received proofs from Hoover.

4월 19일

책을 조금 읽었다. 여성 … 회에서 설교했다. 집에서 모임을 했다. 루스와 코리솔 N.Y.에게 편지를 썼다.

Read part of day. Spoke to woman's (illegible). Society at house. Wrote to Ruth & Corisol N.Y.

4월 20일

18년 만에 가장 따뜻한 날이었다. 거의 하루 종일 공부했다. 아버지는 두통이 있으셔서 부흥회에 가지 못했다. 나는 교회에 갔다.

Weather: warmest in 18 years. Studied almost all day. Dad had headache and could not go to revival meeting. I went to church.

4월 21일

지엄 가 1608번지의 답변을 처리하기 위해 코울슬림에게 카드를 보냈다.

Send card to Coulslim to address answer to 1608 Guem St.

4월 22일

멩겔 가족이 저녁 먹으러 왔다. 채스가 저녁 모임에서 설교했다. 성가대가 노래를 불렀다. 예배가 끝나고 레이버 씨가 여기 왔다.

~~At home with swollen glands~~ Mengels here for supper. Chas preached at evening meeting. His choir sang. Mr. Raver here after church.

4월 23일

선이 부어서 집에 있었다. … 사용했다. 『라스트 모히칸』을 일부 읽었다.

At home with swollen glands. Used (illegible) Read part of the Last of Mohicans.

4월 24일

선이 부어서 집에 있었다.

At home with swollen glands.

4월 25일

선이 부어서 집에 하루 종일 있었다.

At home all day with swollen glands.

4월 26일

하루 종일 머리가 아팠다. 밤에 악화되었다.

Had headache all day. Got sick during night.

4월 27일

하루 종일 메스꺼웠다. 대부분 침대에서 보냈다. 아침 일찍 토했다. 리처즈 박사가 간 세척과 ...을 위한 약을 오후에 보냈다.

Very much nauseated all day. In bed most of time. Vomited early in morning. Dr. Richards sent medicine p.m. to clean liver and (illegible.)

4월 28일

저녁에 매우 아팠다. 낮에는 편안했다. 밤에 극심한 통증과 메스꺼움을 경험했다.

Very sick in evening. Comfortable during day. Intense pain and nausea at night.

4월 29일

리처즈 박사가 새벽 5시에 왔다. 아침 8시에 병원에 갔다. 하루 종일 편안했다. 멩겔이 나를 보러 왔다.

Dr. Richards came at 5 a.m. Went to hospital at 8 a.m. Comfortable all day. Mengel came to see me.

4월 30일

오전 9시 15분에 수술을 받았다. 오후 2시에 에테르를 끊었다. 극심한 통증이 찾아왔다. 오후 7시 30분에 모르핀을 투여 받았다. 밤엔 꽤 편안했다. 영양 공급을 위해 관장했다.

Operated on at 9:15 a.m. Out of ether at 2 p.m. Intense pain. Gave morphine at 7:30 p.m. Pretty comfortable night. Enema for feeding.

5월 1일

낮에 통증이 간헐적으로 있었다. 영양 공급을 위해 ... 관장했다. 밤에는 꽤 편안했다. 침대에서 일어나려고 했다. 루스와 에스텔라가 왔다.

Pain at intervals during day. (illegible) Enema for feeding. Fairly comfortable night. Tried to get out of bed. Ruth and Estella came.

5월 2일

하루 종일 메스꺼웠다. 가끔 통증이 있었다. 밤에 5시간 정도 잤다. 아직 관장을 한다. 커피 한 잔과 … 물을 마셨다. 밤에 모르핀을 투여받았다. 통증이 극심했다.

Nauseauted all day. Occasional pain. Slept about 5 hours during night. Still on enema. 1 cup coffee and (illegible) water. Morphine at night. Intense distress.

5월 3일

하루 종일 메스껍고 이따금씩 고통스러웠다. 밤에 간혹 … 물 …을 영양 공급을 위해 관장했다. 직장관을 했다. 상당한 가스와 약간의 배설물이 나왔다.

Nausea and occasional distress all day. (illegible) at 1. Intervals during night. Enema (illegible) water to feed. Rectal tube. Much flatula and some fecal matter.

5월 4일

오히려 편하다. 밤에는 기분이 좋았다. 첫 번째 식사를 했다. 황달이 없어졌다.

Rather comfortable. Felt good at night. 1st to eat. Jaundice leaving.

5월 5일

기분이 매우 좋았다.

Felt very good.

5월 6일

기분이 매우 좋았다.

Felt very good.

5월 7일

루스와 에스텔라가 집으로 갔다고 알려왔다. 하웰 가족, 키아 가족, 멩겔이 날 보러 왔다.

Informing Ruth and Estella went home. Howell's and Chia's and Mengel to see me.

5월 8일

아주 좋다. 실밥을 제거했다. 처음으로 감자와 빵을 먹었다. 오전 11시 25분에 계란 등을 많이 먹었다.

Very good. Had stitches removed. 1st potato and bread to eat. Egg and much at 11:25 a.m.

5월 9일

아주 좋다. 온전한 식사로 닭고기를 …

Very good. Chicken (illegible) On full diet.

5월 10일

아무거나 다 먹었다. 저녁에 닭 국수를 먹었다. 12시, 5시에 국수를 먹었다. 맥코맥은 집에 갔다. 침대에 기대 앉아 있었다.

Any full diet. Chicken noodle dinner. Noodles at 12, 5 am. McCormack went home. Sat up in bed.

5월 11일

아주 좋다. 의자와 소파에 앉았다. 어머니, 아버지, 그리고 킬캐리 부인이 오후에 병문안을 왔다. 사우트 씨가 4번 방으로 왔다.

Very good. Sat up on chair. And on corch. Mother, Father and Mrs. Kilkarry to see me in afternoon. Mr. Saudt came to Room 4.

5월 12일

하루 종일 침대에서 벗어나 있었다. 돌아다녔다. 잔트는 수술을 받았다.

Out of bed all day. Walked around. Jandt operated on.

5월 13일

오전에 환부 소독을 받았다. 오후 2시에 페리 우드럭스 … 집으로 갔다. 오전 9시 30분에 잠자리에 들었다.

Wound dressed a.m. Went home in Perry Woodrugs (illegible) at 2 p.m. Went to bed at 9:30 a.m.

5월 14일

기분이 좋았다. 동네 전체를 걸었다.

Felt fine. Walked in full squares.

5월 15일

기분이 좋았다. 어머니와 함께 약국과 정육점까지 걸어갔다. 스트라우브 씨가 찾아왔다.

Felt fine. Walked with mother to drug store and butchers. Mr. Straub to see me.

5월 16일

오전에 비가 왔다. 오후에 교회에 갔다.

Raining a.m. At church p.m.

5월 17일

낮에 간혹 비가 왔다. 리처즈 박사를 만나러 갔다.

Raining part of day. To see Dr. Richards.

5월 18일

하루 종일 집에 있었다. 저녁에 동네 일부를 걸었다.

At home all day. Walked 1 square in evening.

5월 19일

오후에 아버지와 시내에 갔다. 하지정맥류 약간 비슷한 모양으로 붕대를 고정했다. … 걸었다.

Over town in afternoon with Dad. Secured suspension bandage for slight varicose likeness. Walking (illegible)

5월 20일

오후 1시 40분에 해리스버그에 왔다. 짐 1개를 운반했다. 래플리 댁에 갔다. 비가 와서 밤새 머물러야 했다.

Came to Harrisburg at 1:40 p.m. Had 1 baggage hauled. Went to Lappley's. Caught in rain and had to stay all night.

5월 21일

래플리 댁에서 오후 3시까지 있었다. 종일 쉬었다.

At Lappley's until 3pm At home rest of day.

5월 22일

저녁까지 집에 있었다. 루스를 만나러 갔다.

At house until evening. Went to see Ruth.

5월 23일

오전에 집에 있었다. 여기서 주일학교, 그리고 … 등을 갔다. 루스와 나는 1608번지에 잠시 멈췄다. 프로트가에서 래플리 댁까지 걸어갔다. 존, 루스와 저녁을 먹었다. 소파에서 저녁을 보냈다.

At home a.m. Went to S.S. ? and ? etc. here. Ruth and I stopped at 1608 awhile. Walked up Frout St. to Lappley's. John and Ruth there also for dinner. On couch in evening.

5월 24일

밤낮으로 집에 있었다. 많이 읽었다. 밀러 씨가 날 찾아왔다.

At home all day and night. Read a lot. Mr. Miller to see me.

5월 25일

오전에 집에 있었다. 수정을 위해 청구서가 …으로 반환되었다. …를 지불했다. … 박사를 … 루스를 만나 함께 집으로 걸어왔다. 1624에 … 침대.

At home a.m. Returned bill to ? for correction. Paid ? and ? balance. At Dr. ? for ?. Met Ruth and walked home with her. At 1624 ? Bed.

5월 26일

오전 내내 집에 있었다. 오후에 양복을 사러 갔다. 저녁에 루스와 함께 했다.

At home all day morning. Bought suit in afternoon. With Ruth in evening.

5월 27일

지오, 엘과 〈라 폴링〉을 들으러 그레이스 M.E.에 갔다. 저녁에 루스와 함께 했다.

Home all day. Geo and El to hear La Pohling at Grace M.E. With Ruth in evening.

5월 28일

하루 종일 집에 있었다. 지오, 에스텔라와 함께 레딩으로 … 루스와 함께 새벽 한 시까지 떠나는 것을 기다렸다.

At home all day. Geo and Estella with ? to Reading. Ruth Scha? ? With Ruth p.m. waited for going until 1 a.m.

5월 29일

집에 있다가 오전 … 에 은행에 갔다. 저녁에 루스와 함께 했다. 그로스 의사에게 허리띠를 받았다.

At home and bank and ? a.m. With Ruth in evening. Received belt from Dr. Gross.

5월 30일

오전에 교회, 주일학교에 갔다. 래플리 부부, 루스와 함께 스투클리 댁에 저녁을 먹으러 갔다. 월츠 박사, 그로스 의사, 존과 루스, 숄즈는 얼음 저장고에 갔다.

At church a.m. and S.S. With Mr. and Mrs. Lappley and Ruth at W. Stuckley for dinner. Dr. Walts, Gross, John and Ruth and Scholds went to ice house.

5월 31일

래플리 부부, 루스와 나는 아침 6시 50분에 얼음 저장고에 갔다. 즐거운 시간을 보냈다. 오전 6시 53분 기차로 도핀에서 돌아왔다.

Mr. and Mrs. Lappley; Ruth and I went to ice house at 6:50 a.m. Had fine time. Returned on 6:53 a.m. train from Dauphin.

6월 1일

꽤 책을 읽었다. 하루 종일 비가 왔다. 저녁에 … 루스를 보기 위해서 저녁에 나갔다.

Read part of day. Rained all day. ? in evening. To see Ruth in evening.a

---

6월 2일

밤낮으로 비가 왔다. 저녁에 루스를 보기 위해 나갔다. 브리지 복구를 요청하기 위해 6624번지에 갔다.

Rained all day and night. To see Ruth in evening. To 6624 to demand bridge recover.

6월 3일

1608번지 윈터스 부인이 치과진료를 받으러 왔다. 저녁에 루스를 보기 위해 갔다. … 교수를 … 리그에서 만났다. 1608번지에서 밤을 새웠다. "이상적?"

Mrs. Winters at 1608 for dental work. To see Ruth p.m. Prof Kell? at ? league. At 1608 overnight. "ideal"?

6월 4일

루스의 졸업식이 있었다. 저녁에 루스를 B. 학교에 데리고 갔다. 저녁에 학교에 갔다. 루스를 위해 코통, 칼레드에 갔다.

Ruth's graduation. Took Ruth to ? B. School in evening. Went to Coton; Calle'd for her.

6월 5일

뉴욕 콘퍼런스. 오전 5시 5분에 떠났다. 9시 24분에 뉴욕 5번가 156번지에 도착했다. 렉싱턴가 541번지. 콘퍼런스로 돌아갔다. 등등

N.Y. Conference. Left 5:05 a.m.. Arrived 9:24 N.Y. to 156 Fifth Ave. 541 Lexington Ave. Back to conference. etc.

6월 6일

뉴욕 콘퍼런스. 오전에 교회에 갔다. 이후 계속 주일학교에 있었다. 잠깐 걸었다.

N.Y. Conference. At church a.m. in Bible school rest of day. Took short walk.

6월 7일

뉴욕 콘퍼런스. 여러 회의. 루스가 신체검사를 받았다. …에 호텔 연회에 갔다.

N.Y. Conference Conferences Ruth has physical exam. At banquet at hotel ? p.m.

6월 8일

뉴욕 콘퍼런스. 오전에 회의가 있었다. 오후 회의를 놓쳐서 센트럴파크에 갔다. 번즈 박사 댁에서 저녁 식사와 친목 모임이 열려, 5시 30분부터 새벽 1시까지 있었다.

N.Y. Conference. At conference a.m. Missed p.m. and went to Central Park. At Dr. Burns 5:30 to 1:00 am for dinner and social gathering.

6월 9일

뉴욕 콘퍼런스. 오전에 회의가 있었고, … 오후엔 잤다. 오후엔 리버사이드 공원, 자이언츠에 갔다. ...신체검사를 받았다.

N.Y. Conference At conf a.m. ? and slept p.m. At Riverside park and Giants. To ? and ? p.m. Had physical exam

---

6월 10일

뉴욕 콘퍼런스. 오전 회의가 있었고, 오후에 사진 촬영을 했다. 센트럴파크와 리버드라이브에 갔다. 브로드웨이에서 90번째 O.M. … 8월 7일 …

N.Y. Conference. Conference a.m. Photo p.m. To Central Park and River Dr. ~~Walked along 5th Ave and Broadway p.m.~~ On Broadway to 90th o.m. Let? Sorting? date Aug. 7

6월 11일

뉴욕 콘퍼런스. 오전에 … 오후에 도서관에 갔다. 실기 시험이 잡혔다. 여행에 대한

세부 계획을 세웠다. 철길을 …

N.Y. Conference Conf. a.m. ? At library p.m. Manual exam. arranged. details for traveling ? along ? railway.

6월 12일

뉴욕 콘퍼런스. 졸업후 과정에 관한 1인의 3개월 치 월급을 받았다. 예수님의 죽음과 고통을 기억하는 그림을 받았다. 오전엔 ..., 오후엔 코니 아일랜드 브라이튼 비치에 갔다.

N.Y. Conference Received 3 months salary of single man for post grad work. Received picture. Memorial for of ye, Lord's suffer. a.m. at ?; Coney Island Brighton Beach p.m.

6월 13일

오전 10시까지 잤다. 오후에 브롱크스 공원에 걸어갔다.

Slept until 10 a.m. Walked to Bronx park in afternoon.

6월 14일

주일학교에 갔다. 커밍스 박사 강의에 참석했다. 센트럴파크와 브로드웨이로 나갔다. 딘 카우프먼을 만났다.

At bible school. Attended Dr. Cummings lectures. Out to Central Park and Broadway. Met Dean Kauffman.

6월 15일

오전 9시 27분 뉴욕을 떠나 이스턴으로 향했다.

Left N.Y. for Easton 9:27 a.m.

6월 16일

이스턴에 도착했다. 아일랜드파크로 낚시를 나가 개복치 두 마리와 강꼬치고기 한 마리를 잡았다.

At Easton. Went fishing at Island Park. Caught 2 Sunnies and 1 Pickerel.

6월 17일

하루 종일 집에 있었다. 오후에 모리스에 갔다.

At home all day. At Morris p.m.

6월 18일

오전에 집에 있었다. 오후에 루스와 나는 부시킬 공원에 갔다.

At home a.m. In afternoon Ruth and I went to Bushkill Park.

6월 19일

하루 종일 이스턴에 있었다. 집 근처에 있었다. 오후에 돌아다녔다.

At Easton all day. Stayed about house. Walked out p.m.

6월 20일

이스턴 베서니 U.E. 의 오전, 저녁 예배에서 설교했다. 레이너 양이 아침 예배에 왔다.

Spoke at morning and evening service at Bethany U.E. Easton. Miss Reiner came to morning service.

6월 21일

이스턴을 떠났다. 레딩에 들러서 할아버지를 뵙고 모리스 댁에서 럼멜 씨를 만났다. 해리스버그로 돌아갔다.

Left Easton. Stopped at Reading to see grandfather and Mr. Rummel at Morris. Returned to Harrisburg

---

6월 22일

레딩의 주립치과협회. 하루 종일 집에 있었다.

State Dental Society at Reading. At home most all day.

6월 23일

레딩의 주립치과협회. 그린 1608번가에서 가정용품 몇 개를 포장했다.

State Dental Society at Reading. Packed a few household articles at 1608 Green.

6월 24일

레딩의 주립치과협회. 래플리 댁에서 하루 종일 짐을 쌌다.

State Dental Society at Reading. At Lappley's packing all day.

6월 25일

오후에 래플리 댁에서 짐을 쌌다.

Packed at Lappley's in afternoon.

6월 26일

오전에 시내에서 쇼핑했다. 오후는 집에서 보냈다.

Downtown shopping a.m. At home in afternoon.

6월 27일

오전에 해리스 가에 갔다. 오후에 주일학교에 갔다. 스투클리 가족, 메다, 그리고 모든 래플리 가족이 저녁 식사를 위해 2100번가에 모였다.

At Harris St. a.m. S.S. in evening. Stuckleys, Meda and all Lappley's at 2100 for Supper.

6월 28일

오후에 장인 댁에 들러 치아를 고쳤다. 신발을 주문했다. 여권을 위한 서류를 작성했다. 초대장을 주문했다. 만년필을 보냈다.

At John's p.m. fixed tooth. Ordered shoes. Wrote for passport. Ordered Invitation. Sent fountain pen.

6월 29일

쇼핑을 좀 했다.

Shopping a little. ~~Ordered dishes at Dives Mrs. Lappley, Ruth and I.~~

6월 30일

래플리 부인, 루스와 나는 쇼핑을 했다. 식기를 주문했다. 여권을 받았다.

Mrs. Lappley, Ruth and I were shopping. Ordered dishes. Received passport.

7월 1일

루스와 함께 침대, 매트리스, 스프링을 샀다. 만년필을 받았다. 루스가 발목을 다쳤다.

With Ruth for bed, mattress and spring. Received fountain pen. Ruth hurt ankle.

7월 2일

얼음 저장고에 클레이튼과 함께 갔다. 검사 결과를 송부했다. 구두를 받았다. 저녁에 모리스에서 만났다.

With Clayton to ice house. Mailed screening. Got shoes. Met at Morris p.m.

7월 3일

얼음 저장고. 루스, 메다, 클레이튼과 650번가에 갔다. …, 낚시를 했다. 사람들이 오후와 저녁에 도착했다.

At ice house. 650 with Ruth, Meda and Clayton. Tacked sepews? and fished. Crowd arrived afternoon and evening.

7월 4일

얼음 저장고. 오전 노 젓기. 오후에 산책했다.

At ice house. Out rowing a.m. Walked p.m.

7월 5일

얼음 저장고. 오전에 낚시했다. 강꼬치고기를 한 마리 잡았다. 루스가 거의 익사할 뻔했다. 노도 젓고 불꽃놀이도 하며 좋은 시간을 보냈다.

At Ice house. Fished a.m. Got 1 pike. Ruth? Nearly drowned? Out rowing. Fireworks. Great time.

7월 6일

오전 9시 43분 얼음 저장고를 떠났다. (아침 일찍 댐이 내려올 때 밖으로 나왔다.)

Left ice house 9:43 a.m. (Out on landing of dam earlier in morning.)

7월 7일

몬트리올 대 해리스버그의 경기를 보러 갔다. 오후에 빅토리아에 갔다.

To see Montreal versus Harrisburg game. At Victoria p.m.

7월 8일

오전에 루스와 함께 쇼핑했다. 오후 1시 45분에 돌아왔다. 오후에 편지를 썼다. 측정한 것을 보냈다.

Shopping a.m. with Ruth. Returned 1:45 p.m. Wrote p.m. Sent measured.

7월 9일

잡다한 것을 옮겨 적고 옷을 준비했다. 오후에는 …에 갔다. 제니, 월터, 쿠퍼, …에게 편지를 썼다. 저녁은 래플리 댁에서 먹었다.

Copied miscellaneous items and prepared clothing. At R? p.m. Wrote Jennie, McDe??, Walters, F? and Cooper. At Lappley's for supper.

7월 10일

해리스버그 대 버팔로의 더블헤더에 갔다. 루스와 페이블, …에 갔다.

At double header Harrisburg versus Buffalo. With Ruth and Pable and Paxtarq?

7월 11일

레바논에서 아침 8시 기차로 마이어스타운 미치 웨어하우스에 갔다. 오후 10시 10분에 돌아왔다.

At Lebanon on 8:00 a.m. train. For ride to Myerstown in Mich's Warehouse. Returned 10:10 p.m.

7월 12일

지오 대 버팔로의 더블헤더에 갔다. 저녁에 루스와 함께 신발 등을 파는 가게에 갔다. 하나님의 도우심으로 독립기념일처럼 커다란 팡파르가 울려 퍼졌다.

At double header with Geo. Buffalo. With Ruth in evening. At store for shoes, etc. Purposed by God's help, a great fanfare as on July 5th.

7월 13일

1608번가에서 2100번가로 짐을 운반했다. 양복을 맞췄다.

Hauled goods from 1608 to 2100. Suit fitted.

7월 14일

오후와 아침에 짐을 쌌다. 짐에 표시를 했다. 청구서를 타자로 쳤다.

Packed in afternoon and morning. Marked boxes. Typewrited invoice.

7월 15일

상자 하나를 다시 포장했다. 짐을 보냈다. 해리스가에서 작별인사를 했다. 어머니, 아버지가 오셨다.

~~Shopping a.m. Received money for trip.~~ Repacked 1 box. Shipped goods. Farewell at Harris St.

Mother and Father came.

7월 16일

오전에 쇼핑했다. 여행 경비를 받았다. 루스와 함께 저수지에 갔다. 작별인사를 위해 스터클리 부인을 만났다.

Shopping a.m. Received money for trip. At reservoir with Ruth. To see Mrs. Stuckley for farewell.

7월 17일

오전에는 집에 있었다. 오후에 루스와 함께 쇼핑했다. 저녁에 루스와 함께 했다.

At home a.m. Shopping with Ruth p.m. With Ruth in evening.

7월 18일

교회에 갔다. 래플시 댁에서 저녁을 먹었다.

At church. At Lappley's in evening for dinner.

7월 19일

트렁크 두 개를 최대한 꽉 채웠다. 저녁에 루스와 함께 했다.

Packed two trunks as far as possible. With Ruth in evening.

7월 20일

잡다한 일을 많이 했다. 저녁에 루스와 함께 했다. 장인 댁에서 저녁을 먹었다.

Did a lot of miscellaneous work. With Ruth in evening. At John's for dinner.

7월 21일

오후에 포장했다.

Packed p.m.

7월 22일

집안일을 했다. 글도 많이 썼다. 저녁에 루스와 함께 했다.

Worked around house. Did lot of writing. With Ruth in evening.

7월 23일

오후에 야구 경기를 보았다. 저녁에 루스와 함께 했다.

At ball game p.m. With Ruth in evening.

7월 24일

오후에 야구 경기를 보았다. 저녁에 루스와 함께 했다.

At ball game p.m. With Ruth in evening.

7월 25일

가족에게 편지를 썼다. 래플리 댁에서 저녁을 먹었다.

Wrote families. At Lappley's for dinner.

7월 26일

잡무를 마쳤다. 면허증을 받으러 갔다. 창고를 확보하고 ...

Finished miscellaneous work. Went for license. Secured depot etc.

7월 27일

너무 잘 기억해서, 여기에 쓸 필요는 없겠다.

Too well remembered. No writing here necessary.

7월 28일

오전 8시 15분 피츠버그를 떠났다. 오후 8시 25분 시카고에 도착했다. 그레이트노던에 갔다.

Left Pittsburgh 8:15 a.m. Reached Chicago 8:25 p.m. At Great Northern.

7월 29일

저녁 11시에 시카고를 떠났다. 이스트랜드 재난현장을 보러 모리스로 떠났다.

Left Chicago 11 p.m. Were to see Eastland disaster sight at Morris.

7월 30일

열차 안.

On Train

7월 31일

오후 2시 45분까지 기차에 있었다. 모리스의 콜로라도 스프링스에 갔다. 마을을 돌아다녔다.

On train until 2:45 p.m. At Colorado Springs at Morris. Walked about town.

8월 1일

콜로라도 스프링스. 모니토우 산에 갔다. 산책했다.

At Colorado Springs. On Mount Monitou. For a walk.

8월 2일

오전 10시 55분 출발했다. 기차를 탔다. 로얄 협곡을 통과하는 관람차를 탔다.

Left 10:55 a.m. On train. Observation car thru Royal Gorge.

8월 3일

하루 종일 기차에 있었다. 그레이트 솔트 레이크를 따라 기차가 달렸다.

On train all day. Along Great Salt Lake.

8월 4일

오후 8시 45분까지 기차에 있었다. 샌프란시스코에 도착했다. 콜로니얼 아넥스에 갔다.

On train until 8:45 p.m. Arrived at Frisco. At Colonial Annex.

8월 5일

와츠셔에 갔는데 방이 없었다. 콜로니얼 아넥스. 금문교 공원. 모리스.

At Wattshire, no more rooms. At Colonial Annex. At Golden Gate Park. At Morris.

8월 6일

박람회. 모리스.

At exposition. At Morris.

8월 7일

오후 1시 페리 마루를 타고 떠났다.

Left on Ferrys Maru at 1 p.m.

8월 8일

선상. 오전에 예배를 드렸다. 오후에 노래를 들었다. … 딕슨 박사가 설교했다.

On board. Services a.m. Singing p.m. Ferger? had charge? Dr. Dickson spoke.

8월 9일

셔플보드를 했다.

Played shuffleboard

8월 10일

오전에는 셔플보드, 오후에는 야구를 했다. 영화를 봤다.

Played shuffleboard a.m. Baseball p.m. Movie.

8월 11일

셔플보드를 했다. 오후에 선상에서 춤을 추었다.

Played shuffleboard. Dance on board p.m.

8월 12일

오후에 야구를 했다. 선상에서 영화를 보았다.

Played baseball p.m. Movies on board.

8월 13일

호놀룰루 도착. 수족관, 박물관, 마을을 방문했다.

At Honolulu. At aquarium, museum and about town.

8월 14일

하루 종일 선내에 있었다. 셔플보드를 하고, 오후에 댄스 파티에 참석했다.

On board all day. Shuffleboard. Dance p.m.

8월 15일

오전에 예배를 드렸다. ... 루스 씨. 장로교. 미스가 임무를 맡았다. 오후에는 노래를 들었다.

Services a.m. Mr. Luce of Shanting? Presbyterian. Miss had charge. Singing p.m.

8월 16일

오전에 셔플보드에서 이겼다. 오후에 야구를 했다.

Shuffleboard a.m. Won. Baseball p.m.

8월 17일

오전에 셔플보드, 고리 던지기, 테니스에서 이겼다. 선상극장에 갔다. 아주 재미있었다.

Won shuffleboard, quoits and tennis a.m. ? Theatre G? on board. Lots of fun.

8월 18일

오전에 셔플보드, 고리 던지기, 테니스에서 이겼다. 오후에 야구를 했다. 소설, 노래 맞추기. 댄스 파티.

Won shuffleboard, quoits and tennis a.m. Baseball p.m. Guessing Novels and Songs. Dance

---

8월 19일

고리 던지기, 셔플보드에서 이겼다. 테니스는 졌다. 야구. 선상에서 영화를 보았다.

Won quoits and shuffleboard. Lost tennis. Baseball. Movies on board.

8월 20일

고리 던지기와 셔플보드에서 졌다.

Lost quoits and shuffleboard

8월 21일

오전에 가이드북을 읽었다. … 저녁에 민스트럴 쇼를 보았다.

Read guidebooks a.m. Garves? in afternoon. Minstrel at night.

8월 22일

오전에 스튜어트 씨가 주관하여 예배를 드렸다. 오후에 퍼거의 강의가 있었다.

Services by Mr. Stewart a.m. Lecture by Ferger p.m.

8월 23일

트렁크를 쌌다. 게임의 상품을 받았다. 오후 7시 30분에 요코하마에 닿았다. 퍼거 가족, 딕슨 가족, 버그만 양과 인력거를 타러 갔다.

Packed trunks. Prizes given for games. Reached Yokohama 7:30 p.m. For a rickshaw ride with Ferger's, Dixons and Miss Bergman.

8월 24일

오후에 퍼거 가족, 버그만 양과 함께 가마쿠라, 아사모 거주지, 가게에 갔다.

With Fergers and Miss Bergman to Kamakura, asamo's residence and thru shops p.m.

8월 25일

하루 종일 도쿄에서 보냈다. 일본 음식을 먹었다. YMCA에 갔다. 시부야, 아사쿠사 공원을 방문했다.

At Tokyo all day. Had Japanese meal. At ymca. Shibuya and Asakusa park

---

8월 26일

오전 10시 고베로 출항했다. 태풍을 만나 밤에 스루가 만에 정박했다.

Sailed for Kobe 10 a.m. Met typhoon and anchored in Suruga Bay for the night.

8월 27일

오전 11시 즈음 시즈오카를 떠나 고베로 향했다. 바다가 거칠었다.

Left Shizuoka about 11 a.m. on way to Kobe, rough sea.

8월28일

오전 7시에 고베에 도착했다. 하룻밤 동안 플레전튼 호텔에 머물렀다.

Reached Kobe 7 a.m. Went to Pleasanton Hotel for the night.

8월 29일

오전 6시 19분 고베를 출발해 서울로 향했다. 오후 8시 24분에 시모노세키에 도착했다. 9시 반에 해협 연락선을 타고 부산으로 떠났다.

Left Kobe 6:19 a.m. for Seoul. Reached Shimonoseki. 8:24 p.m. Left for Fusan 9:30 p.m. on channel steamer.

8월 30일

오후 9시에 서울에 도착했다. 도중에 모리스 부인, 미국 이사회의 바이어스 씨를 만났다. 버그만 양과 바이어스 씨는 대구로 떠났다. 오는 길에 …를 만났다.

Reached Seoul 9 p.m. Met Mrs. Morris en route also Mr. Biers of American Board. Miss Bergman and Mr. Biers left at Taikyu. Met ? en route.

8월 31일

대학 등. 오후에 조금 잤다. 오후에 선교 회의가 있었다. 오후 6시에 해저 전신을 보냈다.

About college etc. Slept a little p.m. At mission meeting p.m. Sent cable gram at 6 p.m.

9월 1일

오전에 한국어 공부를 조금 했다. … 산책했다. 세관에 갔다. YMCA에서 저녁에 연합 … 회의가 있었다.

Studied Korean a little a.m. Walked about conf'd? At customs house. At federal ? meeting p.m. in Y.M.C.A.

9월 2일

오전에 … 관해 공부를 조금 했다. 대학에 갔다. 오후에 산책했다.

Studied a little a.m. about ? and at college. For a walk p.m.

9월 3일

오전에 공부했다. 루이스 양을 보러 갔다. 호프만 씨를 만났다.

Studied a.m. To see Miss Lewis. Met Mr. Hoffman.

9월 4일

오전에 비어스 씨와 함께 서울을 돌아다녔다. 오후에 낮잠도 자고 사진도 찍었다. 밤에는 게임을 했다.

Walked about Seoul with Mr. Biers a.m. Took nap, photos p.m. Played games at night.

9월 5일

오전에 교회, 오후에 한국 주일학교에 갔다. 밤에는 집에 있었다.

Church a.m. (Korean) S.S. in afternoon. Home at night.

9월 6일

에비슨은 부재중이다. 루스가 여주인이 되었다. 한국어를 공부했다. 가구를 보았다.

일찍 잤다. 언더우드 부인과 손님이 차를 마시기 위해 모였다.

Avison's away. Ruth hostess. Studied Korean. Looked at furniture. Went to bed early. Mrs. Underwood and guest called for tea.

9월 7일

오전에 공부했다. 버그만 양, 서저, 루이스가 에비슨 댁에서 저녁을 먹었다. 밤에 산책을 좀 했다.

Studied a.m. Miss Bergman, Suitzer, and Lewis at Avison's for dinner. Took a little walk at night.

9월 8일

오전에 공부했다. 오후에 루스, 버그만 양, 서저와 성에 갔다. 오후에 던랩 박사가 떠났다. 집 설계도를 그렸다.

Studied a.m. Went thru castle with Ruth, Miss Bergman and Suitzer, in afternoon. Dr. Dunlap left p.m. Drew a plan for house.

9월 9일

오전에 공부했다. 집 설계도를 작업했다. 물품 목록을 설명하기 위해 세관에 갔다.

Studied a.m. Worked on house plan. At custom house to explain list of supplies.

9월 10일

오전에 공부했다. 세관에서 옷을 구하려고 했다. 옷은 오후에 도착했다. 대학에서 물품을 정리했다.

Studied a.m. Tried to get outfit from custom house. Outfit arrived p.m. At college to assort goods.

9월 11일

…를 하느라 오전 공부를 못했다. …, 세일러 씨 부부와 세일러 양이 도착했다. 오후에 신고기로 산책했다.

Missed study a.m. to work on ? Dr. B? Mrs. B?? Mr, Mrs and Miss Sailor arrived. Walked to Chingoki p.m.

9월 12일

오전 11시와 오후 4시 30분에 교회에 갔다. 밤에 에비슨 댁에서 노래했다. 에비슨 박사와 …는 호주 장로교 선교 회의에 갔다.

At church 11 a.m. and 4:30 p.m. At Avisons singing at night. Dr. Avison and B? went to Australian Presbyterian mission meeting.

9월 13일

하루 종일 옷 작업을 했다. 루스는 오전에 공부를 했다. 오후에는 포장 작업을 했다.

Worked on outfit all day. Ruth studied a.m. Packed p.m.

9월 14일

오전 9시 40분에 평양으로 갔다. 오후 3시 10분 도착했다. 스피어스 씨, 세일러 씨가 주관하여 오후에 회의와 콘서트가 열렸다. 오후에는 길리 댁에, 밤에는 필립 댁에 갔다.

Went to Pyongyang 9:40 a.m. Arrived 3:10 p.m. At meeting in afternoon and concert p.m. by Mrs. Spears and Mr. Sailer. At Gillies p.m. At Phillip's at night.

9월 15일

선교 회의. 점심과 저녁은 홀더로프트에서 먹었다.

At mission meeting. At Holderofts for lunch and dinner.

9월 16일

선교 회의. 점심은 홀더로프트에서, 저녁은 도리스 양 집에서 먹었다. 오후에 산책했다.

At mission meeting. At Holderofts for lunch and Miss Doris's for dinner. For a walk p.m.

9월 17일

연례 회의. 번하이셀스에서 저녁 먹었다. 오후에 콘서트에 갔다.

At annual meeting. At Burnheisels? for dinner. Concert p.m.

9월 18일

연례 회의. 블레어 댁에서 저녁 먹었다. 저녁 회의가 있었다. 오후에 테니스를 쳤다.

At annual. At Blairs for dinner. Night session. Played tennis in afternoon.

9월 19일

연례 회의. 교회에서가 아니라 …. 아침에 산책했다. 홀더로프트에서 저녁 먹었다.

At annual. At s?ing p.m but not at church. Walking in morning. At Holderofts for dinner.

9월 20일

연례 회의. 모펫 댁에서 저녁 먹었다. 오후에 H.H. 언더우드와 이야기하면서 테니스를 쳤다. 한 세트는 지고 한 세트는 이겼다. 오후에 시골길을 산책했다. 첫번째 기념일이었다.

At annual. At Moffet's for dinner. Talks with H.H. Underwood in afternoon to play tennis. Lost and won a set. For a walk in p.m. in country. Anniversary #1

9월 21일

연례 회의. 필립 댁에서 저녁 먹었다. 집 설계도를 그렸다.

At annual. At Philipp's for dinner. Drew plans for house.

9월 22일

오후 1시 39분 평양을 떠났다. 오후 7시 30분에 학교에 갔다.

Left PyongYang 1:39 p.m. At school at 7:30 p.m.

9월 23일

루스는 에비슨 부인이 불러 나갔다. 집 설계도를 그렸다.

Ruth out calling with Mrs. Avison. Drew house plans.

9월 24일

특이사항 없음.

Nothing unusual

9월 25일

특이사항 없음.

Nothing unusual

9월 26일

교회, 주일학교에 갔다. 저녁 먹으러 허스트 댁에 갔다.

At church, S.S. church. At Hurst's for dinner.

9월 27일

오전 8시 30분 대학이 개교했다. 루스가 세르비아를 돕는 티 모임에 참석하러 러시아 영사관에 갔다. 집 설계도를 그렸다.

~~Ruth went to tea at Rivers council for Servian relief.~~ College opened. 8:30 a.m. Ruth went to Russian consulates for tea for relieve of Servians. Drew house plans.

9월 28일

일본 왕자가 도착했다. 왕자를 만나기 위해 모두 잘 차려 입었다. 역 안에서 영사, 실력자들이 모였다.

~~Nothing unusual. Studied a little.~~ Prince of Japan arrived. All duded to meet him. Was inside station with consulates and moguls.

9월 29일

특이사항 없음. 2시부터 4시 30분까지 공부했다. 오후 산책. 에비슨 댁에서 셔록스 가족과 저녁 먹었다.

~~Prince of Japan reached Seoul. All duded up to meet him. Was inside station with consulates.~~ Nothing unusual. Studied 2 to 4:30. For a walk p.m. Sharrock's at Avisons for dinner.

9월 30일

오후에 공부했다. 집 설계도 작업을 마쳤다. 에비슨 댁에서 스미스 가족과 저녁을 먹었다. 잠시 게임을 했다. 집 설계도를 완성했다.

Studied p.m. Finished house plans. Smiths at Avison's for dinner. Played games for a while. Completed house plans.

10월 1일

오후에 공부했다. 밀스 댁에서 저녁 먹었다. 오전에 신고기에서 길을 잃었다. 며칠간 대학 건물로 옮겼다.

Studied p.m. At Mills for dinner. Lost in Chingoki a.m. Moved to college building for a few days.

10월 2일

은행, YMCA에 갔다. 공부했다.

To bank. To ymca. Studied

10월 3일

하루 종일 쉬었다. 오후 4시 외국인 예배에서 부르딕 목사가 설교했다. 허스트 댁에서 저녁 먹었다.

Rested most of day. At foreign service at 4 p.m. Rev. Burdick preached. At Hursts for dinner.

10월 4일

오전에 루이스 양의 집으로 이동했다. 해리 정에게 집 설계도를 전달했다. 체육관에서 야구를 조금 했다. 콜, 모페츠를 만나 저녁을 먹었다. 커티스 부인, 어머니, 게이브 부부, 에비슨 부부와 함께 차를 마셨다.

Moved to Miss Lewis house a.m. Gave plans to Harry Chong. Played baseball a little at gym. Met Kol. Moffets there for dinner. Mrs. Curtis and mother, Dr. and Mrs. Gabe and Avisons for tea.

10월 5일

아침에 대학에 왔다. 오전 10시부터 진료실에 있었다. 오후에 야구를 했다. 클락 씨 부부, 피터 씨 부부와 함께 저녁 먹었다.

Came to college a.m. At dentists at 10 a.m. Played B.B in afternoon. Dr. and Mrs. Clarks and Mr. Peter's for dinner.

10월 6일

채플과 대학에 갔다. 오전 10시 진료실에 갔다. 오후에 공부했다. 웰스 대 YMCA의 야구 경기를 보러 갔다. 오후에 치킨 게임을 하고 책을 읽었다.

At chapel and college. At Dentists 10 a.m. Studied in afternoon. To see B.B. games Wells vs ymca. Played chicken and read p.m.

10월 7일

오전에는 대학에 갔다가, 오후에 공부했다.

At college a.m. Studied p.m.

10월 8일

오전에는 대학에 갔다가, 오후에 공부했다.

At college a.m. Studied p.m.

10월 9일

오전에는 대학에 갔다가, 오후에 공부를 조금 했다. 오후에 야구했다.

At college a.m. Studied a while p.m. Played B.B. p.m.

10월 10일

오전 게일스 박사의 교회에 갔다. 외국인 교회에 갔다. 밀스 댁에서 저녁 먹었다.

At Dr. Gales church a.m. At foreign church. To Mills for dinner p.m.

10월 11일

오전에 대학에 갔다. 오후에 공부했다. 게일 댁에서 오후 4시 지부 회의에 참석했다. 선생으로써 마지막 날이었다.

At college a.m. Studied p.m. Station meeting. 4 p.m. at Gales. Last day for teacher.

10월 12일

오전에 대학에 가서 오후 1시 15분까지 있었다. 오후에 집에서 차를 마셨다. 오후에 쇼핑도 했다.

At college a.m. until 1:15 p.m. At house for tea p.m. Shopping also p.m.

10월 13일

오전에 공부를 시작했다. 오후에 대학에 있었다. 오후에 구역 모임을 가지러 밀스 댁에 갔다.

Started to study a.m. At college p.m. At Mills for Gunabi p.m.

10월 14일

오전에 공부했다. 오후에 대학에 있었다. 루스가 밀스 부인과 외출했다.

Studied a.m. At college p.m. Ruth out with Mrs. Mills

10월 15일

오전에 공부했다. 오후에 대학에 있었다. 오후에 여기에서 파티를 열었다. 오후에 계획을 세웠다.

Studied a.m. At college p.m. Party here p.m. Drew plan p.m.

10월 16일

오전에 공부했다. 오후에 하이킹하러 ... 브랙맨 댁에서 저녁 식사했다.

Studied a.m. For hike to L? Pine? p.m. At Brackman's for supper.

10월 17일

하루 종일 집에 있었다. 오후에 세브란스 댁에 계획을 세우고 편지를 썼다.

Home all day. At Severance p.m. for a while. Drew plans and wrote letters.

10월 18일

오전에 공부했다. 오후에 대학에 있었다. 루스와 나는 두개골을 대체하기 위해 … 나무 …. 오후에 계획을 세웠다.

Studied a.m. At college p.m. Ruth and I to top of line tree ? to replace skull. Drew plans p.m.

10월 19일

오전에 공부했다. 오후에는 대학에 교사가 왔다. 실험 기구들을 정리했다. 오후에 계획을 세웠다.

Studied a.m. Teacher at college p.m. Arranged lab instruments. Drew plans p.m.

10월 20일

오전에 공부했다. 오후에 대학에 있었다. 한 박사가 작업을 완료했다. 이화학당에서 차를 마셨다.

Studied a.m. At college in afternoon. Dr. Hahn completed work. At Ewha Hactang for tea.

10월 21일

오전에 공부, 오후에 대학에 있었다. 대학에서 대학에 교사가 왔다. 게브카에서 저녁 먹었다.

At college a.m. Studied a.m. At college p.m. Teacher at college. At Gevca's for dinner.

10월 22일

오전에 공부했다. 오후에 은행에 갔다. 대학에 들렀다. 클락 댁에서 저녁 먹었다. 게일 댁에서 음악 모임이 있었다.

Studied a.m. At bank p.m. At college. At Clarkes for dinner. At Gales to music club.

10월 23일

오전에 공부했다. 오후에 남산을 산책했다. 하이킹 끝나고 밀스 댁에서 저녁을 먹었다. 악기가 왔다. 짐을 풀어서 넣었다.

Studied a.m. For walk up Namsan p.m. At Mill's for dinner after hike. Instruments came. Unpacked and placed them.

10월 24일

쿤스 씨와 함께 교외를 방문했다. 오후에 잤다. 저녁에 계획을 세웠다.

In country with Mr. Koons a.m. Slept p.m. Drew plans in evening.

10월 25일

오전에 공부했다. 오후에 대학에 있었다. 3명의 환자가 있었다. 감염증 세 증례였다. 오후에 하디 댁에 파티가 있었다. 인력거를 탔다.

Studied a.m. At college p.m. Had 3 patients. 3 cases with amoeba. At party at Hardy's p.m. In ricksha.

10월 26일

오전에 공부했다. 오후에 대학에 있었다. 저녁은 집에서.

Studied a.m. At college p.m. Home in evening.

10월 27일

오전에 공부했다. 오후에 대학에 있었다. 저녁은 집에서.

Studied a.m. At college p.m. Home in evening.

10월 28일

오전에 공부했다. 오후에 대학에 있었다. 저녁은 집에서.

Studied a.m. At college p.m. Home in evening.

10월 29일

오전에 공부했다. 루스가 … 때문에 아팠다. 오후에 대학에 갔다.

Studied a.m. Ruth sick with pai? ache. At college p.m.

10월 30일

오전에 공부했다. 대학과 밀스 댁에 갔다. 이화의 밴과 팻이 연 할로윈 파티에 갔다.

Studied a.m. At college and Mills. At Halloween party by Van and Pat at Ewha.

10월 31일

오전에 대학 예배에 참석했다. 대학교 교회도 갔다. 저녁 예배가 있었다. 집에 갔다.

At service at college a.m. At college church. At evening service. At home.

11월 1일

오전에 공부했다. 오후 1시 30분에 진료실을 열었다. 오후에 밀스 댁의 할로윈 파티에 갔다.

Studied a.m. Opened clinic at 1:30 p.m. At Mills Halloween party p.m.

11월 2일

오전에 공부했다. 오후에 진료실. 오후에 집에서 책을 읽었다.

Studied a.m. Clinic p.m. At home reading p.m.

11월 3일

오전에 공부했다. 오후에 대학에 있었다. 오후엔 신고기에 있었다.

Studied a.m. At college p.m. In Shynkoki p.m.

11월 4일

오전에 공부했다. 오후에 대학에 있었다. 저녁은 집에서.

Studied a.m. At college p.m. Home in evening.

11월 5일

오전에 YMCA에 가서 가구를 주문했다 오후에 대학에 있었다. 쿤 댁에서 저녁 먹었다.

At Ymca a.m. to order furniture. At college afternoon. At Koon's for dinner.

11월 6일

오후에 언덕을 산책했다. 오후에 구역 모임을 위해 쿤 댁에 갔다.

On walk on hills in afternoon. At Koons for Gunabi p.m.

11월7일

아침에 잤다. 오후에는 외국인 예배에 갔다. 저녁은 집에서.

Slept a.m. At foreign service p.m. At home in evening.

11월 8일

오전에 공부했다. 저녁에 지부 회의가 있었다. 집 건축 장소는 결정하지 않았다.

Studied a.m. At station meeting in evening. At site for house - no decision.

11월 9일

오전에 공부했다. 오후에 대학. 저녁엔 집에 있었다.

Studied a.m. At college p.m. Home in evening.

11월 10일

아침에 모자를 보러 갔다. 대학에 갔다. … 대관식에 예를 바치기 위해 궁전에 갔다. 저녁은 집에서. 남대문 쪽에 집터를 살폈다.

For hat a.m. At college. At palace to pay respects on ace? of coronation. At home in evening. At South Gate to measure house site.

11월 11일

겐조의 귀환을 보기 위해 역에 갔다. 크리스마스 선물을 샀다. 오후에 대학에 있었다. 저녁에 에비슨 댁에서 기도회와 저녁 식사가 있었다.

To station to see Genso's go home. Brought xmas presents. At college in afternoon. At Avisons to prayer meeting and dinner in evening.

11월 12일

오전에 공부했다. 오후에 대학에 있었다. 밀스, 쿤스, ..., 쿡 양이 저녁 파티에 왔다.

Studied a.m. At college afternoon. Mills, Koons, ?, Miss Cook here for dinner party.

11월 13일

하루 종일 대학에서. 마이어 양 집에서 저녁 먹었다.

At college all day. At Miss Meyer's for dinner.

11월 14일

교회에 갔다.

At Church.

11월 15일

하루 종일 일했다.

Worked all day.

11월 16일

하루 종일 일했다.

Worked all day.

11월 17일

하루 종일 일했다.

Worked all day.

11월 18일

하루 종일 일했다.

Worked all day.

11월 19일

하루 종일 일했다.

Worked all day.

11월 20일

하루 종일 일했다. 보도각 백불까지 산책했다. 우리 집에 모였다.

Worked all day. Walk to White Buddha. Crowd at our house.

11월 21일

교회에 갔다.

At Church.

11월 22일

하루 종일 일했다.

Worked all day.

11월 23일

하루 종일 일했다.

Worked all day.

11월 24일

하루 종일 일했다.

Worked all day.

11월 25일

휴일. 오후엔 모리스 댁에 갔다. 치킨을 한 마리씩 먹었다.

Holiday. At Morris' p.m. Ate 1 chicken each.

11월 26일

오전에 공부했다. 오후에 대학에 있었다.

Studied a.m. College p.m.

11월 27일

오전에 대학에 있었다. 왕비의 무덤까지 산책했다.

At college a.m. For walk to Queen's tomb.

11월 28일

… 교회에서 … 예배.

At County? Church to ? service

11월 29일

오전에 공부했다. 오후에 대학에 있었다.

Studied a.m. College p.m.

11월 30일

오전에 공부했다. 오후에 대학에 있었다. 저녁에 생일을 축하했다.

Studied a.m. College p.m. Birthday dinner.

12월 1일

오후에 대학에 있었다. 오전에 공부했다.

At college p.m. Studied a.m.

12월 2일

오전에 공부, 오후에 대학에 있었다.. 모리스 댁에서 루스, 쿡 씨와 함께 했다.

Studied a.m. College p.m. At Morris with Ruth & Mr. Cook.

12월 3일

오전에 공부했다. 오후에 대학에 있었다.

Studied a.m. At college p.m.

12월 4일

오전에 공부했다. 오후에 대학에 있었다.

Studied a.m. At college p.m.

12월 5일

오후에 교회에 갔다.

At church in afternoon

12월 6일

영화에서 햄릿을 보기 위해 YMCA에 갔다. 평소처럼 대학에 가고 공부했다.

At ymca to see Hamlet in movies. At college & study as usual.

12월 7일

특이사항 없음.

Nothing unusual

12월 8일

특이사항 없음.

Nothing unusual

12월 9일

B. 하디 양, 리치 양이 저녁 식사를 하러 왔다. 오후에 모리스 댁에 갔다.

Miss B. Hardy & Miss Rich to dinner. At Morris p.m.

12월 10일

평소와 같음.

Usual day

12월 11일

오후 3시에 교수 회의가 있었다. 언더우드 부인을 만나러 갔다.

Faculty meeting 3 p.m. To see Mrs. Underwood.

12월 12일

평소처럼 교회에서.

At church as usual.

12월 13일

평소와 같음. 우리 집에서 지부 회의가 있었다.

Usual day. Staton meeting at our house.

12월 14일

평소와 같음.

Usual day.

12월 15일

평소와 같음

Usual day.

12월 16일

평소와 같음.

Usual day.

12월 17일

평소와 같음.

Usual day.

12월 18일

평소와 같음. 에테르 마취 하에 한국인 환자의 치아 3개를 발치하고 누공을 열었다.

Usual day. Extracted 3 teeth & opened sinus under ether for Korean.

12월 19일

평소와 같음.

Usual day.

12월 20일

평소와 같음.

Usual day.

12월 21일

평소와 같음. 오후에 크리스마스 쇼핑을 했다.

Usual day. Xmas shopping p.m.

12월 22일

오전에 크리스마스 쇼핑을 했다.

Xmas shopping a.m.

12월 23일

오전에 크리스마스 쇼핑을 했다. 처음으로 변경했다.

Xmas shopping a.m. Changes made for 1st time.

12월 24일

기차를 타고 충주로 갔다. … 쿡 씨를 기차에서 만났다. … 충주에 가서 … 역. 쿡 댁에서 저녁을 먹었다.

Went to Chungju (?) Mr. Cook on train. ? to Chungju ? wallent ? station dinner at Cooks.

12월 25일

처음으로 … 에 갔다. 성탄절 예배를 드렸다.

At leovlss? first time. At Xmas services a.m.

12월 26일

쿡 댁에 갔다. 오후 4시에 외국인 예배. 예배 끝나고 산책을 갔다.

At Cooks. At foreign church 4 p.m. For walk after church.

12월 27일

쿡 댁에 갔다.

At Cooks.

12월 28일

오후 4시에 충주를 떠났다. 기차에서 일본인 선교사 두 명을 만났다. 쿡 씨와 함께 했다.

Left Chungju 4 p.m. Met 2 Japanese missionaries on train. Mr. Cook with me.

12월 29일

대학에서 쿡 씨의 일을 도왔다. 물건이 세관에 도착했다는 연락을 받았다.

At college doing work for Mr. Cook. Received notice that goods are at customs house.

12월 30일

거의 하루 종일 세관에 있었다. 오후에 아팠다. 루스는 저녁을 먹으러 시내에 갔다.

At customs house most of day. Sick p.m. Ruth went to town for dinner.

12월 31일

하루 종일 대학에 있었다. ... 대한 송장을 다시 옮겨 적었다. 오후 12시에 작업을 완료했다.

At college all day. Copied invoice again for ? Completed work at 12 p.m.

(2) 1917년

1917년 1월 6일 개학했다. 1~3월 학기의 강의 일정을 잡았다. 세브란스병원에 1914년 설립된 연구부 소속 교수인 러들로(외과), 밀스(내과), 반버스커크(기초학)와 샤이플리는 깊은 친교를 나누었다. 샤이플리도 한국인의 구강 상태에 관한 연구를 시작했고, 근거자료를 만들었다. 에비슨 교장과 치과 진료에 대해 상의하고, 세브란스나 언더우드와도 서신을 교환하였고, 교직원들의 치과 진료도 성심껏 했다. 일요일에는 주일학교에 나가 영어를 가르쳤으며, 주일예배와 지부 회의에도 적극적으로 참여했다. 추운 날씨와 열악한 시설 속에서 건강을 지키기 위해 매일의 업무를 마치고 운동. 게임. 독서를 일정하게 했다. 루스도 린넨 천을 삶아 커튼을 만들고, 세브란스병원 사무직원으로 활동했다.

2월 미국에서 가스히터, 보일러, 재봉틀이 도착했다. 샤이플리는 마취 후 발치. 방사선 사진 촬영, 금관 제작 등 치과 일을 열심히 했다. 하지만 치과학교실이 처한 어려움을 헤쳐 나가야 하는 상황에 낙담하여 업무 방식 개선에 대하여 러들로와 상의했다.

3월에도 주중에는 매일 바쁘게 일했다. 실험실에서 처음으로 압축 공기를 사용했다. 선교부에 의료보고서를 써서 제출하고 이사회에도 참가했다. 3월 29일 졸업식에서 남학생 8명이 졸업했다. 반버스커크 박사가 사회를 보았는데 일본어를 주로 사용했다. 30일 교직원 만찬을 한식당에서 가졌다.

4월 3일 교직원 정기회의에서 세브란스 연합의학교 4학년에게 매주 1시간씩 강의하기로 일정을 확정했다. 4월 4일 오전 10시에 신입생 20명이 입학했다. 4월 7일 두 명의 한국인 수련의(최주현, 유칠석)가 환자들을 치료하였다. 11일 4학년 강의를 시작했는데, 영어 교사인 이 선생이 통역해 주었다. 치과에서 더블 컴파운드 골드 충전물을 제작해 환자치료를 했다. 26일 의학 회의에 참석했는데, 치아 질환이 일반적인 건강에 미치는 영향에 관한 논문을 읽고 흥미롭게 토론을 벌이기도 했다. 30일 선교사들의 치과적 필요와 관련하여 선교본부에 편지를 썼다.

5월 루스에게 치아 충전을 해 주었다. 8일 선교 지부 연례회의에서 샤이플리는 재정 및 의료 위원회 위원으로 선출되었다. 12일 밤 8시에 방사선 작업을 통해 루스의 턱 사진을 찍었다. 강의는 통역이 서툴러서 어려움이 있었지만, 매주 충실하게 준비해서 진행했다. 그래서 한국어 공부를 더 많이 했다. 31일 치과의사 한대위와 총독부병원 외과 소속 치과를 방문했다.

6월 2일 교수 회의에서 총독부로부터 일본어 공부를 하라고 독촉하는 공지를 받았다. 교재로 일본어 교과서를 채택하고, 일본어로 강의해야 한다고 총독부가 강조하였다. 따라서, 샤이플리는 일본어 공부를 위한 시간과 교사를 요청하였다. 20일 4학년 학기말시험이 있었다. 22일 평양에서 열리는 선교회 연례회의에 참가하기 위해 기차로 출발했다. 평양대학에서 치른 (한국어) 어학시험(구두, 필기)에 합격했다. 제1차 의료선교사업 연차회의에 6월 24일부터 7월 4일까지 참여해, 의료, 교육, 선교 사업에 대해 논의했다.

7월 6일 소래로 배를 타고 출발해 8월 8일까지 휴가와 진료, 선교활동을 하고 돌아왔다.

8월 13일경 사무실을 정리하고 근무를 시작했다. 21일 치과용 금판을 만들었다.

9월 기구와 재고 정리를 했다. 19일, 오후 2시에 3, 4학년 합반 강의를 했다. 일본어 수업의 첫 번째 모임을 했다. 하지만 10월에는 너무 바빠 일본어 수업을 잘 받지 못했다.

11월 23일에는 너무 추워서 학교와 병원이 쉬기도 했지만, 거의 매일 바쁜 일정이었다.

12월에 일본인 어학 교사를 두었으나, 한 명은 군에 입대했다. 12일 4학년 학생들의 시험이 있었는데, 학생들이 문제 해석을 어려워했다. 크리스마스 때에는 사슴고기 요리를 해 먹으며 동료들과 즐겁게 보냈다.

1917년

1월 1일

오전 9시 45분 에비슨 댁에서 학생, 교직원 등을 만났다. 오전 11시 총독부에서 러들로, 밀스, 허스트와 함께 컬링을 했다. 밀스 댁에서 구역 모임으로 모였다. 루스가 즐거워했다. 동대문에서 그소 가족, 게일, 톰스, 쿤스, 하디, 모리스, 드코프 등, ..., 이화학당, 미국·영국 영사를 만났다.

Met students, faculty etc. at Avison's 9:45 A.M. At government generals 11 A.M. Culling with Ludlow Mills and Hurst. At Mills for Gunabi. Ruth entertained at Mills. Met at East Gate Geuso's, Gales, Toms, Koons, Hardy, Morris, De Cauf, Hobbs, etc. (illegible) Ewa, American & Eng. consul.

1월 2일

하루 종일 병원에서 일했다. 몇 년간의 계획을 세웠다. YMCA에서 배구, 농구도 했다. 하디스, 루이스 양, 딘, 서틀러스와 저녁 식사를 했다. YMCA 만국 기도주간 둘째 날이었다. 혼 소령이 설교를 했다. 하디스 박사는 첫째 날 설교했다.

Worked all day at hospital. Planned for some of years work. Played volley ball, basket ball at Y.M.C.A. Hardys, Misses Lewis, Dean, Sutlers for dinner. 2nd day of universal week of prayer at Y.M.C.A.. Major Horne preached. Dr. Hardis had preached the day before.

1월 3일

하루 종일 대학에서 일했다. 도쿄 궁전의 새해맞이 행사로 인해 진료실은 휴무였다. 언더우드가 결혼 발표를 했다. 하디 댁에서 저녁 식사를 했다. 에비슨 교장이 YMCA에서 설교했다. YMCA에 첫 번째 가구 수표를 보냈다. 스왈른은 우리 집에 자러 왔다.

Worked at college all day. Clinic closed because of holiday due to the New Year celebration at Palace in Tokyo. Rec'd Underwood wedding announcement. At Hardys to dinner. Dr. Avison preached at Y.M.C.A. Sent 1st furniture check to Y.M.C.A.. Swallen at our house to sleep.

1월 4일

하루 종일 대학에서 일했지만 그리 어렵지는 않았다. 신용장 네 부를 받았다. 집에서 편지를 보내왔다. YMCA에서 평양대학이 주최한 콘서트가 열렸다. 환자들 때문에 기도 모임에 참석하지는 못했다. 나와 러들로, 밀스는 콘서트에 참석했는데 합창은 좋았지만. 솔로와 반주는 별로였다.

Worked at college all day, but not very hard. 4 copies of Interest came. Rec'd letter from home. Concert at Y.M.C.A. by Pyeng Yeng college. Failed to get to prayer meeting because of patients. Ludlow, Mills and I at concert. Chorus good. Solo and accompaniment bad.

1월 5일

학교가 방학을 해서 대학에서는 짧은 시간만 보냈다. ...이 보낸, 밀스의 연구자금 $2,500과 대학 승인에 관한 이사회 서신이 1월 4일 도착했다. 기도회에 참석했다. 빌링스가 이끌었다. 배구팀을 선택해 케이블 팀과 맞붙었다. 베커는 백 팀을 선택했다. 백 팀은 다니엘 팀을 상대했다. 배구는 21:20으로 두 번 졌고, 21:17로 한 번 이겼다.

Because of school holiday I was at college a short time only. Board letters of Mills 2500 research money and approval of college Hojer? sent ? It was rec'd Jan 4. At prayer service. Billings led. Chose volley ball teams vs Cable. Becker chose Back. B.Team vs. Daniel. V.Ball lost 2: score 21 to 20 won one 21 to 17.

1월 6일

예배를 못 드렸다. 대학이 개교했다. 오후 2시에 교수 회의가 있었다. 크리스마스 깃발이 도착했다. 학생이 원산에 있는 유곽에 갔다가 퇴학당했다. YMCA에서 보낸 마호가니 의자와 세면장 거울이 도착했다. 치과 근무자를 위해 변화를 주었다. 반하트 댁에서 저녁 식사를 한 후, 루크 게임을 했다. B씨와 루스가 B씨 부인과 윌을 이겼다.

Missed chapel. College opened. Faculty meeting 2 P.M. Xmas flags arrived. Student expelled for going to girls room at Wonsan. Mohag. chairs came from Y.M.C.A. and bath closet mirror. Made changes for dental worker. At Barnharts for dinner and played Rook afterwards. Mr. B and Ruth beat Mrs. B and Will.

1월 7일

주일학교 수업을 했다. 너무 오래 놓아둔 나머지, 서류를 준비하지 못했다. 게딘 씨는 외국 교회에서 설교했다. 저녁에는 집에서 책을 읽었다. 루스가 해리스버그 집에 보내려는 편지를 일부 작성했다.

Taught S.S. class. No papers ready because I left it go too long. At foreign church. Mr. Gerdine preached. At home reading in the evening. Wrote part of Ruth's letter home to Harrisburg.

1월 8일

예배에 참석했다. 홍 박사는 하루 종일 커 씨의 증례만 맡아서 치료했다. 성공적이었다. 최 박사는 아파서 집에 갔다. 루스가 쓴 편지 3통에 추신 부분을 썼다. 저녁엔 집에서 게임을 했다. 사진 기사가 필름을 여러 형태로 잘라 방사선 촬영을 시도했다. 하나가 성공적이었다.

Attended chapel. Dr. Hong. Worked on Kerr case all day. Fair success. Dr. Choi went home sick. Wrote P.S. to 3 letters Ruth wrote. At home in the eve. Played games. Tried several x rays from films cut by photographer. 1 successful.

1월 9일

하루 종일 사무실에서 일했다. 체육 수업을 못 갔다. 에비슨 댁에서 지부 회의가 있었다. 회계 위원회가 교사에게 줄 돈을 가져갔다. 라이너 양은 평양에서 도착했다. 선교 보고서를 읽었다. 드코프 목사가 봉헌을 주도했다.

Worked at office all day. Missed Gymn class. Station meeting at Airsons: Fiscal Comm. Took away teacher money. Miss Reiner arrived from Pyeng Yeng. Evangelistic reports. Rev. De Cauf led the devotions.

1월 10일

하루 종일 사무실에서 일했다. 선생님들을 위해 1, 2월 잔액을 러들로와 함께 상의하였다. 1월~3월 학기 일정을 잡았다. 저녁에는 게임을 했다. 예배에 참석했다.

Worked at office all day. Made arrangements for teacher with Ludlow for bal of Jan and Feb. Made out schedule for Jan-Mar term. Played games in the evening. Attended chapel.

1월 11일

하루 종일 대학에서 일했다. 미국 우편물이 도착했다. 복도 라디에이터에 청동을 발라봤다. ...에서 양탄자가 도착했는데, 세관에선 양탄자가 단동에서 왔다는 소식을 전해 왔다.

Worked at college all day. American mail arrived. Tried some bronze on the hall radiator. Rugs arrived from (illegible) Word came from customs house that rugs came from Antung.

1월 12일

거의 하루 종일 일했다. 커 부인은 농양으로 매우 아팠다. 치아에 훨씬 많은 주의가 기울여져야 한다. YMCA에서 시범 경기가 열렸다. 케이블 팀이 우리 팀을 2대 1로 이겼다. 세브란스는 농구에서 연합 팀을 이겼다. 밀스 & 러들로 F. 샤이플리 C.; 밴 & 다니엘 G.; 루퍼스 (…, 브록맨) F.; 베커 & … C. & G.; 히치 G.

Worked most of day. Mrs. Kerr very sick with absc. tooth required much attention. Exhibition at Y.M.C.A.. Cables beat Schiefley 2 games to 1. Severance beat allies at basketball. Mills & Ludlow F. Scheifley C; Van & Daniel G; Rufus (illegible & Brockman) F; Becker & (illegible) C & G; Hitch G.

1월 13일

오전에는 대학에서 몇 증례 치료를 하고, 방사선 사진을 찍었다. 커 부인의 발치를 위해, 러들로 박사가 마취를 했다. 매우 힘든 증례였다. 우리 집에서 구역 모임을 가졌다. 밀스, 러들로, 커스, 라이거 부인이 왔다. 좋은 시간을 보냈다. 외국 우편물이 왔다. 언더우드에게 해저 전보를 보내려고 정리를 시작했다.

At college A.M. Did a few treats and x rays. Dr. Ludlow gave Mrs. Kerr anesthetic for extraction. Tired much by this case. Gunabi at our house: Mills, Ludlows, Kerrs; Mrs. Reinger. Great old time. Foreign mail came. Started collection for Underwood cablegram.

1월 14일

남대문교회의 주일학교에 갔다. 루스는 몸이 좋지 않아서 외국인 교회에서 집으로 돌아갔다. 한국인의 치아 상태에 대한 기술을 시작했다. 『리틀 도릿』 몇 장을 읽었다.

At Sunday School at S. Gate church. Ruth not very well so we staid home from foreign church. Started account of dental conditions in Korea. Read a few chapters of Little Dorrit.

1월 15일

아침 일찍부터 아팠다. 일어나 대학에 갔다. … 병에서 캡슐을 여러 개 꺼내 복용했다. 베루헤이젤 씨로부터 언어 위원회가 특별 시험을 허용하지 않기로 했다는 내용의 편지를 받았다. 『리틀 도릿』 2장을 읽었다.

Sick in early part of morning. Got up and went to college. Tried no. of capsules from bottle (illegible.) Rec'd letter from Mr. Beruheisel about lang. committee refusal to give special examination. Read 2 chapters of Little Dorrit.

1월 16일

오전에 대학에 있었다. 일정이 바뀌어 9시 30분부터 11시 30분까지 2시간 동안 외국인 진료를 본다. 오후에 YMCA 체육관에서 보냈는데 배구는 졌고, 농구는 동점으로 무승부였다.

At college A.M. Started new schedule of 2 hrs 9:30 to 11:30 for foreign work. At Y.M.C.A.. gymnasium in the afternoon. On losing side in volley ball. Bask ball games a tie.

1월 17일

커가 대학에서 나를 위한 예배를 인도했다. 오전에 대학에서 일했다. 오후에는 아주 심한 감기로 침대에 있었다. 러들로 박사가 흡입제로 ...를 주었다. 『리틀 도릿』의 여러 장을 읽었다.

Kerr lead chapel for me at college. Worked in the morning at the college. In bed in afternoon with a very heavy cold. Dr. Ludlow gave (illegible) for inhalation. Read several chapters of Little Dorrit

---

1월 18일

예배를 놓쳤다. 전날보다 나아졌다. 아침에 일했는데 괜찮았다. 오후에 공부하고 있으니 점점 더 나아졌다. 소시지 만드는 것을 도왔다. 편지를 여러 장 쓰고, 근무 시간 표지도 만들었다. 게임을 하고 『리틀 도릿』을 읽었다.

Missed chapel. Better than day before. Worked in the morning and had fine luck. Studied in the afternoon and got along well. Helped make sausage. Wrote many letters and office hour notice on door. Played a game and read Little Dorrit.

1월 19일

오후 1시까지 대학에서 일했다. 사무실 관리 계획을 짜 놓았다. 오후 2시부터 4시까지 공부했다. 게이브의 문법 책을 샀다. 체육 수업에 참석했다. 배구와 농구 모두 다 졌다. 오후에 『리틀 도릿』을 읽었다.

Worked at college until 1 P.M. Arranged plans for care of office. Studied from 2 to 4 P.M. Bought Gabe Grammatical forms. At gymn class. On losing side in v.ball and b.ball. Read Little Dorrit P.M.

1월 20일

오전은 대학에 있었다. 예배당에서 커 씨의 치료를 끝냈다. 사무실은 정돈이 잘 되어 있었다. 홀에 있는 파이프를 칠하고 배관을 마쳤다. 게임 한 판을 했다. 『리틀 도릿』을 읽었다. 청소 습관으로 집에 틀이 잡혔다. 루스와 5~6시까지 산책했다.

At college A.M. At chapel finished Kerr case. Got office in good order. Painted pipes in hall and finished study pipes. Played 1 game. Read Little Dorrit. Cleanup habit gripped the house. For a walk 5 to 6 with Ruth.

1월 21일

아침에 주일학교에 갔다. 외국인 교회에 갔다. 고베의 베이츠 목사가 설교했다. 스미스가 맨 처음 솔로로 노래를 불렀다. 지하실 파이프에 누수 현상이 나타났다. 보일러에서 나오는 파이프의 밸브를 깼다. 당장은 쓸 수 있지만 임시방편이다. 1916년 12월 1권 1장을 읽었다. 『리틀 도릿』도 읽었다.

At Sunday School in morning. At foreign church. Rev. Bates of Kobe preached. Smith sang first solo. Pipes in cellar leaked. I broke valve standing on escape pipe at furnace. Fixed for use but not permanent. Read the Dec 1916 1 of 1. Read Little Dorrit.

1월 22일

오전엔 대학에 있었다. 오후에는 공부했다. 루스는 대학을 위해 린넨을 삶는 것을 도왔다. 또한 대학 건물의 커튼 치수도 쟀다. 저녁에 『리틀 도릿』을 읽고 게임을 했다. 치과 학술지를 읽었다.

At college A.M. Studied in the afternoon. Ruth helped steam linen for college. Also measured curtains for college building. Read Little Dorrit and played games in the evening. Read Dental Magazines.

1월 23일

오전에는 대학에 있었다. 오후에 공부를 조금 했다. 석탄이 서울에 도착했다. 체육 수업에 참석했다. 루스는 오전에 아팠다. 설 연휴다. 오후에는 게임을 했다.

At college A.M. Studied a little while in the afternoon. Coal reached Seoul. At gym class. On morning sides. Ruth felt sick. Chinese New Year Holiday. Played games P.M.

1월 24일

감기 때문에 늦게 대학에 출근했고, 심한 추위 때문에 공부를 하지 못했다. 일 때문에 매우 낙담했다. 오후에는 게임을 했다. 내가 다 이겼다. 돌아와 루스와 차를 마셨다.

At college late on account of cold. Had not studied on the account of heavy cold. Felt very discouraged because of work. Played games P.M. I won all of them. Ruth at tea at the Rufurs.

1월 25일

오전에는 대학에 있었다. 에비슨 교장과 치과 진료에 대해 상담했다. 오후에 공부했다. 홉스 댁에서 열린 기도회에 갔었다. 저녁에는 책을 읽고 게임을 했다. 새로운 일정을 잡았다.

At college A.M. Had conference with Dr. Airson about dental work. Studied in the afternoon. Went prayer meeting at the Hobbs. Read and played games in the evening. Made new schedule.

1월 26일

오전에 대학에서 일했고, 오후에는 공부를 했다. 체육 수업에 참가하고, 이화학당에서 음악 모임을 가졌다. 프로그램이 훌륭했다. 로버그 4중주단 … 스코필드 부인, 스코필드 박사, 그레그, 고베의 베이츠 목사는 계속해서 글을 읽었다. 클럽의 회계 담당자로 선출되었다.

Worked at college A.M. Studied afternoon. At gymn class. At Ewa to music club. Excellent programs. Laugberg Quartett (illegible) Mrs. Schofield, Dr. Schofield, Gregg, Rev Bates from Kobe read on of (illegible.) Elected treasurer of the club.

1월 27일

오전엔 대학에 있었다. 오후의 대부분은 집에서 잡일을 했다. 게일 박사 부부가 전화했다. 그소 씨가 집으로 저녁 식사 초대를 해서 저녁에 파티했다.

At college A.M. At home most of the afternoon doing miscellaneous things. Dr. and Mrs. Gale called. At Geuso's for dinner. Mr. Geuos's dinner party.

1월 28일

주일학교 수업이 있었다. 루스와 나는 발이 아파서 종일 집에서 쉬었다. 언디우드와 아버지에게 편지를 썼다. 오후엔 쉬었다. 『리틀 도릿』을 많이 읽었다.

At Sunday School class. At house rest of day because Ruth and I had sore feet. Wrote to Underwood and Father. Rested in the afternoon. Read of lot of Little Dorrit

---

1월 29일

오전엔 대학에 있었다. 열심히 일했다. 루스는 나를 위해 사무직을 시작했다. 오후에 공부했다. 연구의 증명자료를 교정했다. 공부 후에 연구실에서 일했다. 저녁에 책을 읽었다.

At college A.M. Worked very hard. Ruth began office work for me. Studied in afternoon. Corrected investigation proof. Worked in lab after studying. Read in the evening.

1월 30일

오전에 대학에 있었다. 매우 힘든 하루였다. 스티븐의 치아를 절단했다. 잠시 공부했다. Y.M.C.A 체육관에 갔다. 저녁식사 후에 러들로 댁에서 파르체시[1]를 했다. 빌이 이겼다.

At college A.M. Very hard day. Made section of Steven's tooth. Studied a while. At the Y.M.C.A. gym. At Ludlows after dinner. Played a game of parcheesi. Bill won.

1월 31일

하루 대부분을 대학에서 보냈다. 스티븐스 양과 허스트를 위해 마취하고 발치를 시행했다. 의자를 수리하고, 실험실 책상 상부에 기름칠을 했다.저녁에 게임을 했다.

At college most of the day. Anesthetic and ex for Miss Stevens and Hirst. Fixed chair and oiled tops of some of laboratory benches. Played games in the evening.

2월 1일

아침에 대학에서 일했다. 오후에 대학에서 한 시간 일하고, 한 시간 공부했다. 그소 댁에서 열린 기도 모임에 참석했다. 저녁에는 집에서 책을 읽었다.

Worked at college in morning. Spent one hour at college in afternoon. Studied one hour. Attended prayer meetings at Geuso's. At home reading in the evening.

2월 2일

아침엔 대학에 있었다. 오후에 공부했다. 허스트 댁에서 점심을 먹었다. YMCA에 갔다. 앞으로 전진하면서 6골을 넣었다. 로스 부부를 축하하며 루이스 양과 딘스 집에서 만찬을 가졌다. 러들로 가족, 반하트 가족, 로스 가족, 루스와 함께 했다.

At college in the morning. Studied in the afternoon. At Hursts for lunch. At Y.M.C.A. Threw 6 goals playing forward. At dinner at Miss Lewis & Deans in honor of Mr. and Mrs. Ross. Ludlows, Barnharts, Ross's, Schiefley's.

2월 3일

오전에는 대학에 있었다. 오후 2시 교수 회의 후 자리를 지켰다. 밀스 댁에서 사회위원회 회의가 열렸다. 현재까지의 현금 거래를 결산하고 회계 장부를 작성했다. 『리틀 도릿』을 몇 장 읽었다.

At college A.M. At faculty meeting 2 P.M. Fixed chair after faculty meeting. Meeting of social committee at Mills. Balanced cash accounts and fixed books to date. Read a few chapters of Little Dorrit.

2월 4일

몸이 별로 좋지 않았기 때문에 하루 종일 집에 있었다. 루스는 외국인 예배에 참석했다. 최 박사가 집에 와서 설교 서문을 쓰는 것을 도왔다. 『리틀 도릿』의 여러 장을 읽었다.

At home all day because I did not feel very well. Ruth went to foreign service. Dr. Choi at house helping preface chapel talk. Read several chapters of Little Dorrit. (illegible) arrived.

2월 5일

오전엔 대학에 있었다. 마취 증례가 있었다. 매우 바빴다. 가스 히터, 보일러, 재봉틀이 도착했다. 집에 편지를 썼다. 오후 5시 이후에 잠깐 잤다. 밀스, 러들로 댁에서 라이너스 양의 생일 파티를 했다.

At college A.M. Anesthetic case. Very busy. Gas heater, boiler and sewing machine arrived. Wrote letter home. Slept a little while after 5 P.M. At Miss Reiners birthday party at the Mills and Ludlows.

2월 6일

오전엔 대학에서 매우 바빴다. 오후엔 공부했다. YMCA에서 체육 수업을 했다. 저녁엔 집에 있었다. 게임도 조금 하고 『리틀 도릿』도 조금 읽었다.

At college A.M. Very busy. Studied in afternoon. At Y.M.C.A. gym class. At house in evening. Played a few games and read some of Little Dorrit.

2월 7일

오전에는 열심히 일했다. 스코필드 씨의 마취 증례가 있었다. 오후에는 몸이 안 좋아서 공부를 하지 않았다. 허스트 댁에서 금요일 밤을 위한 묘기를 준비했다. 저녁에는 책을 읽고 게임을 했다.

Worked hard A.M. Schofield anesthetic case. Did not study in afternoon because did not feel well. At Hursts to arrange stunts for Friday night. Read and played games in the evening.

2월 8일

배앓이 때문에 온종일 집에 있었다. 루스가 아침에 책을 읽어주었다. 오후에 푹 잤다. 저녁에는 축음기를 듣고 게임을 했다. 기분이 훨씬 나아졌다.

At home all day because of intestinal disorder. Ruth read to me A.M. I slept long in afternoon. Played victrola and played games in evening. Felt much better.

2월 9일

오전에 대학에서 일했다. 오후엔 공부했다. 체육 수업에 갔다. 13-13에서 필드 골을 네 개나 넣었다. 허스트 댁에서 신입생들과 친목 시간을 가졌다. 여러 게임을 했고 분위기가 좋았다. … 박사와 이 씨도 거기 있었다.

Worked at college A.M. Studied P.M. At gym class. Had 4 field goals in 13-13. At Hurst's for social time with freshman. Lots of good games, etc. Dr. (illegible) and Mr. Yi were also there.

2월 10일

오전엔 대학에 있었다. 오후엔 독서하고 쉬었다. 집으로 보내려고 조선, 일본 신발을 샀다. 게임을 조금 하고 저녁에 책을 읽었다.

At college a.m. Read and rested in afternoon. Bought Korean and Japanese shoes to send home. Played a few games and read in the evening.

2월 11일

남대문의 주일학교에 갔다. 자리가 조금 비어 있었지만, 학생들은 노래 연습을 하고 있었다. 동료 박사 선생님들에게 편지를 썼다. 집에서 온 편지를 받고 답장했다. 연합에 갔다. 딘과 루이스 양이 우리 집에서 저녁 식사를 했다.

At S.G.S.S. a little white but class was practicing singing. Started letter to Dr. Fellows. Rec'd letter from home and answered it. At Union church. Miss Dean & Lewis at our place for dinner.

2월 12일

오전엔 대학에서 일했다. 오후엔 공부를 했다. 오후에 잠깐 방사선 기계를 사용해 보았다. 편지를 여러 통 썼다. 게임을 몇 번 하고 『리틀 도릿』을 몇 장 읽었다.

At college A.M. Studied afternoon. Tried X-ray machine for a little while in the afternoon. Wrote several letters. Played a few games and read a few chapters of Little Dorrit.

2월 13일

오전엔 대학에서 일했다. 오후엔 공부를 했다. 클라크 댁에서 열린 지부 회의에 참석했다. 체육은 못 했다. 교육보고서를 썼다. 업무는 저녁 식사 전에 끝냈으나, 교육 환경에 대한 토론에 상당한 시간을 보냈다.

At college in A.M. Studied P.M. (no) at station meeting at Clarkes. Missed gymn. Educational reports. Business about finished before dinner but much time spent in discussion of educational situation. Change from (illegible)

2월 14일

오전엔 대학에서 일했다. 오후엔 공부했다. 공부 후엔 『리틀 도릿』 몇 장을 읽었다. 저녁엔 밀스, 러들로, 캠벨과 함께 했다. 비거 박사는 미국에서 돌아왔다. 왕립 아시아 회의에 참석하지 못했다.

At college A.M. Studied P.M. Read some of Little Dorrit after studying. Mills, Ludlows and Campbell's in evening. Dr. Biggar returned from America. Missed Royal Asiatic meeting.

2월 15일

오전엔 대학에서 일했고 오후엔 공부했다. 방사선 사진을 2장 찍었다(첫 번째 것). 러들로 댁에서 기도회가 열렸다. 저녁 식사 후 루스는 두통 때문에 잠자러 갔다. 『리틀 도릿』을 다 읽었다.

At college A.M. Studied P.M. Took 2 X-ray pictures. (1st ones) At prayer meeting at Ludlows. Put Ruth to bed after dinner because of headache. Finished Little Dorrit.

2월 16일

오전엔 대학에서 일했고 오후엔 공부했다. YMCA에 갔다. 경기가 매우 잘 풀렸다. 저녁은 집에서 보냈다. 루스 상태가 좋지 못했다.

At college A.M. Studied afternoon. At Y.M.C.A. Had very good games. At home in the evening. Ruth not very well.

2월 17일

오전에 대학에 갔다가 오후엔 집에 있었다. 잠깐 낮잠을 잤다. 게임을 했다. 차양을 고정했다. 좌석을 정리했다. 고리버들 의자가 왔다.

At college A.M. At home afternoon. At college a short (illegible) afternoon. Took a nap. Played games. Fixed shades. Arranged (illegible) seat. (illegible) & (illegible) wicker chairs came.

2월 18일

오전엔 주일학교에 있었다. 낮에는 집에서 쉬었다. 거취 문제를 결정했다. 집에 편지를 썼다. 이전 선교 사역의 자료들을 전부 살펴보았다.

At Sunday school in the morning. At home all the rest of day. Settled the matter of staying or not. Wrote letters home. Looked over all old copies of evangelical.

2월 19일

오전엔 대학에서 일했고 오후엔 공부했다. 루스는 대학에서 오전 근무를 시작했다. 오후엔 함께 공부했다. 공부한 후에 잠시 대학에 있었다. 저녁엔 러들로 댁에서 파르체시 게임을 했다.

At college A.M. Studied P.M. Ruth started morning work at college. Studied together P.M. At the college a while after I studied. At Ludlows in eve playing parcheesi

---

2월 20일

오전엔 대학에 있었다. 잠깐 공부했다. 진료실에서 3개의 치아를 발치했다. 오후엔 매우 힘들었다. 매복된 사랑니였다. 오후엔 멜스 여사가 파르체시 게임을 하기 위해 집에 왔다. 쿤스 씨가 음악 관련 책을 주었다.

At college A.M. Studied a few minutes. Extracted 3 teeth for Dr. (illegible) in operating room. Afternoon very hard. Impacted 3rd molars. Mrs. Mells here for Parcheesi P.M. Koons gave me musical Books.

2월 21일

오전엔 대학에 있었다. 딘 양을 선생님으로 모셨다. 지금까지의 금액을 지급하였다. 공부하지 않고 예배당에 가서 홍 박사와 이야기를 나누었다. 사무실에서 일을 조금 했다. 밀스 댁에서 조지 워싱턴 파티를 열였다.

At college A.M. Gave (illegible) to Miss Dean as teacher. Paid to date. Did not study but went over chapel talks with Dr. Hong. Did a little work at office. G. Washington party at Mills.

2월 22일

오전엔 대학에 있었다. 오후엔 매우 많이 글을 썼다. 루스와 함께 신코카이에 있었다. 저녁엔 집에서 잡무를 보았다.

At college A.M. Wrote very much in afternoon. In Shin Kokai with Ruth. Home in the even and some miscellaneous work.

2월 23일

오전엔 대학에 있었다. 오후엔 상당량의 잡무를 보았다. YMCA 체육 수업에 갔다. 웰러즈 댁에서 음악 모임 집행위원회 회의가 있었다. 루스를 위해 러들로 댁에 들렀다.

At college A.M. Did a load of miscellaneous work in the afternoon. At Y.M.C.A. gym class. At Wellers to executive comm. meeting of music club. Stopped at Ludlow's for Ruth.

2월 24일

오전엔 대학에서 매우 열심히 일했다. 오후에 연구비 사용에 관한 회의를 했다. 남산을 산책했다. 밀스 댁에서 파르체시 게임을 했다.

At college A.M. Worked very hard. At meeting about use of research money in the afternoon. For a walk up Nam San. At Mills to play parcheesi.

2월 25일

남대문의 주일학교에 갔다. 외국인 예배에서 게이브 박사는 훌륭한 설교를 했다. 밀스와 러들로가 저녁 식사 후에 우리 집에 왔다. 팝콘 볼도 만들고 노래도 불렀다.

At S.G. S.S. A.M. At foreign service Dr. Gabe preached excellent sermon. Mills and Ludlow's at our house after dinner. Made pop corn balls and sang (illegible)

2월 26일

오전에 대학에 있었다. 낮부터 저녁까지 내내 매우 낙담한 채 집에 있었다. 러들로와 얘기했다. 사역을 그만두겠다는 요청서를 썼다가, 다른 형태로 해나가겠다고 결심했다.

At college A.M. At home rest of day and evening feeling very discouraged. Talked over things with Dr. Ludlow. Wrote out request to be relieved from work but decided to take different form.

2월 27일

오전엔 대학에 있었다. 오후엔 집과 대학에서 보냈다. YMCA 체육 수업을 했다. 농구 게임을 했다. 배구는 무척 재미있었다. 음악 모임 연습을 위해 우리 집에 모였다. 좋은 연주였다. 며칠 연속으로 잠을 못 잤다.

At college A.M. At home and college afternoon. At Y.M.C.A. gym class. (illegible) game of basketball Too much kicking in volleyball. Crowd at our house for music club practice. Good practice. No sleep for many consecutive nights.

2월 28일

오전엔 대학에 있었다. 오후엔 대학에 잠시 머물면서 편지를 여러 장 썼다. 한 박사를 보려고 전화했지만 집에 없었다. 저녁 먹으러 홉스 댁에 갔다. 모리스 씨가 우리를 차로 집에 데려다주었다.

At college A.M. Wrote letters P.M. At college a little while in the afternoon. Called to see Hahn. Not home. At Hobbs to dinner. Mr. Morris brought us home in the automobile.

3월 1일

오전엔 대학에 있었다. 오후엔 짧게 공부했다. 오후 3시에 대학에서 1시간 동안 일했다. 루스가 상태가 안 좋아 집에서 쉬었다. 저녁엔 게임을 했다. 집으로부터 편지가 왔다.

At college A.M. Studied a few minutes in afternoon. At college 3 P.M. for 1 hours work. Home rest of day because Ruth was not well. Played games in the evening. Received letters from home.

3월 2일

오전엔 대학에 있었다. 오후엔 금관 보철물을 제작하느라 상당한 시간을 보냈다. 루스가 아파서 나는 체육 수업에 못 갔다. 우리는 라우버그스 여사 댁에서 열리는 음악 모임에도 참석하지 못했다.

At college A.M. and quite a while in the afternoon making gold crowns. Ruth was sick so I missed gym class. We also missed the music club meeting at Mrs. Laugbergs.

3월 3일

오전엔 대학에 있었다. 오후엔 교수 회의가 있었다. 회의를 마친 뒤 루스와 산책을 했다. 밀스 박사의 생일 파티에서 좋은 시간을 보냈다. 오 박사는 일본에서 돌아왔다.

At college A.M. At faculty meeting 2 P.M. For a walk with Ruth after faculty meeting. At Dr. Mill's Birthday party. Had a fine time. Dr. Oh returned from Japan.

3월 4일

오전에는 남대문 주일학교와 교회에 갔다. 외국인 예배에 참석하기 전까지 집에 있었다. 토레스 씨가 설교를 했다. 루이스 양, 딘 양이 우리 집에서 저녁 식사를 했다. 러들로 댁에 팝콘을 만들러 갔다. 러들로 박사가 아팠다.

At S.G Sunday School and church A.M. At home until time for foreign service. Mr. Tores preached. Miss Lewis & Dean at our house for dinner. At Ludlow's to make pop-corn balls. Dr. Ludlow was sick.

3월 5일

종일 대학에 있었다. 평양에서 온 유 씨가 하루 종일 사무실에 있었다. 하루 종일 매우 바쁘다. 실험실에서 처음으로 압축 공기를 사용했다. 저녁에는 집에 있었다. 일정을 정리하고 게임을 했다.

At college all day. Mr. You came from Pyeung Yeng and was at the office's most of the day. Very busy all day. Compressed air used for first time in lab. At home in evening. Arranging schedules and playing games.

3월 6일

오전과 오후 모두 대학에 있었다. 종일 매우 열심히 일했다. YMCA에서 배구는 이겼고, 농구는 졌다.

At college A.M. and P.M. Worked very hard all day. At Y.M.C.A. Winning side in volley ball, losing side in basket ball. Made (illegible) & girls. At home (all illegible.)

3월 7일

오전부터 이른 오후까지 대학에서 보냈다. 집에서 저녁 파티를 했다. 밀스, 에비슨 가족, 브록맨 가족, 다니엘, 모리스와 즐거운 시간을 보냈다. 9시 45분까지 저녁 식사를 했다. 밤 11시가 넘어서까지 축음기를 들었다.

At college A.M. and part of afternoon. Dinner party at our house; Mills, Avison's, Brockmans, Daniel, Morris. Had a fine time. At table until 9:45 P.M. Played the victrola until after eleven P.M.

3월 8일

평소처럼 대학에 있었다. 오후엔 기도 모임을 준비했다. 기도 모임을 이끌었다. 남아프리카의 보버지 박사가 자신의 연구에 대해 짧게 강연을 했다. 저녁에는 집에 있었다.

At college as usual. Prepared for prayer meeting in the afternoon. Lead prayer meeting. Dr. Baubudge from South Africa gave a little talk on his work. At home in the evening.

3월 9일

평소처럼 대학에 있었다. 오후엔 약간 일했다. 평소처럼 YMCA에 갔다. 하루 종일 승리 팀 쪽에서 게임을 했다. 쿤스 댁에서 반스, 반하트 가족, 홉킨스 양, 캠벨 양과 저녁 식사를 했다.

At college as usual. Did a little study work in the afternoon but not much. At Y.M.C.A. as usual . On winning sides all day. At Koons to dinner: Vans, Barnharts, Miss Hopkins, Miss Campbell.

3월 10일

평소처럼 대학에 있었다. 오후엔 집에 있었다. 나는 루스가 사교 모임에 있는 동안 잠시 쉬었다. 스티븐스가 우리 집에 저녁 먹으러 왔다. 밤에 파르체시 게임을 했다.

At college as usual. At home in the afternoon. I rested a while Ruth was at social comm. meeting. Stevens at our house for dinner. Played parcheesi in the eve.

3월 11일

상태가 안 좋아 종일 집에 있었다. 예배당에도 못 갔다. 일찍 잠자리에 들었다. 아프고 우울한 느낌이 들었다.

At home all day because I was not very well. Not at church all day. Went to bed early. Felt blue in addition to illness.

3월 12일

아침에 허리가 아파서 집에 있었다. 모든 약속을 취소해야 했다. 글도 많이 쓰고 계획도 많이 세웠다. 오후에 대학에 잠시 들렀다. 월러스 댁에서 음악 모임 집행 회의가 있었다.

At home in the morning because of sore back. Had to cancel all appointments. Did a lot of writing and planning. At college a while in afternoon. At executive music club meeting at Wallers.

3월 13일

오전엔 대학에 있었고, 오후엔 잠시 머물면서 지부 회의 보고서를 썼다. 밀스 댁에서 지부 회의를 가졌다. 모임은 10시 20분까지 지속되었다. 의료 보고서를 작성했다. 에비슨은 짧은 기도회를 인도했다.

At college A.M. and a little while P.M. Wrote station report. Attended station meeting at Mills. Meeting lasted until 10:20. Medical reports. Dr. Avison led the devotion on a few minutes notice.

3월 14일

오전엔 대학에 있었다. 오후엔 공부했다. 한국어 수업 시간이 이전보다 더 좋다. 오후에 집에 편지를 썼다. 러들로 댁에서 루스와 차를 마셨다. 회계 장부를 정리했다. 파르체시 게임을 세 판 했다.

At college A.M. Studied P.M. Better Korean class than for sometime. Wrote letter home in afternoon. Ruth at Ludlows to tea. Balanced check books. Played 3 games of parcheesi.

3월 15일

오전엔 대학에 있었다. 1시 30분에 집에 와서 매우 빠르게 식사를 했다. 오후엔

1시간 공부했다. 에비슨 박사가 방사선 기계를 고치는 것을 도왔다. 조선 호텔에서 민스트럴 쇼[2]가 있었다. 아주 좋은 시간이었다. 오후 2시쯤에 집에 도착했다. 많은 사람이 참석했다.

At college A.M. Came home at 1:30 ate too fast. Studied one hour afternoon. Helped Dr. Airson fix x ray machine. Minstrel show at Chosen Hotel. Very good time. Got home about 2 P.M. Big attendance.

3월 16일

아침에 아팠다. 사무실에 가서 약간 일했다. 조선호텔에 세일샤 씨를 맞이하기 위해 갔다. 체육관에 갔으나 활력이 넘치진 못했다. 구역 모임에 갔지만 먹지는 못했다. 아이스크림을 먹으러 러들로 댁에 갔는데 먹지 못했다.

Sick in the morning. Went to office and did a little work. At Chosun hotel to reception to Mr. Seilsya. At gymn but did not have much pep. At gunabi but could not eat. At Ludlow's for ice cream but could not eat.

3월 17일

오전엔 대학에 있었다. 나는 몸이 좋지 않아서 열심히 일하지 못했다. 오후의 대부분을 쉬었다. 우리 집에서 디너 파티를 했다. 루카스, 러들로, 홉스, 스코필드도 와서 머물면서 게임을 했다.

At college A.M. Not well so I did not work hard. Rested most of the afternoon. Dinner party at our house. Lucas's, Ludlow's, and Hobbs, Schofield came in and stayed, also played games.

3월 18일

남대문 주일학교에서 영어를 가르쳤다. 비가 와서 루스는 오후에 집에 머물렀다. 나는 외국인 예배에 참석했다. 하딜 박사가 설교했다. 대관식 날. 저녁에는 집에서 시간을 보냈다.

At S. Gate S.S. to teach English class. Ruth stayed home in afternoon because of rain. I went to foreign service. Dr. Hardil preached. Coronation day. At home in the evening.

3월 19일

하루 종일 대학에서 실용적이고 잡다한 일을 했다. 저녁에는 집에서 시간을 보냈다. 루스가 밀스 부인, 러들로와 함께 있었다. 캐시 게임을 했다. 나는 내 강의 개요 및 노트 작성을 시작했다.

At college all day doing practical and miscellaneous work. At home in the evening. Ruth with Mrs. Mills and Ludlow. Playing casie. I started my lecture course outline and notes.

3월 20일

오전엔 대학에 있었다. 4시간 반 동안 연속으로 열심히 일했다. 오후에도 같은 일을 했다. 체육관에 갔다. 세브란스 팀은 17-16으로 졌다. 가까이에서 수비를 당해 한 골밖에 못 넣었다.

At college A.M. Worked hard for 4 1/2 hours in a stretch. Did same misc. work in the afternoon. At Gym class - Severance team lost 17-16. I only got 1 goal as I was guarded close.

3월 21일

학교는 휴일이다. 나는 아팠다. 나는 우편물 등을 처리하러 대학에 갔다. 하루 종일 누워 있어야 했다. 루스는 거소 댁에 갔다가 YMCA에서 어린이 뮤지컬을 연습했다. 러들로는 밤에 와서 파르체시 게임을 네 판 했다.

School holiday. I was ill. I was at college for mail, etc. Had to lie down most of the day. Ruth at Geuso's and YMCA to practice for some children's musical. Ludlows over at night to play 4 games parcheesi.

3월 22일

오전엔 몇 시간 동안 대학에 있었다. 아파서 집에 가야만 했다. 오후에 대학에서 잠시 시간을 보냈다. 에비슨 댁에서 기도회가 있었다. 저녁에 캐시 게임을 하러 밀스 댁에 갔다.

At college A.M. for a few hours. Had to go home because of illness. At college a while in afternoon. At Airsons for prayer meeting. At Mills in evening to play casie.

3월 23일

오전엔 대학에 있었다. 오후엔 몇 시간 동안 대학에 있었다. 잠시 쉬었다. YMCA의 체육 시범경기가 오후에 있었다. 우리 팀이 배구를 이겼다. 세브란스 팀은 5분의 연장전 끝에 농구에서 25-17로 졌다. 나는 6골을 넣었다. 반하트는 7골을 넣었다.

At college A.M. At college for a few hours afternoon. Rested a little while. Y.M.C.A. - Gymn. Exhibit P.M. Our side won volleyball. Severance lost basketball 25-17 after 5 minutes extra play. I got 6 goals. Barnhart 7.

3월 24일

오전엔 대학에 있었다. 오후의 대부분을 집에 있었다. 남대문교회에서 루스와 함께 합창 연습을 했다. 저녁에는 집에 있으면서 게임을 했다.

At college A.M. At home most of the afternoon. At choir practice with Ruth at S.G. Church. Stayed home and played games in the evening.

3월 25일

송의 졸업식 훈사를 듣기 위해 남대문교회에 갔다. 18분 동안 진행되었다. 합창 연습 때문에 수업이 없다. YMCA에서 외국인 예배에 참석했다. 인도에서 온 페릴 목사는 훌륭한 설교를 했다.

At S.G. church to hear baccalaureate sermon by Song (illegible) Preached only 18 minutes. No class because of choir practice. At foreign service at Y.M.C.A.. Rev. Perill from India gave a fine talk.

3월 26일

오전과 오후 모두 대학에 있었다. 퇴근 후 한 박사에게 전화를 걸어 꽤 오랜 시간 이야기를 나눴다. 밀스 댁에서 게임을 했다. 스미스 박사를 만나러 갔다.

At college A.M. and P.M. Called on Dr. Hahn after work and had quite a long chat. At Mills playing games. Went to meet Dr. Smith.

3월 27일

오전엔 대학에 있었다. 루이스 양의 학교 졸업식이 있었다. 얌못콜에 갔다. YMCA에서 체육 수업. 게임이 잘 풀렸다. 저녁에 집에 있었다. 1915년 약혼 파티 기념일.

At college A.M. At graduation of Miss Lewis's school. At yum mot kol. At Y.M.C.A. gymn class. Had good games. At home in evening. Anniversary of engagement party of 1915

3월 28일

오전엔 대학에 있었다. 진료를 많이 하진 않았다. 의과대학 졸업식에 참석했다. 남학생 8명이 졸업했다. 반버스커크 박사가 사회를 보았고 일본어를 많이 사용했다. 저녁은 집에서 보냈다.

At college A.M. Did not do much practicing. At graduation of medical college. 8 men graduated. Dr. Van Buskirk presided and used much Japanese language. At home in evening. Reception to (illegible)

3월 29일

오전부터 이른 오후까지 대학에서 보냈다. YMCA에서 어린이 연회를 위해 연습했다. 밀스, 러들로와 체육관에서 농구를 했다. 졸업반을 위한 교직원 만찬은 한식당에서 열렸다.

At college A.M. and part of afternoon. At practice at Y.M.C.A. for children entertainment. Mills, Ludlow and I threw the basketball in the gym. At faculty banquet to graduating class at Korean restaurant.

3월 30일

오전부터 이른 오후까지 대학에서 보냈다. 농구와 배구를 하기 위해 YMCA에 갔다. 저녁에 루스가 아파서 YMCA에서 개최된 외국인 대 한국인 경기에는 가지 않았다. 외국인 팀은 배구를 지고 농구는 이겼다.

At college A.M. and part of afternoon. At Y.M.C.A. to play basketball and volleyball. Ruth sick in evening so I did not go to Y.M.C.A. games of Koreans vs foreigners. Foreigners lost volleyball. Won B.B.

3월 31일

오전엔 대학에 있었다. 오후의 대부분은 집에 있었다. 저녁에는 YMCA에 있었다. 좋은 여가활동을 했다. 어른 여럿이 합창곡을 도왔다.

At college A.M. At home most of the afternoon. At Y.M.C.A. in evening. Fine entertainment. A number of adults helped in several of the chorus music.

4월 1일

주일학교에 갔다. 우리 반에는 세 명이 참석했다. 오후는 집에 있었다. 외국인 예배에 참석했고 토랴가 설교했다. 저녁에는 집에 있었다. 에버르 홀딘의 글을 읽었다. 외국에서 온 우편물을 몇 개 받았다.

At Sunday School. 3 in class. At home in afternoon. At foreign service. Thoryah preached. At home in the evening. Read some of Eberr Holdin. Rec'd some foreign mail.

4월 2일

8시 30분부터 10시 30분까지 교수 회의를 했다. 오후 1시까지 일했다. 오후에 다른 일 때문에 돌아왔다. 4월부터 6월까지의 일정 중 일부를 계획했다. 집 뒤에 울타리를 치기 시작했다. 모리스, 크레인, 하크니스, 맥레인 부인, 러들로 부부와 우리 집에서 식사를 했다.

At faculty meeting 8:30 to 10:30. Worked until 1:00 Returned P.M. for some work. Planned some of the schedules for April - June term. Started fence back of house. Dining at our home, Morris, Crane, Harkness, Mrs. McLane, Ludlows.

4월 3일

9시 30분 교수 회의를 했다. 정기회의였다. 과목 배정 일정을 채택했다. 나는 필요에 따라 매주 한 번, 한 시간 강의 및 한 시간 이론 강의를 받았다. 재학생. 늦게까지 여러 기타 일들을 했다. 체육관도 갔다.

Faculty meeting 9:30. Regular meeting. Adopted schedule making assignments of subjects. I received 1 hour lect & 1 hour class lect weekly for need. Students. Balanced (illegible) Worked late at misc work. At gymnasium.

4월 4일

오전 10시 이전에 새내기 학생이 입학하기 전 지금까지의 모든 기록 등을 가져왔다. 대학은 오전 10시에 개교했다. 신입생은 20명이었다. 에비슨 박사가 강연을 했다. 반버스커크 박사가 발표를 했다. 진료소는 잘 운영되었고 ... 여러 번 했다. 시즌 첫 테니스를 쳤다. 강의를 준비하고『에벤 홀덴』을를 읽었다.

Brought all records etc. up to date before 10 A.M. College opened at 10 A.M. 20 new freshman present. Dr. Airson gave talk Dr. Van Buskirk made the announcements. Had a good clinic and (illegible) many time. Played first tennis of the season. Prepared lecture (illegible) & read "Eben Holden."

4월 5일

대학에는 오전 8시 45분부터 11시 45분까지 있었고, 진료실에서 12시 45분까지 일했다. 퇴근 후 밤에는 집에 있었다.

At college (illegible) schedule. (illegible) 8:45 (illegible) to 11:45; clinic to 12:45; (illegible) At home after work & in eve. Finished eve.(illegible) Prepared 1 (illegible)

4월 6일

오전엔 대학에 있었다. 일하기 정말 좋은 날이었다. YMCA에서 테니스화를 사고 연합에서 테니스를 쳤다. YMCA에는 예르디안 씨만 있었다. 테니스를 조금 쳤는데 경기가 잘 풀렸다. 저녁에는 집에서 게임을 했다.

At college A.M. A real good days work done. At Y.M.C.A. for tennis shoes and then to union to play tennis. Mr. Yerdiane only at Y.M.C.A. Played some good games of tennis. At home playing games in evening.

4월 7일

오전엔 대학에 있었다. 두 한국인 모두 환자들을 치료했다. 버나드 댁에서 사탕을 먹어 보았다. 온수기를 고치기 위해 장 씨에게 전화했다. 대학 쪽을 향해 산책했다. 루카스 부인이 파티를 열어, 루카스 댁에서 디저트를 먹었다. 야외에서 점심을 먹었다. 쿤즈, 웰즈, 러들로 가족, 딘, 루이스, 루카스, 우리 부부가 함께 했다.

At college A.M. Both Koreans were working on patients. At Bernards to try candy. Called Mr. Chang to fix water heater. For walk to college site. Mrs. Lucas's party. At Lucas's for dessert. Had lunch outdoors. Koons; Wells; Ludlows; Dean, Lewis; Lucas's; We

---

4월 8일

주일학교에 갔다. 영어 수업에 3명이 출석했다. 교회에 들렀으나, 너무 추워서 오래 있지 못했다. 외국인 예배에 참석했다. 드코프 목사가 설교했다. 저녁에 병원에서 노래를 불렀다. 루카스, 러들로, 밀스, 우리 부부는 나중에 우리 집에서 〈성육신〉을 불렀다.

At Sunday School. Had 3 present at Eng. class. At church a little while but too cold and did not stay long. At foreign service. Rev. DeCauf preached. At hospital to sing in evening. Lucas's, Ludlows', Mills, Schieflyes - at our house afterward to sing incarnet.

4월 9일

모든 일정이 대학에서 수행되기 때문에 오전과 오후를 대학에서 보냈다. 독일에 대한 선전포고 자료를 전달받았다. 저녁에 강의 하나를 준비했다. 루스는 러들로 댁에 있는 사무엘 부인을 만나러 갔다. 외국인 유치원이 시작되었다. 9명이 나갔다. 아르메니아를 위한 모금을 진행했다.

At college A.M. and P.M. as all of schedule is carried out there now. Rec'd work of declaration of war against Germany. Prepared one lecture in evening. Ruth to see Mrs. Samuel at Ludlows. Started foreign kindergarten. 9 out. Armenian around for money.

4월 10일

게일 댁에서 지부 회의를 가졌다. 정족수를 채우려고 2시간을 기다려야 했다. 하루 종일 대학에 있었다. 정원을 가꾸기 위해 울타리를 치기 시작했다. 지부 회의 때문에 성인 대상 강의를 놓쳤다. 게일 댁 식사 자리에서 점잖치 못하게 행동했다.

Station meeting at Gales. Had to wait 2 hours for a quorum. At college all day. Fence started.

Gardening arranged for. Missed lecture to man because of station meeting. Behaved badly at table at Gales.

4월 11일

오전과 오후엔 대학에 있었다. 상급생들을 위한 강의 과정을 시작했다. 영어 교사인 이 선생이 통역을 해주었다. 뒤쪽 울타리가 마무리되었다. 테니스를 매우 못 쳤다. 저녁에 러들로 댁에 갔다.

At college A.M. and P.M. Began lecture course to seniors. Mr. Lee the English teacher was the interpreter. Finished back fence. Played tennis very poorly. At Ludlows a while in evening.

4월 12일

평소처럼 대학에 있었다. 오후 5시에 맥콘 부인에게 마취제를 투여했다. 전 씨와 밀스를 위해 일했다. 테니스를 쳤다. 분위기가 좋았다. 저녁에 간호사들과 식사했다. 하멧 가족, 하르다스 가족, 간호사와 함께 했다.

At college as usual. Anesthetic to Mrs. McConne at 5 P.M. Served job for Mr. Chun until Mills. Played tennis & had good luck. At dinner at nurses in the evening. Hamets; Hardas's & nurses & we.

4월 13일

종일 대학에 있었다. 오후에 2시간 동안 테니스를 쳤다. 공이 진짜 별로였다. 밤에 밀스 댁에서 파르체시 게임을 했다. 정원에 씨를 뿌릴 준비를 했다.

At college all day. Played tennis for 2 hours in the afternoon. The balls were very bad. At Mills in the evening playing parcheesi. Prepared garden for planting seed.

4월 14일

오전에 대학에 있었다. 집에 30분 늦었다. 오후엔 연합에서 꽤 오랜 시간 경기를 했다. 신고기에서 구역 모임을 가졌다. 러들로, 루카스, 밀스와 우리 부부가 함께 했다. 저녁에 일본 교회에서 예행연습을 했다.

At college A.M. Came home 1/2 hour late. At union in the afternoon and played quite a long time. At a Gunabi in Shinkokai Ludlows, Lucas's Mills & we. At rehearsal at Japanese church in the evening.

4월 15일

남대문 주일학교에 갔다. 교회 예배에서 영어를 가르쳤다. 다음 주 일요일에 가게 될

지방의 주일학교를 준비했다. 외국인 예배에서 브록맨이 설교했다. 저녁에 우리 집에서 노래를 불렀다.

At South Gate Sunday School. English class at church service. Arranged for S.S. in country for next Sunday. At foreign service. Brockman preached. Sing at our house in the evening.

4월 16일

평소처럼 대학에 종일 있었다. 진료실 업무를 매우 뛰어나게 해냈다. 오후엔 연합에 늦게까지 있었다. 좋은 게임을 했다. 작은 부품들이 왔다. 집 근처 길을 따라 일했다. 저녁에 잠시 공부를 했다. 일찍 자러 가기 위해 예배를 보았다.

At college all day as usual. Had excellent clinical work. At union late in afternoon. Had good games. Small parts came. Walked on path around house. Studied for a while in the evening. To bed early, had chapel.

4월 17일

평소처럼 하루 종일 대학에서 보냈다. 집 둘레에 길이 생겼다. 가스히터 수리가 끝났다. 연합에 갔다. 경기는 잘 풀릴 때도, 엉망일 때도 있었다. 저녁에 강의를 검토하고, 집에 편지를 썼다.

At college all day as usual. Path made around side of house. Gas heater fixed. At union & played bad part time & good sometimes. Reviewed lecture in evening & wrote letter home.

4월 18일

종일 대학에 있었다. 매우 바빴다. 일정대로 할 수가 없었다. 오후에는 담장의 일부분을 세웠다. 집 둘레에 벽을 만드는 일을 끝냈다. 우리 집에서 저녁 파티를 했다. 하디드 가족 딸 4명, 그레그, 반하트 가족, 케이블, 라이너 양과 함께 했다.

At college all day. Very busy day. Could not keep schedule. Put up part of fence in afternoon. Finished walls around side of the house. Dinner party at our house. 4 Hardid girls, Gregg, Barnharts, Cables, Miss Reiner.

4월 19일

아침 일찍부터 첫 천둥 번개가 쳤다. 우리 집에서 기도회를 열었고, 참석자가 많았다. 반하트가 인도했다. 도쿄의 언브릿 목사 선교회가 왔다. 러들로 댁에서 저녁 시간을 보냈다.

First thunder and lightning storm early in the morning. Prayer meeting at our house, large attendance. Barnhart lead. Rev. Unbreit (Evan Assoc.) of Tokyo there. At Ludlows in the evening.

4월 20일

심을 준비를 하고 삼나무 울타리를 샀다. 오후 늦게까지 테니스를 치고 대니얼스 댁에서 저녁 식사를 했다. 프레스톤, 오시, 레이놀즈, 밀스, 비거 양, 케이블과 함께 했다. 아주 즐거운 시간이었다.

Made arrangements for planting & bought cedar hedge. Played tennis late in the afternoon & at Daniels in the evening for dinner. Prestons, Orsey, Reynolds, Mills, Miss Biggar, Cables. Had a very nice time.

4월 21일

오전엔 평소 일정과 같았다. 일찍 테니스를 치러갔다. 걸릭이 새 공을 가져왔다. 내가 이겼다. 경기도 잘 풀렸다. 할렐루야 합창 연습을 위해 일본 감리교 교회에 있었다. 아오키도스에서 점심 식사를 했다. 역에 쿡을 만나러 갔지만 거기엔 없었다.

Usual program A.M. Went early to play tennis. Guliek brought new balls. I beat him. Had some fine games. At Japanese Methodist Church for practice of Hallelujah chorus. At Aokidos for a lunch. At depot to meet Cooks but not there.

4월 22일

하우에서 열린 주일학교에 30명이 넘게 왔다. 이갑성도 함께 했다. 남대문 영어수업에서 수업을 들었지만, 그들은 가버렸다. 남대문교회와 연합교회에 갔다. 윌리는 무언가에 대해 설교했다. 일본 감리교회에 성가를 부르러 갔다. 요리사들이 도착했다.

At 하웃장이 to have S.S. Over 30 there. Lee Kap Sung along. At S. Gate for Eng. class but they had gone. At S. Gate church. At Union church. Willie preached about something. At Japanese Methodist church to sing. Cooks arrived.

4월 23일

평소처럼 대학에 있었다. 에비슨 댁에서 쿡 박사 부부를 위해 차를 마셨다. 요리사와 다니엘 박사도 거기 있었다. 그 후에 연합에서 게임을 여러 세트 했다. 저녁에는 집에서 학술지 논문을 작성했다. 『돌격하라』를 조금 읽었다.

At college as usual. At tea at Airsons for Dr. and Mrs. Cook. Even Dr. Daniel was there. At union afterwards to play several sets. At home addressing research letters in evening. Read some of Charge It.

4월 24일

하루 종일 아주 열심히 일했다. 더블 컴파운드 골드 충전물을 넣었다. 연합에서의 첫 번째 티 파티를 열었다. 밀러 부인(R.S.)이 대접했다. 아주 좋은 차 세트를 가지고 있었다. 오후엔 집에서 학술지 논물을 작성했다. 음악과 카드를 보냈다. 『돌격하라』를 다 읽었다.

Worked very hard all day. Put in double compound gold filling. 1st tea day at union. Mrs. Miller (R.S.) served. Had some very good sets. At home addressing letters P.M. Sent out music and cards. Finished Charge it.

4월 25일

의학 회의 때문에 병원에 환자가 없다. 같은 이유로 강의도 없다. 저녁에 테니스를 잘 쳤다. 저녁에 의학 회의를 했다. 명예회원을 선출했다.

No patients at hospital on account of medical meeting. No lecture on same account. Played good tennis in the evening afternoon. At medical meeting in evening. Elected to honorary membership.

4월 26일

오전에 협의회 만찬이 있었다. 밀스, 러들로, 모리스, 다니엘스, 브록, 에어슨 부인, 맥레인 씨와 함께 했다. 환자는 한 명뿐이었다. 의학 회의에 참석했다. 흥미로운 토론을 했다. 특히 치아 질환이 일반적인 건강에 미치는 영향에 관한 메이요의 논문을 읽었다. 그소와 송은 결정을 내렸다. 걱정스러운 변화다.

At Am. Council dinner. Mills, Lud's, Morris's, Daniels, Brock, Mrs. Airsons, Mr. McLane. One patient only. Attended medical meeting. Interesting discussions. Especially the reading of Mayo's paper concerning the effect of dental disorders on general system. Geuso & Song made decision. Fraught change.

4월 27일

대학에서 매우 바쁜 하루였다. 반하트 댁에 브록맨 부부가 차를 마시러 왔다. 우리 집에서 음악 모임을 가졌다. 비가 와서 60명 정도만 참석했다. 대학 이사회 관리자 회의가 있었다. 2번째 치과의사를 요청하기로 했다.

Very busy day at college. At Barnharts to tea for Mr. and Mrs. Brockman. Music club at our house. Owing to rain only about 60 present. Meeting of board managers of college. Decided to ask for 2nd dentist.

4월 28일

리어 씨가 벌금 100엔을 경고했다. 벚꽃을 보러 갈 준비를 하느라 별 일정이 없었다. 오전에는 갈 수 없어서 동물원에 갔다. 비 때문에 벚꽃 게임을 즐기지 못했다. 러들로 댁 베란다에서 저녁을 먹었다. 러들로, 밀스, 루카스, 로스 부인, 잉거슨 양, 플레처 부인이 함께 했다.

Mr. Reer warned of 100 yen fine. Did not have a big schedule because of arrangements to go to see cherry blossoms. Could not go A.M. so went to zoo P.M. Rain had spoiled the blossoms. Had porch supper at Ludlows. Ludlows, Mills, Lucas's, Mrs. Ross, Miss Ingerson, Mrs. Fletcher.

4월 29일

남대문교회에서 주일학교 수업을 하는데 3명밖에 없어서 다음 주 일요일에 더 큰 수업을 할 수 있도록 조정했다. 30분에서 한 시간으로 늘렸다. 오후에 연합에서 시간을 보냈다.저녁에 러들로 댁에서 잠시 있었다. 시골에는 가지 않았다.

At S.G. church for S.S. class but only 3 were there, Made arrangements for bigger class for next Sunday. 1 hour instead of 1/2 hour. At union church in afternoon. At Ludlow's in the evening for a little while. Did not go to country.

4월 30일

하루 종일 꽤 바빴다. 사무실에서 레브 씨가 진료에 대해 100엔 상당의 벌금 협박을 하는 것에 대해 경찰에 조사 서한을 보냈다. 선교사들의 치과적 필요와 관련하여 본부에 편지를 쓰기 시작했다. 5시 이후에 테니스를 치고, 오후에 집에서 글을 쓰고 독서를 했다.

Fairly busy all day. Office sent letter of inquiry to police about Mr. Rev's threat of 100 yen fine for practicing? Started letter to board relative to dental needs of missionaries. Played tennis after 5 - At house writing & reading P.M.

5월 1일

대학에서 하루 종일 일했다. 연합에서 테니스. 이화학당이 차를 대접했다. 연합에서 종일 운이 나빴다. … 구역 모임을 가졌다. 러들로, 밀스, 잉그리슨, 플레처 부인과 함께 했다. 루스는 늦게까지 사탕을 만들었다. 치과에 관한 … 읽다가 잠이 들었다.

Worked all day at college. At tennis union. Ewa served tea. had bad luck all day at union. At Gunabi in (illegible) Ludlows, Mills, Miss Ingreson, Mrs. Fletcher. Ruth made candy until late. I fell asleep reading dental (illegible)

5월 2일

하루 종일 힘든 일정이었다. 경찰서로부터 레브 씨에 대한 답변을 받았다. 오시마 씨가 정보를 받았다. 모펫 박사에게 해명 편지를 썼다. 러드 댁에서 대니얼과 작별하며 차를 마셨다. 연합에선 운이 좋았다. 잔디 깔기를 마쳤다.

Read hard schedule all day. Rec'd answer from (illegible) police about Mr. Rev. Mr. Oshima rec'd the information. Wrote letter of explanation to Dr. Moffet. At farewell tea for Daniel's at Luds. Good luck at union. Sodding finished.

5월 3일

하루 종일 열심히 일했다. 아침 8시에 시작했다. 오후에 연합에서 테니스를 쳤다. 좋은 롱 세트를 2세트나 쳤지만 운이 나빴다. 밤에 병리학 강의를 준비했다. 자기 전에 게임을 했다. 루스가 이겼다.

Worked hard all day. Started at 8 A.M. At tennis union in the afternoon. Had 2 good long sets but poor luck. Prepared for pathology lect. in eve. Played game before going to bed. Ruth won.

5월 4일

8시 45분 잉거슨 양의 마취 증례가 있었다. 실수로 무언가가 뽑혔다. 다시 넣었다. 예배를 인도했다. 이갑성은 '성경공부를 하는 6가지 방법'을 통역했다. 오후 늦게까지 물건을 고치는 일을 했다. 러들로 댁에서 게임을 했다.

Miss Ingerson for anesthetic case 8:45. Pulled (illegible) by mistake. I re-inserted it. Lead chapel. Lee Kap Sung interpreted "6 ways to study bible" Worked late in the afternoon fixing of things. At Ludlow's playing games.

5월 5일

오전에 매우 열심히 일했다. 루스 치아에 충전물을 넣는 것을 최종 마무리했다. 교수 회의가 오후 2시에 있었다. 쿡과 박 박사가 처음 출석했다. 밀스 댁에서 저녁을 보냈다. 숙녀들과 파르체시 게임을 했다. 방사선 필름을 현상했다.

Worked real hard A.M. Finally got a filling in Ruth's tooth. Faculty meeting at 2 P.M. Dr. Cook & Pak attended for first time. At Mills in the evening. Talking while ladies played parcheesi. Developed x ray films.

5월 6일

루스가 에스더 벡을 대신해 외국인 주일학교를 시작했다. 나는 영어 성경 수업을 다시 시작했다. 30분에서 한 시간으로 늘렸다. 나는 알렌 부인, 세브란스 씨 댁에 편지를 썼다. 교회에 가지 않았다. 미네르바 씨와 윌리엄 그린 힐 씨의 글을 많이 읽었다.

Ruth started at foreign S.S. in place of Esther Beck. I restarted English Bible class. 1 hr instead of 1/2. Wrote letter home to Mrs. Allen & Mr. Severance. Did not go to church. Read a lot of Miss Minerva & William Green Hill.

5월 7일

방사선 사진 작업을 시작했다. 좋은 사진은 아니지만 발전하고 있다. 잠시 테니스를 쳤으나 땅이 축축하고 불안정했다. 『미네르바 양과 윌리엄 그린 힐』을 다 읽었다. 브록맨은 미국으로 갔다.

Began x ray picture work. Not very good pictures but progress. At tennis a little while but the ground was damp & playing uncertain. Finished Miss Minerva & William Green Hill. Brockman's went to America.

5월 8일

델라니 씨 댁에서 지부 회의가 있었다. 출석률이 높고 매우 흥미로운 회의였다. 현장에서 논의하려고 시도했다. 쿤스 학교 상황에 대해 논의했다. 연례 선거가 있었고, 토러스 회장이 당선되었다. 나는 재정 및 의료 위원회 위원으로 선출되었다.

Station meeting at Delaney's. Good attendance and very interesting meeting. (illegible) attempt to get (illegible) on field discussed. Koons school situation discussed. Annual elections. Torus chairman. I was elected on property & medical committees.

5월 9일

종일 일했다. 어학 공부가 계획되어 있었다. 방사선 사진 결과가 매우 좋은 두 번째 날이다. 오후에는 러들로가 괴사 환자를 치료하는 것을 도왔다. 밀러 댁에서 음악 모임 집행위원회를 가졌다.

Worked all day (illegible) scheduled expecting language study. 2nd day of excellent x ray results. Helped Ludlow with necrosis case afternoon. At Millers for meeting of music club executive committee.

5월 10일

하루 종일 열심히 일했다. 오후에 테니스 네 세트를 멋지게 쳤다. 일본 치과 병원 카탈로그 두 권을 받았다. 저녁에 게임을 했다. 크램 양이 러들로 댁에 왔다. 결혼식을 연기하기로 했다.

Worked hard all day. Played 4 dandy sets of tennis in the afternoon. Rec'd 2 Japanese Dental House catalogues. Played some games in the evening. Miss Cram came to Ludlows. Decided to postpone wedding.

5월 11일

하루 종일 열심히 일했다. 방사선 사진 작업 결과가 좋았다. 다니엘 씨는 오후 4시 예배에서 작별 인사를 했다. 연합에 들렀다. 스미스 댁에서 저녁 식사를 했다. 루카스도 같이 했다.

Worked hard all day. Good results with x ray work. Dr. Daniels farewell by the students in chapel at 4 P.M. At union a short time. At T.E.Smiths for dinner. Morris, Lucas's also there.

5월 12일

오전에 방사선 사진 작업을 많이 했다. 진료실이 아주 좋다. 일본 치과 제품 목록을 받았다. 집에서 오후 5시까지 있었다. 대학에서 오후 7시까지 방사선 작업을 했다. 오후 8시 루스의 턱 사진을 찍었다. 오후 9시 집에서 게임을 했다. 윌슨과 크램의 결혼식이 있었다.

Did a lot of x ray work A.M. Clinic very good. Rec'd a few Jap. Dent. Catalog. At home in afternoon until 5 P.M. At college at X-ray until 7 P.M. Took picture of Ruth's jaw 8 P.M. House 9:00 P.M. Played games. Wilson - Cram wedding.

5월 13일

오전에는 주일학교에 갔다. 열 명이 출석했다. 좋은 시간을 보냈다. 외국에서 우편물이 도착했다. 양가에 편지를 썼다. 외국인 예배에 참석했다. 반버스커크 박사가 설교했다. 밀스 댁에서 밤에 캔디를 만들었다. 러들로 가족과 딘 양이 함께 했다.

At S.S. class A.M. 10 present. Very good time. Foreign mail arrived. Wrote to both homes. Attended foreign service. Dr. Van Buskirk preached. At Mills in evening making candy. Ludlow's & Miss Dean were there.

5월 14일

제니의 첫 번째 편지를 포함하여 더 많은 외국 우편물을 받았다. 하루 종일 열심히 일했다. 비가 와서 테니스를 못 쳤는데, 루스는 나중에 갔기에 테니스를 쳤다. 11시 30분까지 음악 모임 녹음 작업을 했다.

Recieved more foreign mail including 1st letter from Jennie. Worked hard all day. On account of rain did not play tennis altho Ruth went later and played. Worked on music club records until 11:30.

5월 15일

다니엘 박사는 아침에 미국으로 떠났다. 에스더 벡도 갔다. 루스는 연합에서 루카스 부인을 도왔다. 하루 종일 바빴다. 5시 15분부터 7시 15분까지 연합에 있었다. 오후 11시 30분까지 일했다.

Dr. Daniel has left for America in the morning. Esther Beck also went. At depot. Ruth served at union with Mrs. Lucas. Busy all day. At union from 5:15 to 7:15. Worked until 11:30 P.M.

5월 16일

하루 종일 열심히 일했다. 통역이 서툴러서 강의하는 것이 매우 힘들었다. 상급반을 위해 주간 교안을 쓰기 시작했다. 연합에서 잠시 테니스를 쳤다. 집에서 밤 11시 30분까지 일했다.

Worked hard all day. Had very hard time to lecture because of poor interpreter. Started to write weekly paper for senior class. At tennis union for a while. At house working in the evening until 11:30.

5월 17일

종일 평소와 같은 스케줄이었다. 루스는 기분이 좋지 않아 테니스에 늦게 갔고 몇 세트만 쳤다. 밤에 루스는 밀스 댁에 있었고, 나는 꽤 오래 일했다.

Usual schedule all day. Ruth was not feeling very well so went late to tennis & played a few sets. Ruth at Mills in the evening and I worked quite a while.

5월 18일

학생 야유회가 있어서 진료실이 문을 닫았다. 나는 가지 않았다. 쿡과 에비슨 박사만 갔다. 에비슨 박사는 늦게 갔다. 허스트 박사 댁에서 점심을 먹었다. 연합에서 테니스를 7세트 쳤는데, 매우 좋았다. 밤에는 집에 있었다.

Student picnic so clinics were closed. I did not go. Dr's Cook & Avison only went. Dr. Avison went late. At Hurst's for lunch. At tennis union early. Played seven sets all of which were very good. At home in the evening.

5월 19일

아침에 방사선 촬영을 많이 했다. 특히 상악동 사진을 찍었다. 카메라 튜브가 너무

부드러워서 사진이 잘 안 나왔다. 왕비 무덤 근처로 소풍을 갔다. 밀스, 반버스커크, 쿤스, 그루소, 랭버그, 루이스와 딘, 거트 하디, 루퍼 부인, 케이블스, 아이들과 함께 했다. 거트가 같이 갔다. 밤에 우리 집에서 하디가 잤다.

Did a lot of radiograph work in the morning. Tried antral pictures especially. Tube too soft so pictures bad. At picnic near Queens tomb. Mills, VanB's, Koons, Gruso's, Mr. Langberg, Miss Lewis & Dean, Gert Hardy, Mrs. Rufur, Cables, & children. Gert. Hardy at our house overnight.

5월 20일

영어 수업에 10명이 출석했다. 아침 설교 시간에 참석했다. 피어슨 기념관 봉헌식에 참석했다. 일본의 커티스가 연설했다. 딘과 루이스가 우리 집에서 저녁 식사를 했다. 장 씨는 저녁에 에이스에서 연설했다. 아주 좋은 사람들이다.

At English class - 10 present. At morning preaching service. At dedication of Pierson memorial. Japan Curtis spoke. Dean & Lewis at our place for dinner. Mr. Chang spoke at A's in evening. An excellent crowd.

5월 21일

종일 열심히 일했다. 바람이 매우 세게 부는 날씨다. 상급생을 위한 첫 원고 작업에 시간을 많이 할애했다. 루스와 테니스를 치러 가서 매우 좋은 시합을 했다. 저녁에는 집에서 가계부를 표로 작성했다.

Worked all day. Very windy weather. Worked a lot on 1st paper for senior class. With Ruth to play tennis. Had very good games. At home tabulating house account in the evening.

5월 22일

환자 진행에선 꽤 편한 하루였다. 중국에서 특별한 환자 1명이 왔다. 오후 일찍 테니스 연합에 갔다. 밀스와 내가 반과 케이블을 이겼다. 저녁에는 집에서 파르체시 게임을 했다.

Rather easy day as far as patients go. 1 special patient from China. At tennis union in the afternoon early. Had excellent luck. Mills & I beat Van and Cable. At home playing parcheesi in the evening.

5월 23일

최 박사가 "하나님의 5가지 약속"에 대한 예배를 인도하는 것을 도왔다. 조금 공부했다. 강의 개요의 첫 번째 장을 끝냈다. 남대문 부지 재정 회의에 참석했다. 그소로부터 발 하우스 비용 $144를 받았다. 오후 5시 이후에 소풍을 갔다. 밀스,

러드 부부, 코트하우스 세 분(손님들), 레니에와 우리 부부가 함께 했다.

Lead chapel "5 promises of God" Dr. Choi helped. Studied a bit. Had 1st papers of teaching outline finished. Attended S.G. Property meeting all O.K. Rec'd 144 Bal House acct from Gruso. To (illegible) for picnic P.M. after 5. Mills, Luds, 3 coat-house (guests), Renier's & we.

5월 24일

어학 공부를 조금 더 한 것 빼고는 하루 종일 평소와 같이 일했다. 상급생들을 위한 강의 개요 두 번째 장을 제작했다. 오후에 테니스를 쳤다. 에비슨 댁에서 연례 교회 모임이 열렸다. 피어슨 기념관에서 10월 1일까지 예배를 드리기 위해 투표했다.

Worked as usual all day excepting to do a little more language study. Worked on 2nd set of lectures outlines for seniors. Played tennis in the afternoon. Annual church meeting at Avisons. Voted to try services at Pierson Memorial until Oct. 1

5월 25일

어학 공부를 다시 한다. 『바리드 여사의 50가지 도움』 일부를 받았다. 테니스를 쳤다. 게일 씨 댁에서 음악 모임이 있었다. 출석률이 아주 좋았다. 모임의 비서, 회계 담당자로 재선임되었다. 회장 루카스, 부회장 모리스, 모임 책임자 홉스 씨. 영사관에서 군 등록 통보를 받았다.

Language study again. Received part of Mrs. Barids 50 helps. Played tennis. Music club at Gales. Excellent attendance. Re-elected secretary & treasurer of club. Lucas Pres; Morris Vice Pres; Mr. Hobbs program comm. Rec'd notice of military registration from consulate.

5월 26일

아침 대부분을 공부했다. 『바리드 여사의 50가지 도움』을 다 읽었다. 군의관이 오후 4시까지 기관을 방문했다. 연합에서 구역 모임을 가지고 테니스를 쳤다. 우리 집에서 디저트를 먹었다. 그루소, 쿤즈, 딘 양, 라이너 양, 러들로가 함께 했다.

Studied most of the morning. Finished Mrs. Barrids 50 helps. Military doctors visited the institution from (illegible) to 4 P.M. At tennis union. Gunabi in (illegible.) Dessert at our house. Gruso's, Koon's, Miss Dean, Miss Reiner, Ludlow for dessert only.

5월 27일

베란다에서 영어 성경 수업이 있었는데 8명이 참석했다. 요한복음 3장 16절은 다음 일요일에 배우기로 했다. 편지를 쓰려고 했지만, 너무 피곤해서 끝내지 못했다. 성경 주일날 교회에서 웰치 감독이 설교했다. 저녁에 우리 집에서 루카스가 함께 했다.

Had English bible class on front porch. 8 present. Gave John 3:16 to learn for next Sunday. Tried to write a letter but too tired to finish it. At church. Bible Sunday. Bischop Welch preached. Lucas's at our house in evening.

5월 28일

종일 대학에 있었다. 미국에서 우편물이 도착했다. 오후 2시에 전에 한 박사를 만나기 위해 전화를 걸었다. 레이너 양의 선생님과 공부했다. 기분이 별로 좋지 않았다. 저녁엔 집에 있었다. 루스는 이화학당 창립자의 날에 참석했다. 테니스를 쳤다.

At college most of the day. American mail arrived. Called to see Hahn before 2 P.M. Studied with Miss Reiner's teacher. Did not feel very well. At home in the evening. Ruth at Ewa founder's day. Played tennis.

5월 29일

피아노와 축음기가 언더우드 댁으로 돌아왔다. 몸이 또 안 좋다. 오후엔 연합에서 시간을 보냈다. 오후에 웰치 감독의 방사선 사진을 받았다. 저녁엔 집에 있었다. 게임을 했다.

Had piano and victrola returned to the Underwood house. Not feeling very well again. At union in afternoon. Rec'd Bishop Welch's radiographs afternoon. At house in the evening. Played games

---

5월 30일

루스는 언더우드의 집을 수리하는 것을 도왔다. 몸이 또 안 좋다. 언더우드 가족을 만나기 위해 사람들이 영등포로 모였다. 필립스도 미국에서 돌아왔다. 오후에 테니스를 쳤다.

Ruth helped fix the Underwood house. Not feeling very well again. With crowd to Yeitoho to meet the Underwoods. Philips also returned from America. Played tennis in the afternoon.

5월 31일

오전에 번역 일과 기록 업무에 집중했다. 환자가 없다. 임상 업무를 감독했다. 정부 병원의 한 박사와 함께 했다. 돌아온 후 늦게까지 일했다. 남대문교회 간호사 졸업식에서 3명이 졸업했다. 언더우드가 전화했다.

Worked at translation work A.M. and records. No patients. Supervised clinical work. With Dr. Hahn at Government hospital. Worked late after returning. At nurses graduation at S.G. Church. 3 graduates. Lost (illegible.) Underwood called.

6월 1일

하루 종일 정말 열심히 일했다. 일본인 가구 담당자와 가격을 비교했다. 방사선 사진도 좀 찍었다. 저녁에는 밀스의 결혼 기념일 식사에 갔다. 러들로, 언더우드, 딘, 루이스와 우리 부부가 함께 했다.

Worked real hard all day. Went over prices with Japanese instrument man. Did a little xray work. At Mills wedding anniversary in the evening. Ludlows, Underwoods, Dean, Lewis & we.

6월 2일

아침에 방사선 사진 작업을 좀 하고 환자도 몇 명 보았다. 오후에 교수 회의를 했다. 일본어 공부를 하라고 총독부로부터 공지를 받았다. 연합에 갔다. 소풍 가서 저녁 식사를 했고, 그 후엔 밀스와 함께 했다.

Did a little radiograph work in the morning. Saw a few patients. At faculty meeting in afternoon. Rec'd advice from city hall to study Japanese. At union. At picnic supper there. At Mills afterwards.

6월 3일

사무실에 잠시 있었다. 매장에서 새로 나온 치과용 주사기를 발견했다. 피어슨 기념관에서 열린 외국인 예배에서 영어를 가르쳤다. 저녁에는 집에 있었다. 잠들기 전에 잡지 기사를 읽었다.

At office a while (illegible.) Found new dental syringe in sales room. Had English class at foreign service at Pierson memorial. At home in the evening. Read a magazine story before retiring.

6월 4일

대학에서 봄맞이 연습을 마치려고 열심히 노력하고 있다. 밀스나 러들로처럼 머리를 잘랐다. 그소 댁에서 지부 회의를 했다. 개인 보고서 몇 개를 읽었다. 회의는 1일 남대문에서 만나기로 하고 휴회하였다.

At college working hard trying to finish up practice for spring. Had hair clipped like Mills & Ludlow. Sation meeting at Geuso's. Some of personal reports read. Meeting adjourned to meet on 1st at S.G

6월 5일

하루 종일 대학에 있었다. 일을 꽤 열심히 했다. 정말 늦게까지 테니스를 쳤다. 밤엔 집에서 독서를 했다.

At college all day. Did quite a lot of work. Played tennis real late. At home reading in the evening.

6월 6일

오후 5시까지 일했다. 테니스를 잠시 쳤다. 밤에 집에서 독서와 게임을 했다. 봄학기 동안의 강의를 마무리했다.

Worked until after 5 P.M. Played tennis a little while. At house in the evening reading & playing games. Finished lecture course for spring term.

6월 7일

오전에 마취 증례가 있었다. 치아신경을 제거하고, 와동 삭제 작업을 했다. 테니스를 쳤다. 밤에는 집에서 게임을 했다.

Had anesthetic case A.M. For removal of pulp & tooth and preparation of cavity. Played tennis. At home in the evening playing games.

6월 8일

하루 종일 열심히 일했다. 오후엔 테니스를 쳤다. 루스는 러들로 댁에서 방문 간호사들과 차를 마셨다. 밤에는 러들로 댁에서 게임을 했다.

Worked real hard all day. Played tennis in the afternoon. Ruth at Ludlow's for tea to visiting nurses. At Ludlow's in the evening playing games.

6월 9일

오전에는 평소처럼 일했다. 오후에 돌아와 상급생을 위한 마지막 장의 번역을 마쳤다. 쿤스가 언더우드 가족을 축하하며 서대문 밖에서 구역 모임을 가졌다. 밀스 댁에서 게임을 했다.

Worked as usual A.M. Came back afternoon & finished the translation of last paper for the seniors. At Gunabi outside West Gate in honor of Underwoods given by Koons. At Mills a while playing games.

6월 10일

여름 방학 동안 마지막으로 영어 성경 수업을 했다. 집에 편지를 썼다. 연합교회에서 어린이날을 보냈다. 루스는 여름 마지막 주일학교 수업을 했다. 저녁에 밀스 댁에서 축음기 노래를 듣고 사탕 만들기를 했다. 가을 업무를 위한 주문을 일부 마쳤다.

Had English bible class for last time for summer. Wrote letters home. Children's day at union church. Ruth's last S.S. for summer. At Mills in the evening to hear victrola & make candy. Made our part of order for fall work.

6월 11일

아침에 공부를 조금 했다. 오후 5시까지 열심히 일했다. 연합에서 1시간 30분 동안 있었다. 3세트나 잘했다. 저녁에 이화학당에서 메리와 헨리 아펜젤러를 위한 피로연에 참석했다. 정말 좋은 시간이었다. 지금까지의 모든 기록과 요금을 작성했다.

Studied a little A.M. Worked hard until 5 P.M. At union for 1 1/2 hours. Had 3 good sets. At Ewa in evening to a reception for Mary and Henry Afferzeller. Had an excellent time. Made all records & charges to date.

6월 12일

대학에서 오전과 오후를 보냈다. 특히 가을에 사용할 새 의상과 용품 주문을 위한 잡다한 일을 많이 했다. 주문을 끝내고 싶어서 연합에 가지 않았다. 공부를 조금 하고, 저녁에 일했다. 1200 게임을 한 번 했다.

At college A.M. and P.M. Did a lot of miscellaneous work especially worked on order of new outfit & supplies for fall. Did not go to union as I wanted to finish order. Did some studying. Worked in evening. Played 1 game 1200

6월 13일

몇 시간 공부했다. 진료가 있었고 한 명의 다른 환자가 있었다. 남대문교회에서 새 헌장에 따라 개학을 알리는 운동 시합을 가졌다. 연합에 갔다. 넘어져 무릎을 다쳤다. 저녁에 잠시 마태복음도 읽고, 게임도 했다.

Studied a few hours. Had clinic & one other patient. Exercises at S.G.Church marking the opening of school under new charter. At union. Fell & injured my knee Read Mark a while in eve. Played games a while.

6월 14일

오전에 2시간 넘게 공부했다. 진료가 많았다. 주문할 부분을 확인하고 잡다한 사무를 처리했다. 오후에 잠시 일하고 공부했다. 밤에 밀스 댁에서 보냈다.

Studied over 2 hours in morning. Had big clinic. Checked up part of order & did miscellaneous office work. Worked a little & studied in the afternoon. At Mills in the evening.

6월 15일

오전에 몇 시간 공부했다. (언더우드) 서문 1부를 끝냈다. 집 계정 회계 감사와 기록 수정을 시작했다. 회계 감사로 정말 늦게까지 일했다.

Studied a few hours A.M. Finished (Underwoods) part 1 introduction. Began audit of house account and fixing of records. Worked at audits in the evening until real late.

6월 16일

오전에 집 계정업무를 했다. 오후 5시까지 사무실에서 많은 일을 했다. 여름 날씨를 대비해서 기구들에 바셀린을 발라놓았다. 루카스의 저녁 생일 만찬에 갔다.

Worked at house accounts A.M. Did a lot of work at office until 5 P.M. Put up (illegible) & instruments in vaseline for the summer weather. At Lucas's birthday dinner.

6월 17일

많은 작업 후에 집 회계 감사를 마쳤다. 교회 연합에서 해리스 감독이 설교했다. 성찬 예배. 저녁에 밀스 댁에서, 그 후 허스트 댁에서 보냈다. 한참동안 물이 나오지 않았다.

Finished house accounts after much work. At Union church. Bishop Harris preached. Communion service. At Mills a while in the evening. At Hursts after that. Water shut off long.

6월 18일

오전 몇 시간은 공부했고 진료실에선 특별한 진료만 살펴봤다. 회계 감사가 나오지 않았다. 허스트 댁에서 지부 회의를 가지고, 에비슨 댁 베란다에서 저녁 소풍을 했다. 언더우드와 클락이 선물을 가져왔다.

Studied part of A.M. Looked at special cases only, in clinic. Auditing comm. for house account did not come. Station meeting at Hursts. Picnic supper on Airson's porch. Underwoods & Clark's gifts

---

6월 19일

일과 중 몇 시간은 공부했다. 포브스 씨에게 특별한 수술을 했다. 마틴 박사가 마취제를 투여했고 방사선 사진 촬영도 도왔다. 저녁에 러들로 댁에 있었다. 루스는 밀스 댁에서 파르체시 게임을 했다.

Studied part of day. Had special operation on Mr. Forbes. Dr. Martin gave anesthetic and also helped some with x ray work. At Ludlows a while in the evening. Ruth played parcheesi at Mills.

6월 20일

어학 시험 준비로 하루의 대부분을 공부했다. 4학년 학기말 시험이 있었다. 로스 박사가 조금이지만 시험 준비를 도와주었다. 저녁에는 집에 있었다.

Studied most of the day in prep for language exams. Had a term exam for senior class. Dr. Ross helped a little but with the exam preparation. At home in the evening.

6월 21일

소래에 가기 위해 옷을 싸는 일을 거의 하루 종일 했다. 그리고 로스 씨를 위해 방사선 사진을 2번 찍었다. 소래에 가져갈 내 옷과 트렁크를 모두 챙겼다. 저녁은 밀스 댁에서 보냈다.

At college most of the day packing outfit for Sorai. Also took 2 x rays for Mr. Ross. Packed all my outfit & my trunk for Sorai. At Mills a while in evening.

6월 22일

연례 회의에 참석하기 위해 9시 20분에 평양으로 떠났다. 루스가 역에서 실신해서, 나는 그녀를 집으로 데려왔다. 그녀는 많이 회복되었다. 열차는 매우 혼잡했다. 이 씨로부터 시험지를 받았다. 스왈른 댁이 게스트 하우스로 제공되었다. 스왈른 씨는 25주년을 맞았다.

Left for Pyongyang at 9:20 for annual meeting. Ruth fainted at station & I took her home. She got much better. Train very crowded. Rec'd (illegible) exam paper from Lee. At Swallen's the guest house. Swallen's 25th anniversary.

6월 23일

평양대학에서 어학 시험을 보았다. 나는 구두시험을 통과했지만 실수를 많이 했다. 학원에서 서울과 다른 4중주를 만들어 리허설을 했다. 내 룸메이트인 허스트 박사가 도착했다.

Took language examination of P.Y. College. (illegible) I passed oral but I made a mess of it. At academy to rehearsal by make quartet of Seoul and others. Dr. Hurst arrived. My room mate.

6월 24일

H.C. 블레어의 주도로 연례 회의가 열렸다. 블레어, 네 아이의 세례식. 감리교 신자들과의 오후 예배에서 웰치 감독은 매우 훌륭한 설교를 했다. 루스에게 2번째 편지를 썼다.

Annual meeting opened with Lord's supper lead by H.C. Blair. Baptism of 4 children. Afternoon service with methodists, Bishop Welch preached a very good sermon. Wrote letter #2 to Ruth.

6월 25일

연례 회의, 1차 비즈니스 세션이 개최되었다. 어학 시험에 합격했다는 연락을 받았다. 기관에서 근무하는 사역자와의 관계와 이사회의 힘이 주요 논점이었다. 베스트 양의 집에서 저녁 식사를 했다. 강에서 수영했다.

1st business session of annual meeting. Received word of passing language exams. Relation of institution workers (union) and power of board were main points for discussion. At Miss Bests for dinner. Swimming in river.

6월 26일

오전 세션에 참석했다. R. 워언이 예배를 인도했다. 짧은 오후 세션 후에 갖고 일본어 공부에 관한 언어 위원회에 참석했다. 길리스 댁에서 저녁을 먹었다. 글리 클럽의 음악회를 보러 학교에 갔다.

Attended morning session. R. Wuin lead devotions. Held a short afternoon session, appeared before language committee about the study of Japanese. At Gillis's for dinner. Went to musical in academy by Glee club.

6월 27일

오전 세션에 참석했고, 오후 세션은 없었다. 밀스와 나는 에비슨과 간호사 숙소의 회계에 대해 감사를 진행했다. 샤워하러 학원에 갔다. 필립스 댁에서 저녁 먹었다. 다른 사람들이 수영하는 동안 강으로 산책을 갔다. 루스가 오라고 전보를 쳤다.

Attended session A.M. No afternoon session. Mills & I audited Avison's & nurses home acct. Went to academy for shower bath. At Philips for dinner. Went for walk to river while others swam. Telegraphed Ruth to come.

6월 28일

하루 종일 세션에 참가했다. 오후에 열리는 집행위원회 회의에서 교육 문제, 특히 쿤스와 루이스의 허가권 확보에 대해 논의했다. 루스는 그소 부인과 함께 평양에 왔다. 레이너 댁에서 저녁을 먹었다.

At sessions all day. Executive session in the afternoon to discuss educational problems especially Koons & Lewis permission to secure permits. Ruth came to P.Y. with Mrs. Geuso. At ~~Mowrey~~ Reiners to dinner.

6월 29일

하루 종일 세션에 참가했다. 오후에 집행위원회 회의가 열렸다. 의료 위원회의 준회원으로 임명되었다. 교육, 의료, 선교 위원회의 보고서는 많은 논의를 야기했다. 모비 씨 댁에서 저녁을 먹었다. 끝나고 산책했다.

Sessions all day. Executive session in the afternoon. Appointed associate members of medical committee. Educational, medical & evangelistic committee reports brought much discussing. At Morvey's for dinner. For walk afterwards.

6월 30일

오전, 오후 세션이 있었다. 오후에 집행위원회 세션과 전체 위원회 모임이 있었다. 교육 문제에 대해 토론했다. 전문학교와 야구 게임을 했는데 9-3으로 대승을 거두었다. 우익수 역할을 했다. 넘어져서 무릎이 찢어졌다.

Sessions both morning and afternoon. Executive session & committee of whole meeting afternoon. Educational problem for discussion. Baseball game with college score 9-3 against us. Played R.F. Fell and ripped knee open.

7월 1일

아직도 연례 회의 중이다. 오후에는 외국인 예배에 참석한 것 빼고는 종일 집에 있었다. 캠벨 목사가 설교했다. 저녁에 복도를 산책했는데, 달빛이 아름다웠다.

Still at annual meeting. At home all day except to attend foreign service in the afternoon. Rev. A. Campbell preached. For a walk along hall side in the evening. Beautiful moonlight.

7월 2일

오전 세션에 참석했다. 오후 세션과 교육 토론에는 불참했다. 보트 사무실 등에 들러 일을 처리했다. 딘 양, 하트니스와 함께 루스가 소래로 떠났다. 전보 하나를 받았다. … 신나는 밤이다.

Attended morning session. Missed afternoon session & educational discuss. Went to boat office, etc. and sent Ruth to Sorai with Miss Dean and Hartness. Received telegram from (illegible.) Stunt night.

7월 3일

하루 종일 세션에 있었다. 특별 저녁 세션은 참석하지 않으려고 노력했지만 할 수 없었다. 에비슨과 언더우드 박사가 떠났다. 일반 재정 위원회 서울 감사 자료를 복사했다.

At sessions all day. A special evening session to try to get thru but could not. Dr. Avison & Underwood left. Copied a number of Seoul audits for general fiscal committee.

7월 4일

하루 종일 세션에 참가했다. 오후 4시쯤에 끝났다. 웰스 박사가 특별 예배를 인도했다. 외국인 학교 아이들이 하는 파티가 있었다. 이끼 위에서 저녁 소풍을 했다. 치통이 느껴졌다. 1시 40분에 서울로 출발했다.

Attended sessions all day. Finished about 4 p.m. A special service led by Dr. Wells. Entertainment by foreign school children. Picnic supper on moss. (illegible) toothache. Left for Seoul 1:40 A.M.

7월 5일

오전 7시 30분에 서울에 도착했다. 오전에 대학에 있었다. 밀스 박사가 내 8번을 충전해 주었다. 허스트 댁에서 점심 식사를 했다. 저녁 식사는 밀스 댁에서 했다. 여러 가지 심부름을 갔다. … 양의 방사선 사진을 찍었다.

Reached Seoul 7:30 A.M. At college all of A.M. Dr. Mills filled 8 for me. At Hurst's for lunch. At Mills for dinner. Went on a number of errands & (illegible.) Took xray for Miss (illegible)

7월 6일

1년 만기의 미국인 등록으로 등록되었다. 러들로가 나를 알아봤다. 여러 가지 볼일이 있어서 갔다. 오후 7시 소래에 도착하기 위해 오후 2시 40분 출발했다. 맨 위층이 예약되었다. 바닥에서 잠들었다.

Registered at American registration for one year. Ludlow identified me. Went to (illegible) on a number of errands. Left for (illegible) at 2:40 & for Sorai at 7 P.M. Reserved (illegible) from top deck. Slept (illegible) floor. (illegible)

7월 7일

아름다운 여행 후 오후 7시 30분에 소래에 도착했다. 짐에 사소한 문제가 있었다. 루스가 소녀들과 함께 가서 머무는 ...양의 집에 가서, 베란다에서 잠을 잤다.

Reached Sorai at 7:30 P.M. after a beautiful trip. Had little trouble getting baggage. At Miss (illegible) house where Ruth had gone with the girls. Slept on the porch.

7월 8일

거의 온종일 집에 있었다. 잠깐 걸었다. 밀스와 집에서 점심을 먹었다. 오후에 조금 잤다. 탐정소설을 읽었다. 저녁 시간에 맞춘 예배에서 왁이 설교했다.

At the house nearly all day. Took a few short walks. Mills at the house for noon meal. Slept a while afternoon. Read some detective stories. At service on the point in the evening. Wach preached.

7월 9일

여자 요리사가 아직 안 와서 아직 … 양의 집에 있다. 집에서 무언가가 불탔다. 오후에 수영할 때였다. … 쓰레기 같은 것 …. 오후에는 잠을 잤다.

Still at Miss (illegible) house because girl's cook did not come yet. Fired something at our house. In bathing in the afternoon. (illegible) some garbage (illegible.) Slept (illegible) afternoon.

7월 10일

…를 많이 고쳤다. 루스는 몸이 안 좋아지기 시작했다. 보트가 북쪽에서 왔다. 집으로 이동했다.밤에는 심한 폭풍우가 몰아쳤다. 한숨도 못 잤다.

Fixed up quite a lot at the (illegible) Ruth started to feel sick. Boat came from north. Moved to (illegible) house. Severe storms at night. Did not sleep more than a wink.

7월 11일

비가 조금 왔지만 낮에는 맑아졌다. 구토와 설사로 루스가 아프다. 파도는 괜찮았지만 물은 다소 차가웠다. 하루 종일 책을 꽤 많이 읽었다. 오후에 조금 잤다.

Still rained a while but cleared up during day. Ruth sick with vomiting & diarrhea. Breakers were fine but water was rather cold. Read quite a lot all day. Slept a while afternoon. break

---

7월 12일

하루의 대부분이 맑았다. 루스는 조금 아팠지만, 점차 나아졌다. 『야생의 외침』 일부를 읽었다. 루스와 파르체시 게임을 했다. 밤에 다시 비가 내리기 시작했지만 나쁘지 않았다.

Clear most of the day. Ruth was a little sick but a little better. Read part of the Call of the Wild. Played a game of parcheesi with Ruth. Started to rain again at night but not bad.

7월 13일

한동안 비가 왔다. 루스는 많이 나아져 차려입고 산책을 나갔다. 수영은 꽤 좋았다. 파도가 좀 쳤다. 저녁에는 밀스 댁에서 파르체시 게임을 했다. …

Raining part of the day. Ruth was much better and dressed and went for a walk. Bathing was pretty good. There were some breakers. At Mills in evening playing parcheesi. (illegible)

7월 14일

책을 많이 읽었다. 『크로싱』을 읽기 시작했다. 루스는 훨씬 나아졌지만 수영하러 갈 수는 없었다. 저녁에는 집에서 어두워질 때까지 책을 읽었다. 일찍 잤다. 비가 다시 내리기 시작했다.

Read quite a lot. Started to read "The Crossing." Ruth a lot better but could not go bathing. At home in the evening reading until dark. Went to bed early. It started to rain again.

7월 15일

하루 종일 책을 꽤 많이 읽었다. 루스가 훨씬 나아졌다. 오후에 평소처럼 잠을 잤다. 저녁에 설교에 참석했다. 투링 씨는 "시대의 흔적"에 대해 설교를 했다. 저녁 시간에 노래를 불렀다.

Read quite a while all day. Ruth very much better. Had usual sleep in afternoon. Attended preaching in evening. Mr. Thuring preached on "Signs of the Times" At the point for a sing later in evening.

7월 16일

『크로싱』의 여러 장을 읽었다. 케이스에 기구들을 넣어두었다. 집에 편지를 썼다. 해변에서 야구를 했다. 파도가 아주 좋다. 수구를 했다. 루스는 수영하러 갔다. 저녁에 루크 게임을 했다.

Read several chapters of The Crossing. Put instruments in case. Wrote letter home. Played baseball on the beach. Breakers very good. Played water polo. Ruth in bathing. Played rook in evening.

7월 17일

여러 장을 읽고 하루의 대부분을 빈둥거렸다. 루스는 다시 약간 아팠다. 밤에 노래할 때. 아펜젤러와 루카스 양이 밤에 루크 게임을 하러 왔다. 독일계 펜실베이니아인들과 대화했다.

Read several chapters and lounged around most of the day. Ruth felt a little sick again. At the point for a sing at night. Affenzellers and Miss Lucas here at night to play rook. Penna Dutch talk.

7월 18일

꽤 여러 장을 읽었다. 루스는 두통이 심해 수영을 하지 않았다. 우리는 산책하기 시작했지만 루스는 웰러 부인, 케이블과 함께 갔다. 그래서 우리는 짧게 산책했다.

Read quite a few chapters. Ruth did not go bathing because she had a bad headache. We started to take a walk but Ruth went with Mrs. Weller and Cable and then we took a short walk.

7월 19일

여러 장을 읽었다. 루스는 다시 나아졌다. 배구 2게임을 했다. 루스는 물속에 너무 오래 머물렀다가 지쳐 버렸다. 밤에 상당히 많이 독서했다. 채핀스 댁에서 열리는 기도 모임에 가지 못했다.

Read a number of chapters. Ruth better again. Played 2 games volleyball. Ruth stayed in the water too long and got tired out. Read quite a lot in the evening. Did not go to the prayer meeting at Chaffins.

7월 20일

『크로싱』을 더 읽었다. 배구를 했다. 일은 많이 하지 않았다. 평상시처럼 수영했다. 했다. S.P. 레이디스 하우스에서 클램 차우더를 먹었다.

Read more of "The Crossing." Played volleyball. Did not do much work. Bathing as usual. Clam Chowder at S.P. Ladies house.

7월 21일

읽고, 먹고, 자고, 놀고, 수영했다. 밀스 댁에서 저녁에 루크 게임을 했다.

Read, ate, slept, played and bathed. Played rook in evening at Mills.

7월 22일

『크로싱』을 다 읽었다. 방학 기간의 일정을 따랐다. 4시 30분에 교회에서 호프만 씨가 설교했고 케이블 씨는 노래했다. 밤에 노래했다.

Finished "The Crossing." Did usual program for this vacation month. At church at 4:30. Mr. Hoffman preached and Mr. Cable sang. At point to sing in evening.

7월 23일

하루를 평범하게 보냈다. 모리스 씨와 밀스 박사, 웰러 씨, 케이블 등이 해변의 샘에서 일했다. 저녁에는 숲에서 바비큐 파티를 했다. 밀스 댁에서 루크 게임을 했다.

Usual daily program. Mr. Morris, Dr. Mills, Mr. Weller, Cable, etc. worked at the spring on the beach. Bacon bat in the woods in the evening. Played rook at Mills.

7월 24일

『위기』를 읽기 시작했다. 모리스는 서울로 떠났다. 80번 품목에 대한 구매 보증금을 냈다. 모리스에게 현금 수표를 보냈다. 유 씨가 평양에서 왔다.

Started to read "The Crisis." Morris left for Seoul. Made purchase deposit for lot #80. Also sent check for cash with Morris. Mr. You came from Pyeung Yeng.

7월 25일

『크로싱』을 더 읽었다. 배구를 했다. 많은 일을 하지 않았다. 평소처럼 수영했다. S.P. 레이디스 하우스에서 클램 차우더를 먹었다.

Read more of "The Crossing." Played volleyball. Did not do much work. Bathing as usual. Clam Chowder at S.P. Ladies house.

7월 26일

평소의 일정처럼 즐거웠다. 아침에 몇 환자를 치료했다. 밤에 드코프 씨가 인도하는 기도 모임에 갔다.

Usual program of pleasure. Treated a few cases in the morning. At prayer meeting in the evening. Mr. DeCauf lead.

7월 27일

저녁에는 텐트에서 여흥을 즐겼다. 수영을 하지 않은 것 빼곤 평소 일정과 같았다. 오후에 샌드위치를 만들기 위해 빵과 고기를 자르고 바구니를 포장했다. 기념일 소풍을 매켄지 도착지로 가는 것에 대한 점수를 매겼다. 밀스(3), 아펜젤러스(3), 딘(1), 하트니스(1), 루카스(1), 쉴즈(1), 웰러스(2), 모리스(2)

Entertainment at tent in evening. Usual program during the day without the bathing. Cut bread and meat for sandwiches in the afternoon and packed baskets. At McKenzie point on picnic for anniversary. Mills (3), Cables(2), Affenzellers (3), Dean (1), Hartness (1), Lucas (1), Sheilds (1), Wellers (2), Morris (2)

7월 28일

종일 꽤 많이 쉬었지만 책을 많이 읽고 수영하러 들어갔다. 사무실에서 일을 조금 했다. 보트 도착: 하디스(3), 쿠소 레이디스(2), 베커(1), 클라크(3), 루카스(1), 레이놀즈(1), 루카스(1). 출발: 드코프(5)

Rested quite a lot all day but read a lot and went in for a swim. Did a little work at the office. Boat arrivals: Hardies (3), Kussau Ladies (2), (illegible) (2), Becker (1), Clarkes (3), (illegible) (1), Reynolds (1), Lucas (1). departures: De Caufs (5)

7월 29일

『위기』를 다 읽었다. 상당히 많이 읽었다. 오후에 교회에 갔다. 그루브 목사가 설교했다. 저녁에 노래할 때. 모리스 씨는 오후 예배에서 노래를 불렀다.

Finished "The Crisis." Read quite a lot. At church in the afternoon. Rev. Groove preached. At the point to sing in the evening. Mr. Morris sang in the afternoon service.

7월 30일

사무실에서 일하려고 했지만 풋 엔진이 작동하지 않았다. 그걸 고치려고 노력했지만 허사였다. 낮에는 공부를 조금 했다. 밀스 댁에서 클램 차우더를 먹었다.

Tried to work at the office but the foot engine would not work. Tried to fix it in vain. Studied some during day. Clam chowder at Mills.

7월 31일

엔진을 다시 고치려고 했지만 이내 실패했다. 오전 9시 30분 텐트에서 열린 주민 모임에 참석했다. 보트는 오후 1시에 출발했다. 쉴즈 양은 러들로에게 엔진의 손잡이를 보내라고 지시했다. 군 등록증 요청서를 보냈다. 모리스 댁에서 루크 게임을 했다.

Tried to fix engine again but failed as yet. Attended community meeting in tent at 9:30 A.M. Boat left at 1 P.M. Miss Shields took note to Ludlow & to sent engine arm. Sent request for military registration card to (illegible) Played rook at Morris.

8월 1일

사무실에서 조금 일했다. 루카스랑 핸드피스를 고치려고 했는데 아직 못 끝냈다. 사토의 치아 충전재 자료를 번역했다. 저녁에 벙커 댁에서 디저트를 먹는데 달빛이 아름다웠다.

Worked a little while at the office. Tried with Lucas to fix the handpiece but not done yet.

Worked on translation of Sato's filling of teeth. At Bunkers in the evening for dessert. Beautiful moonlight.

8월 2일

사토의 교과서 번역 일을 꽤 오래 했다. 케이블 댁에서 오후에 루크 게임을 많이 했다. 밤엔 밀스 댁에서 루크를 했다. 엔진이 더 이상은 작동하지 않았다. 밤에 남자 사중창 연습을 했다.

Worked at translation of Sato's textbook for quite a while. Played a lot of rook in the afternoon at Cables. Played rook at night at Mills. No more success with the engine. Practice male quartette at night.

8월 3일

아침에 번역 일을 좀 했다. 저녁에 사중창 프로그램을 위한 두 번의 연습은 모두 성공적이었다. 음악, 암송, 컨트리 스쿨이 있었다. 루스는 에두아 벙커 드레스를 입었다. 나는 러시아 셔츠, 반바지를 입고 짧은 양말을 신었다.

Worked at translation a while in the morning. Two practices for quartette program in evening a success. Musical, recitations and country school. Ruth in edua bunker dress. I in shorts with russian blouse and short socks.

8월 4일

비가 와서 출발이 늦었다. 오전과 오후 모두 타격에 효과가 있었다. 한 모금 마시고 게임을 했다. 스미스, 쿤스, 언더우드, 아펜젤러와 일찍부터 함께 했다.

Owing to rain was late getting started. Worked on the blow. both morning and afternoon. (illegible) took a dip.(illegible) went to play. (illegible) early with Smiths, Koons, Underwood, (illegible), Affenzellar, (illegible)

8월 5일

아침에 밀스 댁에 꽤 있었다. 오후에 주일 예배에 참석했다. 스왈른 박사가 설교했다. 저녁에 노래했다. 달빛 아래 집 앞 둑에 앉았다.

At Mills quite a while in the morning. Attended Sunday afternoon service. Dr. Swallen preached. At the point for a sing in the evening. Sat on the bank in front of house in the moonlight.

8월 6일

서울로 돌아갈 짐은 대부분 챙겼다. 주민 모임에 참석했다. 소나무 숲에서 클램 차우더를 먹었다. 언더우드 댁에서 곡예사의 공연을 보았다. 밤늦게 침대에 누웠다. 쥐들이 바닥 위에서 경주를 벌이듯 막 돌아다녔다.

Packed most of things for return to Seoul. Attended community meeting. At clam chowder on the pine grove. At Underwoods to see the jugglers perform. Late getting to bed. Rats had a race over the floor.

8월 7일

보트 탈 준비를 하느라 엄청 바빴다. 정오 전에 소래를 떠났다. 가는 길에 바람이 불었다. 쿤스, 두 소녀, 걸벳, 도드슨과 우리가 선상에 있었다. 밤에 약간의 폭풍이 일었다.

Had a good rush getting ready for the boat. Left Sorai before noon. Wind came up on our way from (illegible) Koons, 2 girls, Gerbets, Dodson & we were on board. Storm a little during night.

8월 8일

오후 7시까지 배를 타고 힘든 여행을 했다. 루스는 하루 종일 아팠다. 수화물을 맡기고 체크한 후 외국식 레스토랑에 갔다. 루스는 쿤과 내가 밖에 있는 동안 거기서 기절했다. 역에서 과일을 먹었다. 밤 11시에 집에 왔다. 집은 괜찮다. 다행이다.

On boat until 7 P.M. a rough trip. Ruth sick all day. Got baggage checked, etc. & went to foreign style restaurant. Ruth fainted there while Koon & I were out. Ate fruit at station. Home at 11 P.M. House O.K. Fairly cool.

8월 9일

정착하려고 온종일 바빴다. 러들로 댁에서 아침을 먹었다. 일찍 잤다. 군 등록을 했다.

Busy all day trying to get settled. At Ludlows for breakfast. To bed early. Military registration.

8월 10일

아직도 짐을 풀고 있다. 사무실에서 일을 조금 했다.

Still trying to get settled. Did a little work at the office.

8월 11일

집과 진료실 관련 일을 했다. 많이 쉬었다. 밤에 러들로 댁에 갔다. 알버트슨 댁에서 소풍을 했다.

Worked about the house & clinic. Rested a lot. At Ludlows in the evening. Picnic at Albertson's.

8월 12일

종일 교회에 가지 않았다. 허스트 댁에서 차와 아이스크림을 먹었다. 밤에는 러들로 댁에 있었다.

Did not get to church all day. At Hurst's for tea & ice cream. At Ludlow's in evening.

8월 13일

일할 수 있도록 사무실을 정리하기 시작했다.

Started to arrange the office so as to be able to work

8월 14일

대학에서 일을 시작했다. 밤에 게임을 했다.

Began work at the college. Played games in eve.

8월 15일

오후에 에비슨을 보러 강으로 갔다. 약 9시 30분에 집에 왔다.

To the river to see Avison's in the afternoon. Got home about 9:30.

8월 16일

사무실에서 하루 대부분을 일했다.

Worked most all day at the office.

8월 17일

사무실에서 일했다. 밤에 게임을 했다.

Worked at the office. Played games in the evening.

8월 18일

(날짜 틀림) 종일 교회에 가지 않았다. 전야에 언더우드 댁을 방문했다.

(Wrong day) Did not get to church all day. Called on Underwoods in the eve.

8월 19일

토요일 하루의 대부분을 일했다. 오후부터 밤까진 집에 있었다.

On Saturday worked most of the day. At home in the afternoon & eve.

8월 20일

종일 사무실에 있었다. 야기에 치과 의자 등 주문을 넣었다.

At office all day. Gave order to yagi for dental chair etc.

8월 21일

비가 왔다. 러들로와 함께 모리스의 자동차를 타고 동구릉을 보러 갔다. 원산길 위에 있는 절을 향해 출발했지만 길이 사라졌다. 젖었지만 즐거운 시간을 보냈다. 러들로 댁에서 저녁도 먹고 저녁 시간을 보냈다.

Rain. At Nine Kings Tombs in Morris's auto with Ludlow's. Started for temple on Wonsan road but roads were gone. Got wet but had fine time. At Ludlow's for dinner and in the eve.

8월 22일

대학에서 종일 열심히 일했다. 의치용 금판을 만들었다. 밀스를 한동안 기다렸으나 오지 않았다. 집에서 루크 게임을 했다.

At college all day working hard. Made gold plate. Waited a while for Mills but did not come. At home playing rook.

8월 23일

8시 25분에 밀스를 만나러 역에 갔지만 오지 않았다. 9시에도 오지 않았다. 모리스, 러들로 가족과 지동차를 타고 나가 밤 11시 기차를 마중했다. 투루 가족이 쿤스 댁에 왔다. 아이들은 우리 집에 왔다.

Went to station to meet Mills 8:25 but not there. Also at 9 o'clock but not there. For auto ride with Morris & Lud's & to 11 P.M. Train Turu's came to Koons. Children came to our house.

8월 24일

오전 일찍부터 밤늦게까지 사무실에 있었다. 러들로가 발치를 위해 마취를 받았다. 밤에는 집에 있었다. 쿤스가 저녁 식사를 위해 우리 집에 왔다. 아이들은 그레그와 소풍 갔다.

At office from early A.M. to late in even. Ludlow under anesthetic for extraction. At home in the evening. Koons at our house for dinner. Children with Gregg on a picnic.

8월 25일

오전에 환자들을 위해 사무실에서 일했다. 오후에는 사무실에서 편지와 기록물 등을 작성했다.

Worked at office for patients all A.M. At office writing letters and records etc in afternoon

8월 26일

하루 종일 대부분을 집에 있었다. 비가 와서 외국인 예배에 참석하지 못했다.

At home most all the day. Did not get to foreign service on account of rain.

8월 27일

하루 종일 대학에서 진료실을 수리하는 등의 일을 했다. 러들로와 밀스가 중국으로 떠났다.

At college all day fixing up clinics, etc. Ludlows & Mills left for China.

8월 28일

사무실을 수리했다. 환자들을 치료했다.

Worked fixing up offices. Worked for patients.

8월 29일

하루 종일 사무실에서 일했다.

Worked at offices all day.

8월 30일

하루 종일 사무실에서 일했다.

Worked at offices all day.

8월 31일

하루 종일 사무실에서 일했다.

Worked at offices all day.

9월 1일

오전에 사무실에서 일했다. 오후에 편지를 썼다.

Worked at offices A.M. Write letters P.M.

9월 2일

오전에 편지들을 썼다. 오후에 외국인 예배에서 로즈 씨가 설교했다.

Wrote letters A.M. At foreign service P.M. Mr. Rhoades preached.

9월 3일

종일 사무실에서 일했다.

Worked at offices all day.

9월 4일

종일 사무실에서 일했다.

Worked at college all day.

9월 5일

하루 종일 사무실에서 일했다. YMCA에서 바우닉 가족, 밀러 가족을 맞이했다.

Worked at college all day. At Y.M.C.A. to reception Bounick's & Miller's.

9월 6일

하루 종일 사무실에서 일했다. 언더우드의 생일 파티에 갔다. 집에 모리스가 왔다.

Worked at college all day. At Underwood's birthday party. Morris at house.

9월 7일

하루 종일 사무실에서 일했다. 밤에는 집에 있었다.

Worked at college all day. At home in the evening.

9월 8일

오전에 대학에 있었다. 오후엔 언더우드의 강변 집에 있었다. 오후 7시 45분에 집에 갔다.

At college A.M. At Underwood's river house in afternoon. Got home at 7:45 P.M.

9월 9일

하루 종일 집에 있었다. 오후에 루스는 몸이 좋아졌다.

At home all day. Ruth at feeling well in afternoon.

9월 10일

오전과 오후에 대학에 있었다. 진료실을 전부 수리했지만 페인트 칠은 하지 않았다. 교수 회의가 오후 3시 30분에 있었다. 로저가 루카스 댁에 갔다.

At college A.M. and P.M. Clinic fixed all but the painting. Faculty meeting 3:30 P.M. At home after meeting. Rodger went to Lucas's.

9월 11일

종일 대학에서 매우 바빴다. 밤에는 집에 있었다. 대학은 8시 30분에 열었다.

At college all day. Very busy. At home in the evening. College opened at 8:30.

9월 12일

종일 대학에 있었다. 매우 열심히 일했다. 밤에 루카스 가족이 우리 집으로 왔다.

At college all day. Worked very hard. Lucas's at our house in eve.

9월 13일

종일 대학에 있었다. 기구를 약간 정돈했다. 밤엔 집에 있었다.

At college all day. Arranged the instruments a bit. At home in eve.

9월 14일

종일 대학에 있었다. 러들로의 강의실을 3학년에게 배정했다. 밤엔 집에 있었다.

At college all day. Took over of Ludlows lecture house to 3rd class. At home in eve.

9월 15일

오전 대학 강의는 없었다. 아트 스미스의 비행 전시회 때문에 환자가 없었다. 우리 집에서 전체를 다 봤다. 공중제비를 많이 했다. 밤엔 집에 있었다.

No college A.M. No patients on account of Art Smith's flying exhibition. Saw the whole thing from our house. Took many somersaults. At home in the evening.

9월 16일

종일 집에 있었다. 루스가 교회에 갈 만큼 충분히 몸이 좋지 않았고, 비가 너무 심해 교회 시간에 맞추기 어려웠다. 즐기자. 우리 뒤에서 집을 무너뜨렸다. 『주근깨』의 일부분을 읽었다.

At home all day. Ruth not well enough to go to church and it rained very hard at church time. Joy. Tore down house back of us. Read part of "Freckles"

9월 17일

하루 종일 대학에 있었다. 오후 1시에 러들로의 강의를 들었다. 홍 박사가가 다시 통역했다. 화요일 강의를 들었다. 약간의 최종 작업을 하고 늦게까지 사무실에 머물렀다.

At college all day. Took Ludlows lecture hour at 1 P.M. Dr. Hong again interpreted. Went over Tuesday's lecture. Did some finale work & stayed at office until late.

9월 18일

하루 종일 대학에 있었다. 재고 및 기구 정리를 완료했다. 아이 옷 소재를 받았다. YMCA에 데이먼과 피티아스를 만나러 갔다. 오후에 크로셰 게임을 했다.

At college all day. Completed arrangement of stock & instruments on hand. Rec'd baby dress material. At Y.M.C.A. to see Damon & Pythias. Played crochet in afternoon.

9월 19일

오전에 대학에 있었다. 오후 2시에 3, 4학년 합반 강의를 했다. 어학 수업의 첫 번째 모임을 했다. 스미스 씨 댁에 갔다. 9명이 왔다. 오후에 크로셰 게임을 했다. 저녁에는 집에서 보냈다.

At college A.M. Lecture to combined 3rd & 4th class at 2 P.M. At 1st meeting of language class. At Mr. Smith's. 9 present. Played crochet in afternoon. At home in the evening.

9월 20일

하루 종일 사무실에 있었다. 밤엔 집에 있었다.

Worked at office all day. At home in eve.

9월 21일

하루 종일 사무실에 있었다. 저녁에 루카스 댁에서 모였다(음악 모임). 어학 수업을 들었다.

At office all day. Meeting a Lucas's in eve (music club) lang class.

9월 22일

오전에 일했다. 오후엔 테니스를 쳤다.

Worked A.M. Played tennis in afternoon.

9월 23일

하루 종일 집에 있었다. 성경반을 시작했다. 몇 명만 출석했다.

At home all day. Bible class began. Only a few present.

9월 24일

휴일이다. 사무실에서 잠깐 일했다. 테니스를 쳤다.

Holiday. At office part of time. Played tennis.

9월 25일

평소 일정이었다. 테니스를 치지 않았다.

Usual program. Did not play tennis.

9월 26일

평소 일정이었다. 우리 집에 솔탄이 왔다.

Usual program. Soltan at our house.

9월 27일

특별한 것이 없다.

Nothing unusual.

9월 28일

특별한 것이 없다.

Nothing unusual.

9월 29일

평소처럼 대학에 있었다.

At college as usual.

9월 30일

하루의 대부분을 집에 있었다. 교회에 출석했다. 성경 공부에 참석했다.

At home most of day. Attended church. Had bible class.

10월 1일

휴일, 러시아에서 온 미국 적십자사 사람들, 즉 베틴, 셔먼 등이 여기 왔다. 맥린도 여기 왔다.

Holiday. American Red Cross men from Russia here r.e. Bathins, Sherman, etc. McLean also here.

10월 2일

하루 종일 대학에서 열심히 일했다. 오후에 테니스를 쳤다. 밤에는 집에 있었다.

At college all day. Had a hard day. Played tennis in the afternoon. Home at night.

10월 3일

대학에 있었다. 아침에 잠깐 불편했던 것을 빼고는 평소와 같았다. 정말 늦게까지 일했다. 저녁 먹기 전 오후에 크로셰 게임을 했다. 밤엔 집에서 보냈다. 어학 수업이 그립다.

At college as usual, excepting sick in the morning a while. Worked until real late. Played crochet in the afternoon before dinner. At home all night. Missed lang. class.

10월 4일

평소처럼 대학에 있었다. 루스의 생일이다. 예쁜 선물들을 받았다. 나는 5시까지 일하고 오후 6시까지 영어반을 가르쳤다. 밤에는 집에 있었다.

At college as usual. Ruth's birthday. Rec'd some pretty gifts. I worked until 5 & had English class at until 6 P.M.. At home in the evening.

10월 5일

일정에 따라 대학에 있었다. 오후엔 수업에 참석했다. 테니스를 쳤다. 구역 모임에서 루스와 루카스 부인의 생일을 축하했다. 밀스, 러들로 가족, 번하트 가족, 루카스와 우리 부부가 디저트를 우리 집에서 먹었다.

At college according to schedule. At language class in the afternoon. Played tennis. Gunabi for

Ruth's & Mrs. Lucas's birthdays. Mills, Luds, Barnharts', Lucas' & us. Our place for dessert.

10월 6일

대학에서 평소처럼 시간을 보냈다. 오후에 교수 회의 및 직원 회의에 참석했다. 반하트 댁에서 저녁을 먹었는데 간호사들, 딘과 존슨, 걸릭과 우리 부부가 함께 있었다.

Usual schedule about the college. Faculty meeting & staff meeting in the afternoon. At Barnharts for dinner. Nurses, Dean & Johnson; Guliek & we were there.

10월 7일

평소처럼 교회에서 아침에 아침 성경 공부에 참석했다. 공부 시간을 변경하기 위해 일정을 조정했다. 빌링 씨가 외국인 예배에서 설교했다.

At church as usual. Bible class in the morning. Arranged to change time of study. Mr. Billing preached at foreign service.

10월 8일

대학에서 매우 열심히 일했다. 오후에 잠깐 테니스를 쳤으나 게임은 망쳤다. 밤에는 집에 있었다.

Worked very hard at college. Played tennis a while in the afternoon but played a miserable game. At home in the evening.

10월 9일

매우 힘든 날이었다. 마고, 딘과 웜볼드가 참석하는 지부 회의에 늦었다. 선교보고서를 작성했다. 셰르푸의 엑트닉 박사가 예배를 인도했다. 회의가 일찍 끝났다.

Had a very hard day. Was late to station meeting at Margo's & Dean's & Warmbold's. Evangelist reports. Dr. Ectnick of Cherfoo lead the devotions. Meeting was over early.

10월 10일

오늘도 힘든 날이었다. 어학 수업에 출석했으나 매우 힘들었다. 두통을 앓았다. 테니스도 잘 안 풀렸다. 밤엔 집에 있었다.

Had another very hard day. Attended language class but did very poorly. Had a headache. Also played very poor tennis. At home in the eve.

10월 11일

평소처럼 사무실에 있었다. 연합에 가지 않았다. 오후 5시에 영어반을 가르쳤다. 구역 모임에서 피셔 양을 축하했다. 러들로 댁에서 디저트를 먹었다. 러들로는 수술을 하기 위해 병원에 전화했다.

At office as usual. Did not get to the union. Had Eng. class at 5 P.M. At a gunabi in honor of Miss Fisher. Dessert at Ludlows. Ludlow called to hospital for operation.

10월 12일

아침엔 평소처럼 일했다. 오후에 언더우드와 방사선 사진 때문에 정부 병원에 갔다. 어학 수업은 놓쳤다. 테니스를 잠시 쳤다. 우수 한국인 연봉에 관한 외국인 교수 회의에 참석했다.

Worked as usual in morning. Went to government hospital P.M. with Underwood for x ray. Missed lang. class. At tennis a while. At foreign faculty meeting concerning salaries of best Koreans.

10월 13일

평소처럼 사무실에 있었다. 오후 2시 성경 공부가 있었다. 밀스, 그소와 함께 남산을 산책했다. 밀스 댁 베란다에서 베이컨과 계란 …을 먹었다. 밀스 댁에서 루크 한 게임 후에 집에 가서 독서를 했다.

At office A.M. as usual. Bible class at 2 p.m. Went with Mills & Geuso for a walk on Namsan. Had a bacon & egg bat? on Mills porch. Went home and read after one game of rook at Mills.

10월 14일

하루의 대부분을 집에 있었다. 외국인 예배에 참석했다. 스미스 씨가 설교했다. 저녁에는 집에서 책을 읽었다. 『마틴 처즐위트』를 일부분 읽었다.

At home most of the day. Attended foreign service. Mr. Smith preached. At home in the evening reading. Read part of "Martin Chuzzlewit."

10월 15일

사무실에서 매우 힘들게 일했다. 오후에 연합에 갔다. 판매용 석탄 벽돌 3톤을 주문했다. 전야에 게임을 했다. 『마틴 처즐위트』의 몇 장을 읽었다.

Worked very hard at the office. At the union in the afternoon. Ordered 3 ton (illegible) coal bricks for sale. Played a game in the eve. Read a few chapters of "Martin Chuzzlewit."

10월 16일

평소처럼 대학에 있었다. 오후엔 연합에 갔다. 집에서 독서하고 밤에 게임을 했다.

At college as usual. Went to union in the afternoon. At home reading and playing games in the evening.

10월 17일

휴일이어서 학교와 진료실이 쉬었다. 오전 몇 시간은 집에서 공부했다. 대학에서 잠시 카메라를 수리했다. 오후엔 어학 공부하고 연합에서 보냈다. 타이거에서 구역 모임을 가지고 밀스 댁에서 후식을 먹었다. 에비슨, 러들로, 밀스와 함께 했다.

No school or clinics because of holiday. At home part of A.M. studying. At college fixing camera a while. At language class & union P.M. At "Tiger" for gunabi & Mill's for dessert. Airsons, Lud, Mills & we.

10월 18일

평소처럼 종일 일했다. 어학 수업에는 가지 못했고 한동안 암실에서 일했다. 밤엔 집에 있었다.

Worked as usual all day. Did not have language class but working in dark room for a while. At home in the evening.

10월 19일

하루 종일 평소의 일정과 비슷하게 보냈다. 스미스 댁에서 어학 수업에 참석했다. 연합에서 루스와 모리슨 부인이 차를 마셨다. 밤엔 집에 있었다.

Usual schedule all day. Attended language class at Smith's. At the union. Ruth to Mrs. Morris's for tea. At home in the evening.

10월 20일

오전에 대학에서 매우 열심히 일했다. 보도각 백불까지 산책 갔다. 일부는 자동차 길로 왔다. 북문 벽에서 루카스, 블레어 부인, 쉴즈 씨, 허스트 박사, 에비슨 박사, 우리와 아이들이 함께 식사했다.

At college A.M. & worked very hard. For a walk to White Buddha. Some in auto part way. Ate on wall at Northgate. (illegible) Lucas's, Mrs. Blair, Miss Shields, Dr. Hurst, Dr. Airson, we & children.

10월 21일

오전 10시에 집에서 영어반 수업을 했다. 낮부터 밤까지 집에서 계속 책을 읽었다. 오후엔 외국인 예배에 갔다.

Had English class at 10 A.M. at house. At home reading most of the day and evening. At foreign service in the afternoon.

10월 22일

사무실에서 매우 바쁜 하루를 보냈다. 늦게까지 일했다. 업무 후 밤엔 집에서 책을 읽었다. 루스는 적십자회 모임에 갔다.

Had a very busy day at the office. Worked until late. At home reading after office. (illegible) and in the evening. Ruth at meeting of Red Cross Society.

10월 23일

종일 열심히 일했다. 오후에 잠시 연합에 갔다. 밤에 집에서 게임하고 책을 읽었다. 러들로 댁에 잠시 방문했다.

Worked hard all day. At union a while in the afternoon. At home playing games and reading at night. At Ludlows a little while.

10월 24일

평소처럼 사무실에 있었다. 조수들에게 다시 설명을 했다. 어학 수업에 갔었고, 끝난 후 테니스를 쳤다. 밤에 산책하고 잠시 책을 읽었다.

At office as usual. Began instruction to assistants again. At language class. Played tennis after language class. For a walk in eve. Read a while.

10월 25일

종일 대학에 있었다. 밤에 음악 수업에 참석했다. 프로그램: 음악의 7가지 시대. 모임에 밀스와 함께 갔다. 벙커 씨 댁에서 아주 좋은 일정을 보냈다. (날짜 틀림)

At college all day. At music class in the eve. Program: Seven Ages of Music. Went with ~~Lucas~~ Mills to the meeting. At Bunkers & a very good program. (wrong day)

10월 26일

목요일과 금요일이 헷갈린다. 오후에 테니스장에 갔다. 그리어슨 부인을 수술했다. 테니스도 잘 쳤다. 저녁엔 집에 있었다. (목요일)

Thursday & Friday mixed up. At tennis in afternoon. Operated on Mrs. Grierson. Had some good games of tennis. At home in the eve. (Thursday)

10월 27일

오전에 평소처럼 대학에 있었다. 비 때문에 오후엔 암실을 수리했다. 대학에 잠시 있었다. 에비슨의 자동차에 탔다. 밤엔 집에서 잠시 독서했다.

At college all A.M. as usual. Because of rain at college a while P.M. Fixing dark room. For a ride in Avison's auto. At home in the evening. Reading a while.

10월 28일

소년들이 영어 수업에 오지 않았다. 잠시 대학에 있었다. 외국인 예배에 갔다. 루스는 러들로 댁에 갔다. 드코프 목사가 설교했다. 4중창단이 노래했다.

Boys did not come to English class. At college a little while. At foreign service. Ruth went to Ludlows. Rev. De Cauf preached. Quartette sang.

10월 29일

종일 힘들게 일하고 다소 늦었다. 밤에 집에 있었다. 『히스기야의 관』을 읽었다. 게임을 했다. 밤에 매우 피곤했다.

Worked hard all day and rather late. At home in the evening. ~~finished reading~~ Read some of "Hezekiah Coffin." Played a game. Very tired at night.

10월 30일

수요일의 일기를 실수로 화요일의 자리에 썼다. (1917년 10월 31일 수요일) 아궁이 불을 피웠다. 화요일 밤에는 『히스기야의 관』을 다 읽었다.

Wrote Wed's diary in Tuesday's place by mistake. Began furnace fire Wed Oct 31 - 1917 Tues night finished "Hezekiah Coffin."

10월 31일

사무실에서 오전 8시부터 9시 45분까지 잠시 일했다. 예배는 10시에 있었다. 에비슨의 차량으로 10시 30분에 총독을 방문했다. 정오쯤 대학에 있었다. 오후 G.V.에서 정원 파티가 있었다. 황제의 생일이다.

Worked a while at office. 8 to 9:45 A.M. At service at chapel at 10. Called on Governor General 10:30 in Airson's auto. At college a while about noon. At Garden Party at G.V. afternoon. Emperor's birthday.

11월 1일

하루 종일 대학에서 일했다. 매우 바쁘다. 이번 시즌의 마지막 테니스를 쳤다. 볼과 그라운드 모두 나빴다. 스미스한테 마지막 게임을 이겼다. 밤에 웰본 씨를 위해 연료를 제거했다.

At college all day. Very busy. Played last tennis of the season. Balls & ground bad. Won last game from Smith. Removed fuel for Mr. Welbon at night.

11월 2일

평소처럼 대학에 있었다. 스미스 댁에서 열린 어학 수업에 모두 참석했다. YMCA 체육 수업이 시작되었다. 밤에는 집에서 책을 조금 읽었다. 루스는 러들로 댁에서 캐링턴 양과 차를 마셨다.

At college as usual. All attended language class at Smiths. Y.M.C.A. gym class began. At home reading a while in the evening. Ruth at Ludlow's to tea for Miss Carrington.

11월 3일

평소처럼 대학에서 일했다. 오후 2시에 회장인 반버스커크 박사 댁에서 교수 회의를 했다. 루스와 테일러 댁까지 산책했다. 구역 모임에 참석하고 러들로 댁에서 디저트를 먹었다. 밀스, 우리, 러들로 가족, 아펜젤러 양, 팁튼 가족이 함께 했다.

Worked at college A.M. as usual. Faculty meeting at 2 P.M. Dr. Van Buskirk president. For walk with Ruth to Taylors. At gunabi and at Luds for dessert. Mills, we, Luds, Miss Affenzeller, Tiptons.

11월 4일

아침에 집에서 영어 수업을 했다. 이후엔 계속 집에 있었다. 저녁에 허스트 댁에 음반을 듣기 위해 잠시 들렀다. 치의학 교육 계획을 세웠다.

Had English class at home in the morning. At home the balance of the day. At Hursts a while in the evening to hear their records. Worked on plans for dental education.

11월 5일

하루 종일 대학에서 열심히 일했다. 오후 늦게 산책했다. 시어스 댁에서 음악 모임 집행 위원회 모임을 가졌다.

At college all day working very hard. For a walk late in the afternoon. At Shear's to music club meeting exec. comm.

11월 6일

평소처럼 대학에 있었다. 오후 5시까지 일했다. 체육 수업에 늦었다. 코링턴 양과 팁튼 양이 점심 먹으러 우리 집으로 왔다. 저녁은 집에서 보냈다.

At college as usual. Worked until 5 P.M. so I was late for gym class. Miss Corrington and Tiptons at our place for lunch. At home in the evening.

11월 7일

아침의 대부분을 일했다. 어학 수업에 가지 않았다. 매우 피곤했고, 오후 동안 사무실에서 일을 많이 했다.

Worked most of the morning. Did not get to language class. Was very tired and did a lot of work at the office during the afternoon.

11월 8일

종일 매우 열심히 일했다. 오후엔 루스와 산책했다. 밤에는 집에서 독서를 했다.

Worked very hard all day. For a walk with Ruth in the afternoon. At home in the evening reading.

11월 9일

아침엔 매우 힘든 일정이었다. 오후엔 어학 수업에 참석했다. 오후엔 체육관에도 있었다. 밤엔 집에서 보냈다.

A very heavy schedule in the morning. At language class in the afternoon. At gymnasium in the afternoon. At home in the evening.

11월 10일

평소처럼 열심히 일했다. 오후엔 써야 할 것 등이 많아 사무실로 돌아왔다. 차를 마시기 위해 집에 갔다가 루스와 산책했다. 에스텝 양이 돌아왔다. 구역 모임에 밀스, 러들로 가족, 에스테브, 팁튼 가족, 루카스가 함께 했다.

Worked hard as usual. Returned to office in the afternoon to do a lot of writing, etc. At home for tea. For a walk with Ruth. Miss Esteb returned. For a gunabi Mills, Luds, Esteb, Tiptons, Lucas.

11월 11일

오전 내내 집에 있었다. 예전처럼 영어 수업을 했다. 두 명이 왔다. 외국인 예배에서 벡 씨가 설교했다(선교사 어린이들). 저녁에는 집에서 보냈다. 저녁에는 허스트 댁에 갔다.

At home all A.M. English class as before. Two present. At foreign service, Mr. Beck preached (missionary children & bad (illegible) At home in the evening. At Hurst in eve.

11월 12일

종일 일했다. 오후엔 루스와 산책했다. 밤에는 케이블 집에서 케이블의 생일파티를 했다. 밀스와 루카스 가족, 그소, 루스와 함께 했다. 집에는 걸어 왔다.

Worked all day. For a walk in the afternoon with Ruth. At home Cable's in the evening to Mr. Cable's birthday party. Mills, Lucas's, Geuso & we. Walked home.

11월 13일

밀스 댁에서 지부 회의를 가졌다. 오후 5시까지 일해서 회의에 늦었다. 이사회는 서울 학교가 정부 허가를 받을 수 있도록 해 달라고 요청했다. 로즈, 셔록스의 손님들, 잭과 힐의 첫 회의가 있었다.

Station meeting at Mills. Worked until 5 P.M. so was later for meeting. Asked board to allow Seoul Schools to secure government permits. Rhoades, Sharrocks guests, Jack & Hill's 1st meeting.

11월 14일

오전과 오후 모두 일했다. 어학 수업은 놓쳤다. 루스와 산책하고 밤에는 집에 있었다.

Worked both A.M. and P.M. again. Missed language class. For a walk with Ruth. At home in the evening.

11월 15일

오후 5시 이후까지 일했다. 루스와 함께 종로로 산책하러 갔다. 차를 타고 연못골에 갔다. 딘, 루이스 댁에서 저녁을 먹고, 집까지 차를 타고 갔다.

Worked until after 5 P.M. For a walk to Chungno with Ruth. Took car to Yun Mot Kol. At Dean's Lewis's for dinner. Rode home.

11월 16일

오전에 일했다. 어학 수업에 참석했다. 천장에 페인트를 칠하느라 체육관에는 가지 못했다. 수업 후 오후 6시까지 사무실에 있었다. 루스는 루카스 부인을 보러 갔다. 블라이 양을 만나고 밀스 댁까지 데려다 주었다. 허스트 댁에 잠시 머물렀다.

Worked all of A.M. At language class. No gymnasium because painting ceiling. At office after class until 6 P.M. Ruth to see Mrs. Lucas. To meet Miss Blye & escort to Mills. At Hursts a while.

11월 17일

아침과 오후 모두 일했다. 밤엔 집에 있었다.

Worked both morning and afternoon. At home in the evening.

11월 18일

오전 몇 시간은 대학에 있었다. 다르 씨를 진찰했다. 콜리어 댁의 주(週)간 고용인 및 홍콩에서 온 남자 한 명이 서울 및 병원을 방문했다. 저녁에는 집에서 보냈다.

At the college part of the A.M. Examined Mr. Darr. Collier's weekly man & a man from Hong Kong came to visit the city & hospital. At home in the evening.

11월 19일

종일 열심히 일했다. 밤에는 집에 있었다.

Worked hard all day. At home in the evening.

11월 20일

평소처럼 일했다. 페인트가 아직 마르지 않아서 체육 수업은 시작하지 못했다. 웰스 박사가 여기로 왔다. 에비슨을 위해 한식 저녁 식사를 했다.

Worked as usual. Gym class did not begin again. as yet because of paint. Dr. Wells here. Korean dinner for Dr. Avison.

11월 21일

평소 일정이었다. H.G 웰스와 웨스턴 일렉트릭의 …가 왔다. 또 어학 수업에 빠졌다.

Usual schedule. H.G.Wells M.D. & (illegible) of Western Electric here. Miss language class again.

11월 22일

평소와 같은 일정이었다. 기도 모임 동안 루스는 언더우드 댁을 방문했다.

Usual schedule. Ruth at Underwood's visiting during prayer-meeting.

11월 23일

학교에 가지 않았다. 건물이 너무 추워서 일하지 않았다. 오후엔 에비슨 교장과 회의를 했다. 운동을 시작했다.

No school. No work as building was too cold. Conference with Dr. Airson P.M. ~~Dr. Ludlow's birthday.~~ Gym began.

11월 24일

오전에 대학에 있었다. 정오엔 교수실에서 사진을 찍었다. 밤엔 러들로 박사의 생일 파티를 했다.

At college A.M. Picture in faculty room at noon. Dr. Ludlow's birthday party in eve.

11월 25일

러들로와 자동차로 한강교회에 갔다. 외국인 예배에 갔다. 밤엔 집에 있었다.

At Han Kang church with Ludlow in auto. ~~Did not go~~ at foreign church. At home in eve.

11월 26일

평소와 같은 일정이었다. 힘든 하루를 보냈다. 일본인이 방사선 검사를 받으러 왔다.

Usual schedule. Had a hard day's work. Japanese came to exam. X-ray.

11월 27일

평소와 같은 일정이었다. YMCA에 갔다. 농구 경기에서 많은 골을 넣었다. 다락방 파이프에서 기름이 나왔다.

Usual schedule. Missed lang. class. At Y.M.C.A.. Threw a pile of goals in B.B. Oil from attic pipe.

11월 28일

일과 중 몇 시간은 대학에서 보냈다. 연도관을 구해 지하실 굴뚝에 연결했다. 러들로 댁에서 식사를 차렸다.

At college part of day. Had smoke pipe put in chimney in cellar. At Ludlows setting tables.

11월 29일

10시 30분까지 일했다. 교회에 갔지만 머물기에는 너무 추웠다. 자동차로 집에 왔다. 우리 집에서 장로교 저녁 식사가 시작되었다. 크리스마스 선물로 칠면조를 샀다. 저녁에 러들로 댁에 잠시 머물렀다.

Worked until 10:30. Went to church but too cold to stay. Came home in auto. Dinner of

Presbyterians started at our house. Bought a turkey for xmas. At Ludlows a while in the evening.

11월 30일

칠면조가 죽었다. 평상시 일정으로 일했다. 어학 수업을 다시 들었다. YMCA에서의 운동은 좋았다. 이화학당 음악 모임에 참석했다. 밀러 부인은 미국 음악과 음악가들에 관한 논문을 읽었다. 루스는 집에 있었다. 생일 선물로 무화과를 받았다.

Turkey died. Worked usual schedule. Again attended language class. At Y.M.C.A., good exercise. At music club at Ewa. Mrs. Miller read paper on American music and musicians. Ruth stayed home. Rec'd fig for birthday.

12월 1일

오전은 대학에서 보냈다. 교수 회의를 했다. S.M. 사람들에게 스타이츠 박사를 1년 동안 도쿄에 보내 달라고 요청했다. 또한 할 수 있는 사람은 모두 일본어로 가르쳐 달라고 부탁했다. 내 생일에 우리 집에서 디저트와 함께 구역 모임 파티를 했다. 밀스, 러들로, 루카스 가족이 함께 했다.

At college A.M. Faculty meeting. Asked S.M. people to send Dr. Stites to Tokyo for one year. Also asked all to teach in Japanese who can. Gunabi party with dessert at our house for my birthday. Mills, Luds & Lucas's.

12월 2일

오전에는 한강교회에 있었다. 차를 타고 나왔지만 집까지 걸어왔다. 루스는 허스트랑 타고 왔다. 비가 와서 외국 교회에 가지 않았다. 저녁에는 집에서 머물렀다.

At Han Kang church A.M. Rode out in auto but walked home. Ruth for a ride with Hirsts. Did not go to foreign church because of rain. At home in the evening.

12월 3일

대학에 있었다. 일정이 바뀌어 오전 10시 45분부터 시작했다. 남바 씨가 학습에 관해 상의하러 대학에 왔다. 저녁에는 집에 있었다. 오후에 산책을 했다. 루스는 적십자에 갔다.

At college on new schedule beginning at 10:45 A.M. Mr. Namba came to the college to see me about teaching. At home in the evening. For a walk in the afternoon. Ruth at Red Cross.

12월 4일

오전 7시 30분에 남바 씨와 어학 공부를 시작했고, 10시 40분까지 공부했다. 그 후엔 대학에 있었다. YMCA에서 배구랑 농구를 했다. 저녁에는 집에 있었다.

Began language study with Mr. Namba at 7:30 A.M. Studied until 10:40. At college after that. At Y.M.C.A. for volley & basketball. At home in the evening.

12월 5일

새로운 스케줄이 한창 진행 중이다. 어학 수업에서 몇몇 부분은 잘 대답했다. 루스와 함께 호마치를 가로질러 산책했다. 저녁은 집에서 보냈다.

New schedule in full swing. At language class & showed a few signs of intelligence. For a walk thru Homachi with Ruth. At home in the evening.

12월 6일

남바 씨가 카토리 씨를 선생님으로 소개해주었다. 대학에서의 평범한 일정. 일본 감리교회에서 러들로의 자리를 대신했다. 스티븐스 양이 저녁 식사하러 우리 집에 왔다.

Mr. Namba brought Mr. Katori as my teacher. Usual schedule at the college. Took Ludlow's place at the Japanese Methodist Church. Miss Stevens at our house for evening meal.

12월 7일

남바 씨는 일본 군대로 떠났다. 어학 수업 시간에 카토리 씨가 가르쳐 주었다. YMCA에 방문했다. 저녁엔 집에 있었다. 러들로 가정이 기념일을 맞아, 칠면조 고기를 돌렸다.

Mr. Namba left for the Japanese army. Mr. Katori taught me. At lang. class. At Y.M.C.A.. At home in eve. Ludlow's anniversary & they gave us a backdoor turkey handout.

12월 8일

오전에 대학에 있었고, 오후에는 몇 시간 일했다. 루스와 쇼핑도 갔다. 밤엔 집에 있었다.

At college A.M. Worked part of the afternoon. Also went shopping with Ruth. At home in the evening.

12월 9일

종일 집에 있었다. 한강교회나 외국인 예배에 가지 않았다. 치과 잡지에서 강의와 질문을 위해 추가할 것들을 모두 잘라냈다.

At home all day. Did not go to Han Kang or foreign service. Cut all adds out of dental magazines for teaching and inquiries.

12월 10일

하루 종일 평소와 같이 일했다. 구역 모임으로 밀스 댁에 모였다. 프락터스, 루카스 가족, 스티븐스, 러들로 가족과 함께 했다. 루크 게임을 한 판 했다. 개인 보고서를 작성하느라 늦게까지 깨어 있었다.

Worked as usual all day. At Mills for a gunabi. Proctors, Lucas's, Stevens, Ludlows & we. Played one game of rook. Stayed up late writing personal reports.

12월 11일

오전에 대학에 있었다. 오후에 마취 증례가 있었다. 톰 댁에서 지부 회의를 했다. 힐 씨가 날 위해 예배를 인도했다. 큰 흥분은 시간을 낭비한다. 개인 보고서를 읽을 수 없었다.

At college all A.M. An anesthetic case in afternoon. Station meeting at Tom's. Mr. Hill lead devotions for me. Great excitement wasting time. Personal reports could not be read.

12월 12일

오후를 제외하고 평소의 일정이었다. 4학년 학급을 위한 첫 번째 시험을 쳤다. 문제가 잘못 해석되어 많은 어려움이 있었다. 시험 때문에 어학 수업을 놓쳤다. 밤엔 루스와 쇼핑을 했다.

Usual schedule except P.M. Had first exam for 4th class. Much trouble by poor translation of questions. Missed lang. class because of exams. Shopping with Ruth in eve.

12월 13일

평소의 일정이었다. 오후엔 산책을 했다. 밀스 댁에서 밤에 사탕을 만들었다. 설탕과 물을 섞어 만든 퐁당 때문에 다소 늦게 잠들었다.

Usual schedule. For a walk in the afternoon. At Mills making candy in the evening. Got to bed rather late because of the fondant.

12월 14일

평소의 일정이었다. 어학 수업을 다시 시작했다. 배구 경기는 좋았다. 농구 경기에서 매우 형편없는 실력을 보였다. 밤에 집에 있었다. 루스는 캔디를 만드는 동안 밀스 댁에 있었다.

Usual schedule. At lang. class again. Good volleyball games. Played very poorly at basketball. At home in the eve. Ruth at Mills while they made candy.

12월 15일

오전에 대학에 있었다. 오후에 남 군과 시험지를 검토했다. 대학은 엄청 추웠다. 오후에 아주 잠깐 산책했다. 저녁에 러들로 댁에서 사탕을 만들었다.

At college A.M. Went over exam paper with Nam Kun in afternoon. Very cold at college. For a very short walk afternoon. At Ludlows making candy in evening.

12월 16일

아침에 한강에 갔다. 매우 추웠다. 최 박사가 함께 했다. 늦게 집에 왔다. 저녁에 루스와 산책한 것을 빼면, 이후엔 계속 집에 있었다.

At Han Kang in morning. Bitter cold. Dr. Choi along. Late getting home. At home the balance of the day excepting for a walk with Ruth in the evening.

12월 17일

평소처럼 대학에 있었다. 오후에 루스와 산책했다. 밤에 집에 있었다.

At college as usual. For a walk in the afternoon with Ruth. At home in the eve.

12월 18일

평소처럼 종일 대학에 있었다. YMCA에 갔다. 난방이 안 되어 목욕도 못했다. 밤에 집에 있었다.

At college all day as usual. At Y.M.C.A. no heat & no bath. At home in the eve.

12월 19일

평소의 일정이었다. 마취 증례 (…). 일본어 수업에서 시험을 보았다. 저녁에 러들로 댁에서 사탕을 만들었다.

Usual program. Anesthetic case (Darr's Autring) Examination in Jap class. At Ludlow's making candy in eve.

12월 20일

금요일을 비워두기 위해 평소보다 일찍 가서 늦게까지 대학에 있었다. 쇼핑을 조금 했다. 저녁에 잠시 사탕을 만들었다.

At college earlier than usual & later in order to have Friday free. Shopping a while. ~~No gyms, changed to Saturdays.~~ Made candy for while in eve.

12월 21일

유치원에서 산타클로스 역할을 했다. 배를 불룩 나오게 하려고 베개를 사용했다. 오후에 시내로 쇼핑하러 갔다. 저녁에는 사탕을 코팅했다.

Acted as Santa Claus in kindergarten. Had a pillow for a belly. Down town shopping in afternoon. Coating candies in the evening.

12월 22일

크리스마스 때 한가하게 보내기 위해 임상 업무를 마무리하느라 바빴다. 오후에 쇼핑했다. 루스가 사람들에게 줄 선물을 포장하는 걸 도와줬다. 저녁을 러들로 댁에서 보냈는데, 너무 늦게까지 있었다. 대린이 떠났다. 캐링턴이 왔다.

Busy finishing clinical work so as to be free for xmas. Shopping in the afternoon. Helped Ruth wrap gifts for some people. At Ludlows in the evening. Stayed too late. Darrin left. Carrington came.

12월 23일

종일 집에 있었다. 교회에 가지 않았다. 축음기를 들으러 오후에 밀스 댁에 있었다. 저녁 밀스 댁에서 『위 맥그리거, 입대하다』를 읽었다.

At home all day. Not a church. At Mill's later in afternoon to hear victrola. At Mills reading Wee MacGreegor Enlists in the evening.

12월 24일

거의 아침 내내 사무실에 있었다. 오후에 쇼핑했다. 한 박사가 날 보자고 전화했다. 트리를 장식하고 크리스마스 준비를 했다.

At office most of the morning. Shopping in the afternoon. Hahn called to see me. Decorated tree & prepared for xmas.

12월 25일

루스에게 멋진 손목시계를 받았다. 미국에서 온 소포는 모두 제때 도착했다. 오후 5시에 저녁 식사를 하기 위해 러들로 댁에서 밀스, 에스텝, 코링턴, 배틀스와 함께 모였다. 루크 게임을 했다.

Received a dandy wrist watch from Ruth. No American packages rec'd too late. At Ludlow's for dinner 5 P.M. Mills, Lud's, Esteb, Corrington, Battles, Schiefley. Played rook.

12월 26일

하루 종일 사무실에 있었는데 아무것도 안 했다. 오후엔 잠시 집에 있었다. 저녁에는 밀스 댁에서 『티쉬』를 읽고 게임을 했다.

At work all day but nothing done. Stayed home afternoon (part of time) At Ludlows Mills in the evening reading "Tish" and playing games.

12월 27일

하루 대부분을 대학에서 실무를 처리하는 데 보냈다. 글도 좀 썼다. 러들로 댁에서 사슴 고기로 저녁 식사를 했다. 밀스, 러들로 가족, 루카스 부인, 코링턴 양, 배틀스 양, 폴라드 양과 우리가 함께 했다.

At college most of the day doing practical work. Did a little writing. At Ludlows for a deer dinner. Mills, Luds, Mrs. Lucas, Miss Corrington, Miss Battles, Miss Pollard and we.

12월 28일

종일 대학에 있었다. 허스트 박사는 루스를 진찰해서 괜찮다고 말해 주었다. 언더우드로부터 사슴고기를 받았다. YMCA에서 한국의 밤 〈성육신〉을 듣기 위해 사람들이 가득 찰 정도로 모였다. 나는 프로그램 판매 등을 담당했다.

At college all day. Dr. Hurst examined Ruth and found her O.K. Received deer meat from Underwoods. At Y.M.C.A. to hear "Incarnation" Korean night. Full house. I had charge of program sales, etc.

12월 29일

오전에 대학에서 오후 3시 30분까지 있었다. 오후엔 체육관에 갔다. 몇 명만 참석했다. 루스는 앤더슨과 YMCA로 가서 〈성육신〉을 들었다. 내가 프로그램 등을 맡아야 했다. 이후 코코아 마시러 밀스 댁에 갔다.

At college A.M. & until 3:30 P.M. At gym in afternoon. Only a few present. Ruth with E. Anderson to Y.M.C.A. to hear "Incarnation" I had charge of prog. etc. At Mills for cocoa afterwards.

12월 30일

종일 집에 있었다.

~~Worked all A.M. and part of the afternoon. At Y.M.C.A. in afternoon. Good games. At Mills~~

~~playing games in the eve.~~ Home all day.

12월 31일

대학에서 거의 종일 있었다. 밀스 댁에서 저녁으로 사슴고기를 먹었다. 러들로, 밀스, 루카스, 폴라드 양, 딘 양과 함께 했다. 자정까지 게임 등을 했다.

At college most all day. At Mills for dinner. Venison dinner. Luds, Mills, Lucas's, Miss Pollard & Dean. Played games etc. until midnight.

---

(3) 1918년

샤이플리는 학생들의 학사를 지도하고, 치과 진료 및 지역 치과 상태를 보고하는 일을 하였다. 일을 하였다(worked)는 표현이 147회로 가장 많이 적혀 있었다. 치과 진료로는 외국인 발치를 주로 하였으며 X-ray를 도입하여 사용하였다. 법랑질 치아 시편에 대한 기록이 있으며 미시나 치과의사와 같이 진료하며, 사무실의 서류 작업, 보고서 작업 및 각종 수리도 하였다.

갓 태어난 윌리엄 주니어(빌리)와 부인인 루스와 함께 하면서, 오후에는 산책을 하고 저녁에 많은 책을 읽었다. 아기의 체중 기록 및 몸이 아팠던 일, 루스가 아기를 보며 아파했던 기록이나 샤이플리 본인이 앓았던 질병도 간혹 나왔다. 11월 30일 생일에는 부인과 아들에게 선물로 카메라를 받았다.

일요일에는 외국인 예배에 참여하였으며 각 교파의 연합 예배에선 여러 사람이 설교를 하였다. 6월 22일부터 7월 4일까지 연례 모임이 있어 평양을 방문하여 다수의 분과 회의에 참석하였다. 많은 외국인 동료들과 모임을 할 땐 주로 회의를 가지거나 게임을 하고, 노래를 부르며 지냈다. 여러 외국인 선교사, 의사 및 가족의 일들이 적혀 있다. YMCA에서 1918년 농구, 배구, 야구, 탁구 등의 스포츠를 하였으며, 4월부터는 주로 테니스를 했다.

1월 1일

학생들을 만나러 반버스커크 댁에 갔다. 다른 소집은 없었다. YMCA에서 시범 경기가 열렸다. 우리 팀은 배구에서 1승 2패를 거두었다. 농구는 비겼다.

At Van Buskirk's to meet the students. Did not do any other calling. Exhibition at ymca Our side lost 2 and won 1 volleyball game. Basketball a tie.

1월 2일

하루 종일 대학에서 일했다. 매우 바빴다. 오후에 루스와 산책하였다. 저녁에는 집에 있었다. 책을 읽었다.

Worked at college all day. Very busy. For a walk with Ruth in the afternoon. At home reading in the evening.

1월 3일

대학에서 여러 차례 일했고, 집 앞의 다리 공사도 했다. 대학은 난방이 되지 않았다. 학교 휴무일이었다. 저녁에는 책을 조금 읽었다.

At college several times and also worked on a bridge at the house. College was not heated. School holiday. Read a little while in evening.

1월 4일

하루 종일 대학에 있었다. 오후 늦게까지 일하다 초저녁이 되었다. 『하늘의 해적』을 조금 읽었다.

At college all day. Worked late in the afternoon and part of the evening. Read a little of "Pirates of the sky"

1월 5일

오전에 잠시 일했는데 대학은 난방이 되지 않았다. 학교 휴무일이었다. 러들로 댁에서 교수 회의가 있었다. YMCA에 갔다. 저녁에 우리 집에 있었다.

Worked a while a.m. No heat at college. School holiday. Faculty meeting at Ludlow's. At ymca. Swass?? at our house in the evening.

1월 6일

누나들에게서 편지가 왔다. 교회에 가지 않았다. 『하늘의 해적』을 다 읽었다. 『위

맥그리거, 입대하다』도 읽었다. 잠깐 산책했고, 저녁에 밀스 댁에 있었다.

Letters came from sisters. Did not go to church. Finished Pirates of the Sky. Also Wee MacGreegor Enlists. For a short walk. At Mills a while in evening.

1월 7일

대학 수도관이 얼어서 모든 것이 제대로 되지 않았다. 오후 5시까지 일했다. 『오버 더 톱』을 읽기 시작했다. 집에서 온 편지를 받았다.

Water pipes at college froze and everything went wrong. Worked until 5 p.m. Started to read "Over the Top" Received a letter from home.

1월 8일

밀스 댁에서 지부 회의가 있었다. 러들로 댁에서 식사가 있었다. 우리 식사를 집으로 보내 주셨다. 선교 보고서. F 씨의 기록 실수로 인해 어학 교사를 요청할 수 없었다.

Station meeting at Mills. Eats at Ludlows. Our meal sent to our house. Evangelistic reports. No language teacher order as usual on account of F's . co . mistake

---

1월 9일

미국에서 온 소포를 받았다. 래플리, 숀, 존슨, 머스, 그리고 … 루카스 댁에서 음악 모임 회의를 가졌다.

Received following parcels from America: Lappley, Schaun, Johnson, Muth and ?? from M.N. At Lucas's for music club-meeting

---

1월 10일

대학에서 오후 7시까지 일했다. 오후에 잠깐 산책했다. 정말 힘든 하루였다.

Worked until 7 pm.m at the college. For a short walk in the afternoon. Had a very hard day.

1월 11일

신고기까지 산책했다. 대학 근처 공장에서 화재가 발생했다. 저녁 7시 30분부터 9시 30분까지 맥클리브를 치료했다.

For a walk to Shingoki. Fire at factory near college. Worked for McClive from 7:30 to 9:30 p.m.

1월 12일

대학에서 많은 발치를 했다. 앨버트슨과 맥클리브 마취 증례. 오후에는 조금 일하고, YMCA에 들렀다. 저녁엔 집에 있었다.

All extraction work at college. Albertson and McClive anesthetic cases. Worked a little afternoon. At ymca. At home in evening.

1월 13일

거의 하루 종일 집에 있었다. 대학에서 약간의 일을 했다. 이후엔 집에서 책을 읽었다.

At home most of the day. Did a little work at the college. At home reading the rest of the day.

1월 14일

대학에서 가스가 차단됐다. 알코올램프를 사용해야 했고 많은 어려움을 겪었다.

Gas shut off at the college. Had to use alcohol lamps and had a lot of trouble.

1월 15일

대학에서 평소 일정을 소화했다. YMCA에 들렀다. 밤에 책을 조금 읽었다.

Usual program at college. At ymca. Read a little at night.

1월 16일

에스텝 양이 구역 모임을 열었다. 우리 집에서 디저트를 먹었다. 늦게까지 게임을 했다. 밀스, 러들로 부부, 모리스 가족, 루카스, 트리프톤 박사, 에스텔과 함께 했다.

Gunabi given by Miss Esteb. Dessert at our house. Played games until late. Mills, Ludlows, Morris's, Lucas, Dr. Trifton, Estel and we.

1월 17일

밀스 부인과 러들로가 저녁에 우리 집에 왔다. 게임을 했다.

Mrs. Mills and Ludlow at our house playing games in evening.

1월 18일

지역의 구강 상태에 관한 서류 작업을 처리했다. 허스트 씨 댁에서 외국인 직원들 모임이 있었다.

Worked on paper deal with local dental conditions. Meeting of foreign members of staff at Hirsts.

1월 19일

YMCA에서 농구를 했는데 운이 좋았다. 저녁에는 게임을 했다.

At ymca Had great luck throwing baskets. Played games in evening.

1월 20일

하루 종일 집에 있었다. 지역의 구강 상태를 기록했다. 저녁에 책을 좀 읽었다.

At home all day writing of local dental conditions. Read a while in the evening.

1월 21일

오전 공부를 재개했다. 선생님 없이 ... 저녁에 잠깐 걷고 책을 읽었다.

Recommenced my morning study hours. ?? not with teacher. For a short walk and reading in the evening.

1월 22일

체육관에서 밀스와 부딪혔다. 저녁에는 집에 있었다. 책을 읽었다.

Mills hit me in the gymnasium. At home in the evening reading.

1월 23일

어학 수업을 다시 참석했다. 저녁에 책을 읽었다.

Attended language class again. Read in the evening.

1월 24일

잠깐 산책했다. 저녁에는 루스, 러들로 부인, 밀스 부인과 게임을 했다.

For a short walk. Played games with Ruth, Mrs. Ludlow and Mrs. Mills in the evening.

1월 25일

어학 수업에 다시 참석하기 시작했다. 명동에서 … 쇼핑하기 위해. 루스는 밤 10시에 진통을 시작했다. 모두가 음악 클럽에 있었다.

Again attended language class. In Honmachi for some shopping. Ruth started at 10 p.m. Everybody was at music club.

1월 26일

윌리엄 주니어가 오전 6시 22분에 태어났다. 집에 해저 전신을 보냈다. 간호사에게 전보를 쳤다. 거의 하루 종일 병원에 있었다. … 잤다.

W.J.Jr arrived at 6:22 a.m. Sent a cablegram home. Sent telegram to nurse. At hospital most all day. Slept in ?? room.

1월 27일

하루 종일 병원에 있었다. 『다르 대장의 딸』을 다 읽었다. 해리스버그에 편지를 썼었다. 간호사가 도착했다."

At hospital all day. Finished "Capt Darr's Daughter" Wrote to Harrisburg. Nurse arrived.

1월 28일

정오에 루스와 윌리엄 주니어를 집으로 데려갔다. 낮에는 집에 오래 있었다. 일찍 잤다.

Took Ruth and William Jr. home at noon. At home a lot during the day. Went to bed early.

1월 29일

체육관 수업을 빼먹었다. 오후부터 이른 저녁까지 루스에게 책을 읽어주었다.

Missed gymnasium class. Read to Ruth in afternoon and a while in evening.

1월 30일

어학 수업을 빼먹었다. 저녁에는 책을 조금 읽었다.

Missed language class. Read a while in evening.

1월 31일

야근했다. 치과비 청구서를 보냈다. 루스, 밀스 부인, 러들로와 500 게임을 했다.

Worked late. Sent in dental bills. Played 500 with Ruth, Mrs. Mills and Ludlow.

2월 1일

또 어학 수업에 빠졌다. 방사선 튜브는 아침에 도착했다.

Missed language class again. X-Ray tubes arrived in the morning.

2월 2일

아버지 생신. 방사선 기계 수리를 완료했다. 교수 회의가 간단히 있었다. 방사선 사진 촬영 비용을 정했다. YMCA에 갔다.

Father's Birthday. Finished repair of X-Ray machine. Short faculty meeting. Assigned charge of X-Ray. At ymca

---

2월 3일

하루 종일 집에 있었다. 『감사의 유산』 읽기를 마쳤다.

At home all day. Finished reading Thankful Inheritance.

2월 4일

저녁에는 집에 있었다. 책을 조금 읽었다. 방사선 사진을 여러 장 찍었다. 몇 개는 좋았다.

At home reading a while in the evening. Took several X-Ray pictures. Some were good.

2월 5일

간호사는 오후에 떠났다. 치아 엑스레이를 많이 찍었는데 별로 안 좋았다. 타카이 교수가 밤에 사망했다. 루스가 밤 늦게까지 깨어 있었다.

Nurse left in the afternoon. Took a lot of dental X-Rays with little good. Prof Takai died in the night. Ruth sat up.

2월 6일

어학 수업을 다시 들었다. 아기는 밤 내내 배앓이를 했다. 루스가 너무 늦게 잠든다.

Again attended language class. Baby had colic most of the night. Ruth sat up too much.

2월 7일

집에 일찍 왔다. 루스는 저녁에 두통이 있었다. 빌리를 베란다로 데려갔다. 12시 전에 관장약을 줬다. 밤 10시부터 12시까지 배앓이가 있었다.

Came home early. Ruth had a headache in the evening. I took Billy to sleeping porch with me. Gave him an enema before 12. Colic from 10 to 12 p.m.

2월 8일

YMCA에서 타카이 교수의 장례식이 오후 4시 30분에 열렸다. 어제에 이어 오늘 밤도 안절부절못했다. 잠시 책을 읽고 루스와 치과 계획에 대해서도 이야기했다.

Prof. Takai's funeral at ymca at 4:30 p.m. 2nd night of floor walking. Read a while and also talked with Ruth about dent. plans.

2월 9일

농구 경기에서 조준이 형편없었다. YMCA 바닥에 넘어졌다. 빅터의 혐의에 대한 …

편지를 받았다. 아기 옆에서 안절부절못했다.

Could not hit the side of a barn in basketball game. Fell on ymca floor. Received letter from ??? concerning Victor's charges. Walked the floor quite a lot with baby.

2월 10일

쿡 댁에서 열리는 티 파티 초대장을 받았다. 루스는 아기를 처음 목욕시켰다. 아기 사진을 찍었다. 하우의 편지에 답했다. 일기를 많이 썼다. 키플링의 『킴』을 읽었다.

Addressed invitations to Cook's tea. Ruth bathed baby 1st time. Took pictures of baby. Answered Howe's letter. Wrote a lot in diary. Read part of Keplings Kim.

2월 11일

예배당에서 창립기념일 관련 회의가 있었다. 18개 중 3개를 ... 쉴드 부인이 카메라를 체육관에 가져왔다. 8시부터 잤다. 아기는 괜찮았다.

At meeting in chapel for Foundation day. Got 3 out of 18 exf?? ?? Mrs. Shield's camera at gymnasium. Slept from 8 o'clock. Baby fine.

2월 12일

허츠 박사로부터 소아과 책을 받았다.…에서 열린 지부 회의에 가지 않았다. 루스와 아기 사진 몇 장을 현상했다. 아기는 조금 울었지만 정말 잘 잤다. 날씨가 좋았다. 오후에는 사진을 몇 장 찍었다.

Dr. Hirts gave us book of pediatrics. Did not go to station meeting at ?? Developed a few pictures of Ruth and the baby. Baby cried a little but slept real well. Fine in day. took a few pictures p.m.

2월 13일

오전에는 의료 회의가 있었다. 어학 수업에 참석했다. 저녁에는 집에 있었다. 『킴』을 조금 읽었다. 아기는 보챘지만 정말 잘 잤다. 루스는 오후에 자동차로 외출했다.

At medical meeting a.m. Attended language class. At home in evening. Read a little of "Kim" Baby a little fretful but slept real well. Ruth out in auto afternoon.

2월 14일

거의 하루 종일 의료 회의가 있었다. 아침에 짧게 발표했다. YMCA의 모란 씨(러시아 수용소)가 발표했다. 구역 모임에 갔다. 아침에 루스를 차로 데려다 주었다.

At medical meeting most of the day. Spoke for a few minutes in morning. Mr. Moran of ymca

(Russian prison camp) spoke. At Gunabi Ruth for a ride in a.m.

2월 15일

14일에 약속을 취소해서 어학 수업을 놓쳤다. 음악 모임 주관으로 러들로 댁에서 쿡 박사 부부를 위한 티 파티를 열었다. 루스도 함께 했다.

Missed language class because of cancelling appointments on 14th. At tea for Dr. and Mrs.Cook at Ludlows given by music club. Ruth also there.

2월 16일

/

/

2월 17일

한강 교회에 있었다. 쉴즈 양도 자동차를 함께 탔다. 남은 하루는 집에 있었다. 『톰 소여의 모험』을 끝내고 『허클베리 핀』을 읽기 시작했다.

At Han Kang church. Miss Shields went out in the auto also. At home the rest of the day. Finished Tom Sawyer and began Huck Finn.

2월 18일

평소보다 일찍 대학에서 공부를 좀 했다. 루스는 오후에 자동차를 타러 갔다. 『허클베리 핀』을 읽었다. 밀스 부인과 러들로가 늦게 와서 500 게임을 했다.

Did a little studying at college earlier than usual. Ruth went for auto ride in afternoon. Read some of Huck Finn. Mrs. Mills and Ludlow came late to play 500.

2월 19일

쿡은 아침 기차로 미국으로 떠났다. 스케줄이 틀어져서 대학에 매우 일찍 갔다. 아침에 카토리 씨가 잠시 왔다. 체육 수업에 갔다. 저녁에는 집에 있었다.

Cook's left for America on morning train. Went to college very early because schedule was upset. Mr. Katori came in the morning a while. At gym class. At home in evening.

2월 20일

아침에 어학 선생님이 오셨다. 오시마 씨가 언어를 가르쳐 주었다. 어학 수업에 갔다. 저녁에는 집에 있었다.

Language teacher came in the morning. Mr. Oshima helped a little with language. At language class. At home in the evening.

2월 21일

늦게까지 일했다. 저녁엔 대학에 잠시 있었다. 저녁에 루크 게임을 했다.

Worked until late. At college a while in the evening. Played rook in the evening.

2월 22일

하루 종일 대학에서 가장 많이 일했다. 오전 6시 30분에 고무 가황장치를 시작했다. 7시까지 일했다. 방사선 튜브의 냉각부 모서리가 부러졌다. 어학 수업과 음악 모임을 놓쳤다.

Worked at college most all day. Started Vulcanizor at 6:30 am. Worked until 7. Corner of cooling part of x-ray tube broke. Missed language class and music club.

2월 23일

아기는 몸무게가 3킬로그램(300그램 증가)이 되었다. 오후에는 집에 잠시 있었다. 집에 편지를 썼다. YMCA에 갔다. 러들로와 시합을 했다. 러들로 댁에서 구역 모임이 열렸다. 디저트도 있었지만 우린 집에 갔다.

Baby weighed 7 pounds (11 ounces gain) At home a while in afternoon. Wrote home. At ymca. Played against Ludlow. At Gunabi given by Lucas's, dessert at Ludlow's but we went home.

2월 24일

거의 하루 종일 집에 있었다. 리 스미스로부터 새로운 법랑질 표본을 받았다. 저녁에 밀스 댁에 있었다.

At home most of the day. Received samples of new enamel from Lee Smith. At Mills a while in the evening.

2월 25일

카토리 씨, 오시나 교수와 함께 공부했다. 스미스의 인증된 법랑질을 시험해 보았는데 상태는 괜찮았다. 저녁 식사 전에 잠시 러들로 댁에 들렀다. 저녁에는 집에 있었다.

Studied with Mr. Katori and Prof. Oshinea?? Tried Smith's certified enamel and it worked fine. (Miss Shields) at Ludlows a while before supper. At home in the evening.

2월 26일

한국인 진료실 쪽 치과 캐비넷을 수리했다. 사무실에 청구서를 보냈다. 밀스, 러들로와 나는 농구에서 20골을 넣었다. 운동하기 좋은 날이었다.

Fixed up cabinets on Korean side of dental department. Sent charges to the office. Mills, Ludlow and i threw 20 goals in basketball. Good gym day.

2월 27일

어학 수업을 다시 들었다. 일본 육군과 해군이 블라디보스토크와 만주로 진출했다는 보고를 들었다. 저녁에는 집에 있었다. 책도 읽었고 루크 게임도 했다.

Again attended language class. Japanese troops and Navy reported as gone to Vladivostok and Manchuria. At home in the evening reading and playing rook.

2월 28일

할아버지 생신. 이틀째 머리가 아팠다. 언더우드 씨 댁에 책 몇 권을 돌려주고 새 책을 가져왔다. 밀스 부인과 러들로가 케이시 댁으로 왔다. 미군 차량 50 … 서울을 통과했다.

Grandfather's birthday. Had a headache for the second day. Returned some books to Underwood's and took some new ones. Mrs. Mills and Ludlow came to Casey. 50 American engines?? passed through Seoul.

3월 1일

반버스커크 댁에서 웰러에게 차를 대접했다. 전쟁과 이시이 선교의 영화들을 보기 위해 YMCA에 갔다. 사진들의 평이 너무 안 좋았다.

At VanBusk's to tea given for Weller's. At ymca to see moving pictures of war and Ishii mission. Pictures pretty badly review.

3월 2일

아기는 몸무게가 3.5킬로그램(300그램 증가)이 되었다. 오후 2시 교수 회의가 있었다. 우리 팀은 농구에서 졌다. 배구와 농구 경기 모두 막상막하였다. 저녁에는 집에 있었다.

Baby weighed 7lb 12oz (12 oz gain) Faculty meeting at 2 p.m. Our team lost in basketball. Volleyball & basketball very close. At home in evening.

3월 3일

목과 머리가 아파서 한강에 가지 않았다. 잠시 산책했다. 오후에 밀스 댁에서 축음기를 들었다. 루스는 사탕을 만들기 위해 밀스 댁에 갔다. 러들로 부인이 저녁 먹으러 왔다.

Did not go to Han Kang because of sore throat and headache. For a little walk. At Mills in afternoon playing victrola. Ruth at Mills to make candy. Mrs. Ludlow here for supper.

3월 4일

평소 일정보다 일찍 끝나는 것을 빼면 평소와 같았다. 머리를 잘랐다. 밀스 의사 댁에서 저녁 생일 파티가 있었다. 모리스, 러들로, 그레그, 루카스, 쿤 부인이 함께 했다. 러들로 박사가 …를 사왔다.

Usual schedule excepting to finish earlier. Had hair cut. At Dr. Mills birthday dinner. Morris's, Ludlow, Gregg, Lucas, Mrs. Koon. Dr. Ludlow brought ?

3월 5일

대학에 평소보다 조금 일찍 도착했다. 러들로의 방사선 사진을 찍었다. YMCA에서 우리 편이 이겼다. 아기는 잘 자지 못했다.

At college a little earlier than usual. Took some x rays for Ludlow. Our side won at ymca. Baby had a bad night.

3월 6일

한 서방이 병원으로 출근했다. 또 일찍 대학에 왔다. 방사선 사진을 현상했다. 일본인 여성이 입원해서 어학 수업을 놓쳤다. 산책했다. 치과 및 YMCA 비서가 왔다. 아기는 잘 잤다.

Han Sa Bang sent to work at hospital. At college early again. Developed xray pictures. Missed lang class as Japanese lady had charge. For a walk. Dental & another ymca sectr'y here. Babe had a better night.

3월 7일

하루 종일 매우 열심히 일했다. 루스는 열이 나고, 아기에게 젖을 물리느라 가슴이 쓸렸다. 저녁에는 집에 있었다.

Worked very hard all day. Ruth had fever and sore breasts from holding back baby's feedings. At home in the evening.

3월 8일

평소보다 늦게까지 일했다. 오후 5시 이후에 잠깐 산책했다. 새 학기를 위한 강의 노트 몇 개를 옮겨 적었다. 쿤스가 불러서 루크 게임을 했다.

Worked later than usual. For a little walk after 5 p.m. Copied some of lecture notes for new term. Koons called a while and played a game of rook.

3월 9일

빌리는 몸무게가 4킬로그램(300그램 증가)이 되었다. 하루 종일 머리가 아팠다. 오후 시범 경기가 열렸다. 나는 농구에서 한 골도 던지지 못했다. R.C.C.는 배구에서 외국팀을 이겼다. 우리 편이 외국 농구팀에게 졌다. 두 외국 팀이 한국 팀을 이겼다.

Billy weighed 8 1/2 lbs (12 oz gain) Had headache all day. Could not throw one goal in B.B. in exhibition games p.m. R.C.C. beat foreign team in V.B. Our side lost in foreign B.B. 2 foreign teams beat Koreans.

3월 10일

오전에는 집에 있었다. 외국인 예배에 참석했다. 드코프 씨는 요한 1서를 본문으로 설교했다. 콩고의 카 박사가 저녁에 …에서 발표했다. 저녁에는 집에 있었다.

At home a.m. Attended foreign service. Mr. DeCauf preached on Epistle of John I. Dr. Carr of Congo spoke at Dr. ?? in evening. At home in evening.

3월 11일

하루 종일 열심히 일했다. 어학 수업을 많이 받지 못했다. 루스, 밀스 부인, 러들로 부부는 사탕을 만들었다. 나는 음악 모임 집행 위원회에 갔다. 프린츠 책이 왔다.

Worked hard all day. Did not get much lang. study. Ruth, Mrs. Mills and Ludlows made candy. I went to music club exec. comm. meeting. Prinz book came.

3월 12일

지부 회의 준비를 도왔다. 러들로 댁에서 사업 회의가 있었다. 우리 집에서 식사를 했다. 호스텔 및 요양원, 위원회, YMCA 조사 위원회가 있었다.

Helped make preparations for station meeting. Business meeting at Ludlows. Eats at our house. Committee for Hostelry & convalescent home. Comm for ymca survey.

3월 13일

오전 내내 대학에 있었다. 배앓이로 이후엔 계속 집에 있었다. 루스는 오후 다시 가슴이 아팠다.

At college most of a.m. At home most of day because of stomach & intestinal upset. Ruth had a sore breast again p.m.

3월 14일

배앓이를 해서 하루 종일 집에 있었다. 우리 집에서 기도회가 있었다. 루카스 씨가 인도했다. 오후엔 케이시 게임을 했다.

Home all day because of stomach and intestinal upset. Prayer meeting at our house. Mr. Lucas lead the meeting. Played casey p.m.

3월 15일

평소처럼 대학에 있었다. 오후에 루카스 댁에서 차를 마셨다. 언더우드도 같이 있었다. 저녁엔 집에서 책을 읽었다.

At college as usual. At Lucas's for tea in the afternoon. Underwoods also there. At home reading in the evening.

3월 16일

아기는 몸무게가 200그램 늘어 4킬로그램이 되었다. 처음으로 크게 웃었다. 옹알이를 시작한 지는 며칠 되었다. 체육관에 갔다. 우리 집에서 케이시 게임을 했다.

Baby gained 8 oz weighing 9.0 Laughed loud for 1st time. Cooing for a few days already. At gym. Played casey at our house.

3월 17일

하루 종일 집에만 있었다. 오후 늦게 루스와 산책했다. 밀스와 러들로 부인은 저녁에 우리 집에서 사탕을 만들었다. 프린즈가 쓴 『치과 치료 재료학』을 읽었다.

At home most all day. For a walk with Ruth late in the afternoon. Mrs. Mills & Ludlow made candy at our house in eve! Read some of Mat-Med by Prinz.

3월 18일

대학의 일상적인 일과. 오후에 루스와 산책했다. 연합에 들러 테니스를 쳤다. 저녁에 집에 있었다.

Usual program at college. For a walk in Ruth in the afternoon. Stopped at union where some were playing tennis. Home in the evening.

3월 19일

늦은 시간까지 체육 수업에 참여했다. 아기가 배앓이를 했다. 체육관에 가기 전에 아기에게 관장약을 넣었다. 저녁에 집에 있었다. 루스는 밤에 아팠다.

At gym class altho there late. Baby had colic. Gave enema before I went to Gym. At home in eve. Ruth sick at night.

3월 20일

사무실에 … 놓고 … 2 (1917~18) 책을 정리했다. 어학 수업에 빠졌다. 우리 집에서 케이시 게임을 했다. (밀스 부인, 러들러, 루스와 함께 했다.)

Sent in ? to office and fixed up books, etc. of folie? 2 (1917-18) Missed language class. Played casey at our house (Mrs. Mills, Ludlow & Ruth & I)

3월 21일

오전 9시 교수 회의. 상급반 전체가 합격했다. 평균 점수가 괜찮았다. 1학년 2명을 진급 누락시켰다. 재고 장부 작업을 했다. 『휘트록의 벨기에 이야기』 일부를 읽었다. 계속된 지각으로 해고했다.

Faculty meeting 9 a.m. Entire senior class passed. Good average. Dropped 2 freshman from the roll entirely. Worked on stock book. Read part of Whitlock's story of Belgium. Discharged for continual lateness.

3월 22일

밀러 댁에서 열린 음악 모임 회의를 놓쳤다. 밀스 댁에 잠시 들렀다. 테일러, 러들로 가족이 있었다. … 다른 곳이 없어서 우리 집 바닥에서 잤다.

Missed music club meeting (at Miller's) Went to Mills a little while. Taylors & Ludlows there. ? slept on floor in our house because of no other place.

3월 23일

재고 장부 정리를 했다. YMCA에서 괜찮은 경기를 했다. 러들러, 밀스와 우리는 구역 모임을 위해 파고다 공원 휴게소에 갔다.

Worked at the account of stock. At ymca and had some good games. Ludlows, Mills & we at pagoda park rest. for gunabi.

3월 24일

졸업 설교를 위해 경동교회에 갔다. 예배는 길었다. 이후엔 집에 있었다. 저녁에는 사탕을 만들고 책도 조금 읽었다.

At Kyongdong church for Baccalaureate sermon. Long service. At home balance of day. Made candy in the evening and read a little while.

3월 25일

진료실에서 일했고 사무실을 수리하려고 노력했다. 밤에 우리 집에서 아우라의 아기가 거의 죽을 뻔했다. 러들로 부인과 밀스가 케이시 게임을 했다.

Worked in clinic & tried to get office fixed. Aura's baby almost died at our house in eve. Mrs. Ludlow & Mills there to play Casey.

3월 26일

오전 은행으로 갔다. 머리를 잘랐다. 오후 3시 30분에 졸업식 연습을 했다. 45분 걸렸다. YMCA 근처 식당에서 동창회 연회가 있었다. 끝나고 집으로 걸어갔다.

To bank a.m. Had hair cut. Graduation exercises at 3:30 p.m. Only 45 minutes long. Alumni banquet at restaurant near ymca. Walked home afterwards.

3월 27일

래플리 신부님 생일. 사무실을 청소하기 시작했다. 러들로 댁에서 열린 마리온 밀스 생일 파티에 루스가 갔다. 언더우드 부인이 여기 온 지 30년이 되었다.

Father Laffley's birthday. Started to clean up the office. Ruth at Mariom Mills birthday party at Ludlows. Mrs. Underwood here 30 years.

3월 28일

내 사무실 청소를 끝냈다. 회장과 회계 담당자에게 보고서를 보냈다. 밀스, 러들로, 루이스 양, 헌터 씨가 저녁 식사를 위해 우리 집에 왔다.

Finished cleaning of my office. Sent report to president & treas. Mills, Ludlows, Miss lewis & Mr. Hunt at our house for dinner.

3월 29일

9시~11시까지 새 1학년을 선정하는 교수 회의가 있었다. 진료실에서 약속들을 해결하니 하루가 끝났다. 밀스와 작별 인사를 나누는 티 파티가 러들로 댁에서 열렸다.

Faculty meeting 9 to 11 to select the new 1st year class. Clinics and appointments to finish the day. Farewell tea to Mills at Ludlows.

3월 30일

9시~10시 30분까지 교수 회의가 있었다. 밀스와 신 선생이 담당하는 과목의 수업 일정과 과제를 정리했다. 마지막 체육 수업이 있었다. 밀스를 위한 큰 구역 모임을 가진 후, 러들로 댁에서 디저트를 먹었다. 정말 좋은 시간이었다.

Faculty meeting 9-10:30. Arranged schedule and assignments for teaching Mill's and Shin's subjects. Final gym class. Big gunabi for Mills. Dessert at Ludlows great time.

3월 31일

하루 종일 집에 있었다. 집에 편지를 썼다. 저녁에 러들로 댁에 잠시 들렀다. 밀스가 짐 정리를 마무리하는 것을 도왔다. 짐을 부치는 동안 역으로 갔다.

At home all day. Wrote a letter home. At Ludlows a while in eve. Helped Mills finish packing & went to station while he checked baggage

---

4월 1일

진료실이 매우 잘 운영되었다. 게일 댁에서 헤론 양과 차를 마셨다. 저녁에 집에 있었다. 밀스는 오전 미국으로 떠났다. 오후 7시 45분에 잠이 들었다.

Had excellent clinic day. At tea at Gales to Miss Heron. At home in the eve. Mills left for America a.m. Fell asleep at 7:45 p.m.

4월 2일

오늘도 진료실이 잘 운영되었다. 샤록스 박사가 한국인 치과 졸업생의 편지를 가져왔다. 이사진이 일에 관한 권고를 제시했다. 오후에 반스 댁에서 회의가 있었다.

Had another good clinic day. Dr. Sharrocks brought a letter from a Korean dental grad. Board of managers made recommendation concerning the work. At meeting at Vans p.m.

4월 3일

오전 리드와 로스 박사를 위해 일했다. 리드 박사가 우리 집에 점심 먹으러 왔다. 오후에 정원에서 일했다.

Worked for Dr. Ried and Ross during a.m. Dr. Reid at our house for lunch. Worked in the garden in afternoon.

4월 4일

평소처럼 사무실에서 일했다. 오후에 루스와 산책했다. 집에서 저녁에 사탕을 만들었다. 빌리는 처음으로 크게 웃었다.

Worked at office as usual. For a walk with Ruth in the afternoon. At home making candy in the eve. Billy laughed loud 1st time.

4월 5일

하루 종일 카탈로그와 주문서를 작성했다. 저녁에는 집에 있었다. 체커 게임을 세 판했다.

Worked all day at catalogues & ? out orders. At home in the evening, played 3 games of checkers.

4월 6일

대학에서 오전을 보냈다. 환자로서 미국 선교사 베니 박사를 치료했다. 클라크 씨와 코카인 관련하여 문제가 있었다. 모리스 댁에서 '크리스마스 당근' 구역 모임을 가졌다.

At college a.m. Dr. Benny of American mission as a patient. Had trouble with Mr. Clark & cocaine. Gunabi at Morris "Xmas carrots"

4월 7일

하루 종일 집에 있었다. 낮에는 비가 많이 왔다. 저녁 먹으러 러들로 댁에 갔다. 미국 이사회 선교사들과 조선 선교사들의 회의가 열렸다.

At home all day. It rained a lot during the day. At Ludlows for dinner. Meeting of Chosen missionaries with American Board Missionaries.

4월 8일

집 앞을 고르기 채점을 시작했다. 쿤스 댁에서 지부 회의가 있었다. 미국 이사회가 방문자로 참석했다. 닥터 아담스, 클라크 씨(SP), 콜트 씨. 집행위원회가 선교 보고서를 읽었다.

Started grading in front of house. Station meeting at Koons. American board as visitors. Dr. Adams, Mr. Clark (SP) & Mr. Cort. Executive comm. minutes read. Evang reports.

4월 9일

사무실에서 좋은 하루를 보냈다. 오후에 채점하는 일을 했다. 러들로는 오후에 우리 집에 왔다. 일찍 잤다.

Had a good day in the office. Worked at grading a while in afternoon. Ludlows at our house while p.m. Went to bed early.

4월 10일

하루 종일 열심히 일했다. 가을 작업을 위한 주문을 완료했다. 브라운 박사에게 내가 보낸 편지를 M. 스콧(부총무)이 확인했다는 연락을 받았다. 일찍 잤다.

Worked hard all day. Finished order for fall work. Rec'd letter from M. Scott (ass't secy) recognizing my letter to Dr. Brown. Went to bed early.

4월 11일

하루 종일 대학에서 일했다. 오후에 루스와 산책했다. 저녁에 언더우드 댁에 있었다. …와 생일파티를 했다.

At college all day. For a walk with Ruth in afternoon. At Underwoods in the evening & Mrs. ? birthday party.

4월 12일

올해 처음으로 테니스를 쳤다. 힘든 시간을 보냈다. 저녁에 집에 있었다.

Played tennis for first time during the year. Had a rather hard time of it. At home in the eve.

4월 13일

덧문을 치웠다. 미시나 박사로부터 편지를 받았다. 루카스 댁에서 구역 모임 후 디저트를 먹었다. 지름길로 집에 걸어갔다.

Took down storm door. Received letter from Dr. Mishina. At gunabi at at Lucas's for dessert. Walked home by shortcut.

4월 14일

한강에 갔지만, 낡은 교회가 헐려서 회의 장소를 찾지 못했다. 외국인 교회에 갔다. 오후에 집에서 미시나에게 편지를 썼다.

At Han Kang but could not find the place of meeting as old church was torn down. At foreign church. At home writing & Mishina p.m.

4월 15일

정말 힘든 하루였다. 5월 회의를 위한 음악 청구서와 카드를 작성했다. 에스텔라와 제니에게 편지를 썼다. 루스는 언더우드 댁에 있었다.

Had a very hard day. Addressed music bills & cards for May meeting. Wrote to Estella and Jennie. Ruth at Underwoods.

4월 16일

하루 종일 대학에 있었다. 미시나 박사에게 편지를 보냈다. 저녁에 집에 있었다. 테니스를 쳤다.

At college all day. Sent letter to Dr. Mishina. Played tennis at home in eve.

4월 17일

일한 다음, 5시 반까지 테니스를 쳤다. 회칙 결정을 위한 테니스 연합 회의가 있었다. 저녁에 집에 있었다.

Worked and played tennis until 5:30 Meeting of tennis union to adopt a constitution. At home in eve.

4월 18일

평범한 날이었다. 러들로 부인, 루스와 나와 언더우드가 자동차를 탔고 케이시 게임을 조금 했다. 왕자가 서울에 왔다.

Usual day. Mrs. Ludlow, Ruth & I with Underwoods for auto ride. Played a few games of casey. Prince came to Seoul

---

4월 19일

회칙의 채택을 끝내고 사무원들을 선출하기 위한 서울 협회의 또 다른 회의가 열렸다. 브라운 목사, 레이 부목사; 총무 A. 아펜젤러 양, 회계 담당 H. 밀러, 테니스 총무 스미스; 가정 총무 게일.

Another meeting of the Seoul union to finish the adoption of a constitution and to elect officers. Pres. Brown; V.Pres. Lay; Sec. Miss A. Affengaller; Treas H. Miller; Tennis Sec. Smith; House sec. Gale

---

4월 20일

오전과 오후로 일했다. 협회에서 잠시 들렀지만 운이 나빴다. 저녁에 집에 있었다. 책을 읽었다. 러들로와 샤록스는 팁튼에게 잔류에 대해 상의하러 갔다.

Worked morning and afternoon. At union for a while but had tough luck. At house reading in the eve. Ludlows & Sharrocks wet to talk to Tipton about staying.

4월 21일

하루 종일 집에 있으면서 흥얼거렸다. 산책하러 출발했지만 대문까지만 갔다. 저녁에 사탕을 만들었다. 하루 종일 책을 많이 읽었다.

At home humming all day. Started for a walk but only went to gate. Made candy in the evening. Read a lot all day.

4월 22일

일과를 마치고 테니스를 쳤다.

Played tennis after daily routine.

4월 23일

테니스를 쳤다. 특별히 열심히 일했다.

Played tennis. Worked extra hard.

4월 24일

연구실에서 오후 7시까지 일했다.

Worked until 7 p.m. at lab work.

4월 25일

연구실에서 오후 6시까지 일했다. 미시나에게 편지를 쓰고 올사 박사에게 편지해 줄 것을 요청했다. 러들로 부인과 케이시 게임를 했다.

Worked until 6 p.m. in the lab. Wrote to Mishina & asked Dr. Olsa to write. Mrs. Ludlow to play casey.

4월 26일

레이 부인과 협회에서 첫 차를 마셨다. 테니스 치기 좋은 날이었다.

First tea at union by Mrs. Lay. Had good tennis day.

4월 27일

대학에서 오전 내내 일했고, 저녁에는 정원에서 일했다. 구역 모임을 준비했다. 우리 집에서 디저트를 먹었다. 러들로 가족, 모리스 씨, 마닐라에서 온 잭슨 양이 함께 했다.

Worked at college all a.m. and in garden in eve. For gunabi. Dessert at our house. Ludlows, Mr. Morris & Miss Jackson of Manilla.

4월 28일

거의 하루 종일 집에 있었다. 일종의 작별 예배에서 혼 소령이 설교했다. 저녁에는 집에 있었다.

At home most of the day. Major Horne preached a sort of farewell service. At home in the evening.

4월 29일

테니스를 치지는 않았지만 사무실에서 늦게까지 일했다. 오후 8시에 사무실로 연락해서 팸튼 씨를 치료했다.

Did not play tennis but worked late at office. Called to office at 8 p.m. to treat Mr. Fampton.

4월 30일

또 늦게까지 일했다. 비가 테니스에 방해가 되었다. 아기 사진을 현상했다.

Worked late again. Rain interfered with tennis. Developed pictures of baby.

5월 1일

머리가 아팠다. 사무실에서 잠시 있었고, 테니스를 쳤다. 거기엔 사람이 별로 없었다. 네 게임을 쳤다.

Sick with headache a.m. At office a while p.m. Played tennis. Not many people there. Played 4 games.

5월 2일

평소와 다름없이 사무실에 갔다. 테니스를 치러 갔는데 좋은 사람들이 모여 있었다. 루스는 러들로 댁의 기도회에 갔다.

At office as usual. At tennis. Good crowd there. Ruth a prayer meeting at Ludlows.

5월 3일

오후에 테니스 치러 갔다. 벙커 부인, 이화학당 여성들이 식사를 제공했다. 제대로 경기할 수 없었다. 알버트슨 양 집에서 음악회를 가졌다.

At tennis in the afternoon. Mrs. Bunker & Ewa ladies served. Could not play decently. Music club at Miss. Albertson's

---

5월 4일

오전과 오후 모두 일했다. 교수 회의에 불참했다. 테니스를 볼품없이 쳤다. 루카스 댁에서 저녁 먹었다. 대련의 허드슨 씨가 손님으로 왔다.

Worked both morning & afternoon. Missed faculty meeting. Played miserable tennis. At Lucas's for dinner. Hudson's of Dairen their guests.

5월 5일

아침에 한강에 갔다. 좋은 사람들을 만났다. 새 교회의 첫 날이다. 하루 종일 집에 있었다. 저녁에 책을 잠깐 읽었다.

Han Kang in the morning. A good crowd. 1st day in new church. At home rest of day. Read a while in eve.

5월 6일

하루 종일 열심히 일했다. 오후에 테니스를 쳤다. 저녁에 언더우드 씨 댁에서 500 게임을 했다.

Worked hard all day. Played tennis in the afternoon. At Underwoods in the evening to play 500.

5월 7일

평소처럼 대학에 있었다. 테니스를 쳤다. 로이드 부인이 차를 대접했다. 저녁에는 집에서 책을 읽었다.

At college as usual. Played tennis. Mrs. Roydes served tea. At home reading in the evening.

5월 8일

늦게까지 일했다. 어떤 운동도 하지 않았다. 미시나로부터 200엔을 요청하는 편지를 받았다. 저녁에 집에서 책을 읽었다.

Worked late. Did not get any exercise. Rec'd letter from Mishina asking for 200 yen. At home reading in the eve.

5월 9일

늦게까지 일했다. 루스와 산책했다. 후지키에서 테니스화를 샀다. 『기쁠 때나 슬플 때나』를 다 읽었다.

Worked until late. For a walk with Ruth. Bought tennis shoes at Fujicki. Finished reading "To Have & To Hold"

5월 10일

퇴근 후에 연합에 갔다. 스미스 부인과 로우버그 부인이 대접했다. 군의관 2명이 병원을 방문했다. 저녁에 책을 읽었다. 메리 아펜젤러가 점심 먹으러 우리 집에 왔다.

At union after work. Mrs. Smith & Laugberg served. 2 Army doctors to visit hospital. At home reading in the eve. Mary affengeller at our house to lunch.

5월 11일

오후 7시까지 협회에 있었다. 러들로 부인의 생일로 구역 모임을 가졌다. 우리 집에서 디저트를 먹었다. 루카스 가족, 러들로 가족, 마닐라의 잭슨 양, 아펜젤러 양, 언더우드 부인, 우리가 함께 했다.

At union until 7 p.m. For gunabi for Mrs. Ludlow's birthday. Dessert at our house. Lucas's, Ludlows, Miss Jackson of Manilla, Miss Affengeller, Mrs. Underwood & we were there.

5월 12일

외국인 예배를 제외하고 집에 있었다.

At home excepting for foreign service.

5월 13일

간호사 숙소에서 지부 회의가 있었다. 연례 보고서를 읽었다. 사무원 선거가 있었다. 클락스 박사가 생일이라 생일 케이크를 받았다.

Station meeting at nurses home. Read annual reports. Election of officers. Dr. Clarks birthday so he had a B.Cake.

5월 14일

열심히 일했다. 테니스를 쳤다.

Worked very hard. Played tennis.

5월 15일

평소처럼 일했다. 테니스를 쳤다.

Worked as usual & played tennis. Did not play tennis.

5월 16일

늦게까지 일했다.

Worked late.

5월 17일

퇴근 후에 협회에 갔다.

At union after work.

5월 18일

오전과 오후에 일했다. 연합에서 늦게까지 테니스를 쳤다.

Worked morning & afternoon. Played late at tennis union.

5월 19일

외국인 예배를 제외하고 집에 있었다. 적십자 일요일. 아펜젤러 씨가 설교했다. 참석률이 좋았다.

At home except for foreign service. Red Cross Sunday. Mr. Affenzaller preached. Good attendance.

5월 20일

늦게까지 열심히 일했다. 적십자 서약을 했다.

Worked hard & late. Made Red Cross pledge.

5월 21일

힘든 하루를 보낸 후 연합에 갔다.

At union after a hard day.

5월 22일

퇴근 후에 연합에 갔다. 루스가 기분 전환을 위해 연주했다. 프레터스 씨가 손님으로 왔다.

At union after work. Ruth played for a change. Mr. Preters arrived as our guest.

5월 23일

늦게까지 일하고 이후엔 집에 있었다.

Worked late and staying home the rest of the day.

5월 24일

오후 3시에 피어슨 기념관에서 북맨 회의가 있었다. 발치하려 했지만 노보카인은 효과가 없었다.

At Bookman meeting at Pierson memorial at 3 p.m. Tried to have tooth pulled but novocain did not take effect.

5월 25일

오전에는 일했지만 오후에는 두통이 있었고 매우 피곤했다. 오전에 맥쿠비스 양 수술이 있었다. 닥터 로스가 마취를 했다. 구역 모임. … & 루카스.

Worked a.m. but had a headache & was very tired in afternoon. Miss McCubuis? operation a.m. Dr. Ross gave anesthetic. Gunabi Dr. ? & Lucas.

5월 26일

거의 하루 종일 집에 있었다. 루스는 외국인 예배에 갔다. 저녁에 잠깐 책을 읽었다.

At home most of the day. Ruth went to foreign service. Read a while in the eve.

5월 27일

아파서 거의 하루 종일 집에 있었다. 프레터스 씨는 오전에 떠났다. 귀 치료를 위해 빌리를 ... 박사에게 데려갔다. 루스가 적십자 연회에 갔다.

At home most all day on account of illness. Mr. Preters left a.m. Took Billy to Dr. ? for ear treatment. Ruth at Red Cross entertainment.

5월 28일

낮 동안 사무실을 수리했다. 환자 몇 명도 봤다. 『갈보리 언덕』을 다 읽었다. 연합에 갔다. 루스, 루카스, 러들로가 봉사했다. 빌리는 배앓이를 심하게 했다. 해러츠가 도와주러 왔다.

Fixed up office during day. Saw a few patients. Finished "Calvary Alley." At union. Ruth and Lucas & Ludlow served. Billy had a bad colic spell. Harrerts? came to help out.

5월 29일

몸이 좋지 않아서 열심히 일하지 않았다. 책상을 고치고 편지를 많이 썼다. 저녁에 집에 있었다. 빌리는 밤에 배앓이를 3일째 했다.

Did not work very hard as i was not too well. Did a lot of letter writing & fixing of desk. At home in the eve. Billy had indigestion for 3rd night.

5월 30일

아파서 얼마간 집에 있었다. 1시 30분에 러들로 댁에서 기도회가 있었다. 오후 4시 30분엔 우리 집에서 일반 기도회가 열렸다. 러들로 부인과 에스필러드가 우리 집에 있었다.

At home part of day because of illness. Prayer meeting at Ludlows at 1:30. General prayer meeting at our house 4:30 p.m. Mrs. Lud & Eslafields? at our house

---

5월 31일

왼쪽 아래 사랑니를 코카인, 아드레날린 마취로 발치했다. 레브 씨가 발치했다. 연합에 갔지만 테니스 코트는 진흙투성이였다. 저녁에 집에 있었다.

Had L8 extracted under coc & adren. Mr. Rev did it. At union but courts were very muddy. At home in eve.

6월 1일

오전에 문서와 사무실을 고쳤고 오후에 꽃을 심었다. 청구서를 지불했다. 적십자 기념회를 보러 YMCA에 갔다. 그 다음에 …에 갔다. 루카스 부부, ...과 함께 했다.

Fixed records and office a.m. Planted some flowers afternoon. Paid bills to date. At ymca to see Red Cross Moories. At ?? afterwards. Lucas's, Eckl? & we.

6월 2일

교회에 갔다. 반버스커크 박사는 훌륭한 설교를 했다.

~~On account of illness (vertigo) I missed church. Sherwood Eddy.~~ At church. Dr. Van Buskirk preached a good sermon.

6월 3일

하루 종일 대학에 가서 견적이랑 가을 작업 주문을 끝냈다. 저녁에는 집에 있었다.

At college all day and finished estimates & orders for fall work. At home in evening.

6월 4일

선천에서 온 로즈 씨가 우리 집에 묵었다. 끝내야 할 일이 있어서 테니스를 치지 않았다.

Mr. Rhoades came from Seusen. Stayed at our house. i did not play tennis as I had some work I finished instead.

6월 5일

오후에 테니스를 쳤다. 경기가 잘 풀렸다. 저녁에 집에 있었다. 로즈 씨는 밀스 댁에서 잤다.

Played tennis in the afternoon and had some very good sets. At home in even. Mr. Rhoads slept at Mills house.

6월 6일

오후에 테니스를 쳤다. 루스도 연주했다. 빌 부부가 우리 집에서 저녁을 함께 했다.

Played tennis in the afternoon. Ruth also played. Mr. & Mrs. Bill came to our house for the night.

6월 7일

하루 종일 열심히 일했다. 머리를 잘랐다. 언더우드 댁에서 음악 모임이 있었다. 반버스커크 박사가 좋은 종이를 주었다. 삽화가 훌륭했다. 대표자 선거가 있었다.

Worked hard all day. Had haircut. Music club at Underwoods. Dr. VanB gave fine paper & illustrations were excellent. Election of officers.

6월 8일

하루 종일 일했다. 오후에 테니스를 쳤다. 린튼, 에버솔도 거기에 있었다. 티리올라 댁에서 적십자 지부를 위한 티 파티를 열었다. 저녁에 집에 있었다.

Worked all day. Played tennis in afternoon. Linton & Eversole there. Station Red Cross tea at Tiriola's. At home in eve.

6월 9일

아침에 두 시간 일했다. 빌리가 어린이 예배에 처음 참석했다. 저녁에 집에 있었다. 저녁에 집에 편지를 썼다.

Worked 2 hrs a.m. Billy at 1st children's day service. At home in the eve. Wrote a letter home in eve.

6월 10일

하루 종일 열심히 일했다. 앨버트슨 양 학교에서 웰치 가족 환영회가 있었다. 저녁에는 집에 있었다. 브록맨이 돌아왔다.

Worked hard all day. At reception to Dr. and Mrs. & Miss. Welch at Miss Albertson's school At home in the eve. Brockman's returned.

6월 11일

평소처럼 대학에 있었다. 그소 댁에서 지부 회의를 가졌다. 로즈 씨가 참석한 첫 회의였다. 모든 연간 업무가 종료되었다. 로즈 씨가 예배를 인도했다.

At college as usual. Station meeting at Geuso's. Mr. Rhoades 1st meeting. All annual business finished. Mr. Rhoades led devotions.

6월 12일

하루 종일 일했다. 저녁에는 집에 있었다.

Worked all day. At home in the evening.

6월 13일

오후에 테니스를 쳤다. 저녁에 집에 있었다.

Played tennis in the afternoon. At home in the eve.

6월 14일

테니스를 쳤다. 저녁에 집에 있었다. 책을 읽었다. 마지막 티 모임이 있었다.

Played tennis. At home reading in the eve. Last tea day.

6월 15일

테니스를 쳤다. 오후 3시까지 일했다. 루스와 쇼핑했다. 저녁에 집에서 책을 읽었다.

Played tennis. Worked until 3 p.m. Shopping with Ruth. Home reading in eve.

6월 16일

허스트 박사가 빌리에게 예방접종을 놓았다.

Billy vaccinated by Dr. Hurst.

6월 17일

평소처럼 일했다.

Worked as usual.

6월 18일

러들로와 나는 케이블과 아펜젤러를 6대 2로 이겼다. 평범했다. 테니스를 쳤다.

Ludlow & I beat Cable & Affenzeller 6-2. Usual day. Played tennis. ?

6월 19일

올해 일은 끝냈다. 평범했다. 테니스를 쳤다.

Finished work for the year. Usual day. Played tennis.

6월 20일

연례 회의를 위해 쇼핑과 준비를 했다. 우리 집에서 요리했다.

~~Usual day. Played tennis.~~ Did shopping & prep for annual meeting. Cook at our place.

6월 21일

한 해 동안의 자질구레한 것들을 끝냈다. 연례 회의를 위한 표를 샀다.

~~Usual day.~~ Finished with odds and ends for the year. Bought tickets for annual meeting.

6월 22일

오전 9시 50분에 평양에 갔다

Went to Pyongyang 9:50 a.m. ~~Usual day. Shopping in the afternoon.~~

6월 23일

외국인 예배에 갔다. 웰치 감독은 '전쟁의 도덕적 문제'에 대해 설교했다. 빌리가 예방접종을 받았다. 오전에 성찬식, 세례식이 있었다.

~~At foreign service. Bishop Welch preached on "Moral Issues of War" Billy vaccinated.~~ Communion & baptism a.m.

6월 24일

저녁 식사, 레이너 댁. 사업이 열렸다.

Dinner & Reiner's. ~~Worked all~~ business opened. ~~At home eve. Miss Carrington came. American Rally at ymca. Bishop Welch lectured.~~

6월 25일

블레어 댁에서 저녁을 먹었다. 오전에 비즈니스 세션이 있었다.

~~At Union. No tea as these were finished on the 21st. At home eve.~~ Dinner at Blair's. Bus. session a.m.

6월 26일

오전에 비즈니스 세션. 오후에 위원회 회의. 맥도널드 박사가 저녁에 회의에 왔다. 라이너스 양 댁에서 저녁 식사를 했다.

Business session a.m. Committee meeting in afternoon. Dr. Mac Donald came to meeting in eve.

Dinner at Miss Reiners.

6월 27일

하루 종일 세션이었다. 오후에 위원회 회의가 열렸다. 두스 양 집에서 저녁 식사를 했다. 저녁에 의료 위원회 회의가 있었다.

Session most of day. Committee meeting in afternoon. At Miss Douss's for dinner. Medical comm meeting in eve.

6월 28일

오전에만 세션이 있었다. 오후에 위원회 회의가 열렸다. 한국인이 제공한 환영회로 폴리웰스 병원을 보기 위해 갔다. 라이너스 양 집에서 맥도날드 박사가 저녁에 강의했다.

Session a.m. only. Committee meeting in afternoon. To see Foliwells Hospital at reception given by Koreans. At Miss Reiner's & Dr. MacDonald lectured in eve.

6월 29일

오전, 오후 세션. 비 때문에 왕릉 방문이 취소되었다. 모펫 댁에서 저녁 식사. 저녁 식사 후에 축음기 음반을 들었다.

Session a.m. & afternoon. Proposed visit to famous tombs cancelled by rain. At Moffet's for dinner. Listened to victrola records after dinner.

6월 30일

거의 하루 종일 잤다. 오후 외국인 예배에 참석했다. 맥도날드 박사가 설교했다. 저녁에는 찬송과 기도회가 있었다.

Slept most all day. Attended afternoon foreign service. Dr. MacDonald preached. Song & prayer service in the evening.

7월 1일

오전과 오후 세션에 참석했다. 한국 소년들과 야구 게임을 했다. 한국 팀이 14-9로 이겼다. 로버츠가 투구했고 러들로가 경기를 끝냈다. 나는 1루수로 볼 한 개, 안타 두 개, … 쳤다. 저녁에 콘서트가 있었다. 너무 늦어서 저녁을 못 먹었다.

At session morning and afternoon. B.B. game with Korean boys. They won 14-9. Roberts pitched & Ludlow finished game. I played 1 B. 2 hits & 2 ? Concert in the eve. Missed dinner as too late.

7월 2일

오전과 오후 늦게 세션이 진행되었다. 길리스 댁에 저녁 먹으러 갔다. 저녁에 사업 회의가 있었다. 커 사건을 논의했다. 나중에 언더우드의 방으로 갔다.

Sessions morning and late in afternoon. At Gillis's in the eve for dinner. Business meeting in eve. Kerr case discussed. To Underwood's room afterwards.

7월 3일

오전, 오후 세션이 있었다. 로버츠 댁에서 저녁 식사를 했다. 커 사건은 해결되었다. 서울 추정치를 발표했다. 언더우드, 모리스와 저녁을 보냈다.

Session's morning & afternoon. At Roberts for dinner. Kerr case settled. Performed Seoul estimates. With Underwood to Morris in eve.

7월 4일

아침, 오후, 밤 세션이 있었다. 밤 10시 15분에 휴정했다. 코우 씨는 서울로 발령되었다. 비츠 양 집에서 축하 파티가 열렸다. 기차를 타고 오전 1시 28분 서울로 돌아왔다.

Sessions morning, afternoon & night. Adjourned 10:15 p.m. Mr. Coeu assigned to Seoul. Celebration at Miss Beats. Returned to Seoul on 1:28 a.m. train.

7월 5일

몸무게 65킬로그램. 연례 회의에서 돌아왔다. 아침 8시에 집에 왔다. 낮에는 잠을 많이 잤다. 사무실 청소를 조금 했다. 쿡이 저녁에 왔다.

Weighed 144 lbs Returned from annual meeting. Got home 8 a.m. Slept a lot during day. Had office cleaned a bit. Cook's came in the evening.

7월 6일

빌리는 몸무게가 200그램 늘어 6.7킬로그램이 되었다. 테니스를 좀 쳤다. 오후 5시까지 일했다.

Billy weighed 14.8 a gain of 7 oz. Played tennis a while. Worked until 5 p.m.

7월 7일

거의 하루 종일 집에 있었다. 오후에 교회에 갔다. 구세군 교인이 설교했다. 리처드슨에게 ....

At home most of the day. At church in afternoon. Salvation Army man preached. Bug? Richardson.

7월 8일

하루 종일 일했고, 저녁에는 집에 있었다.

Worked most all day, At home in evening.

7월 9일

오전에 몇 시간 동안 집에 있었다. 하루 종일 일했다. 러들로 댁에서 저녁 식사를 했다. 허스트가 왔다. 시민권 등록에 대한 대학 자문 위원회의 서신을 받았다.

At home a.m. for a few hrs. Worked rest of day. At Ludlow's to dinner. Hursts there. Rec'd letter from U-counsel about citizenship reg.

7월 10일

하루 종일 일했다. 저녁에는 집에 있었다.

Worked all day. At home in the evening.

7월 11일

오전에 영사관에 갔다. 하루 종일 일했다. 저녁에 모리스 댁에 갔다.

At consulate a.m. Worked bal. of day. At Morris in the evening.

7월 12일

일하고 나서 평소처럼 집에 있었다.

Worked and then stayed home as usual.

7월 13일

특이사항 없음.

Nothing unusual.

7월 14일

하루 종일 집에서 산토린 섬 결과를 살폈다. 감리교 이사회의 마이어스 대령이 설교했다.

Stayed home all day with results of Santorine & Colonel Meyers of Methodist board preached.

7월 15일

하루 종일 일했다. 조수가 휴가를 가서 진료실 업무를 시작했다. 저녁에 모리스 댁에 갔다.

Worked all day. Commenced clinic work as assist went on vacat. Morris in eve.

7월 16일

쿡 가족이 오전에 청주로 떠났다. 저녁에 집에 있었다.

Cooks left for Chongju in a..m. At home in eve.

7월 17일

특이한 건 없었다. 도핀 카운티 보안관에게 편지를 썼다.

Nothing unusual. Wrote letters to sheriff of Daufhin county.

7월 18일

브라운 박사와 밀스 박사에게 편지를 썼다. 저녁에 앨버트 로스가 집에 왔다.

Wrote letter to Dr. Brown & MIlls. Albert Ross came in evening.

7월 19일

브라운 박사에게 편지를 썼다. 저녁에 집에 있었다. 러들러 부인이 게임하러 왔다. 앨버트 로스는 미국으로 떠났다.

Wrote letter to Dr. Brown. At home in eve. Mrs. Ludlow over to play games. Albert Ross left for America.

7월 20일

오전에 근무했다. 오후와 저녁에는 집에 있었다.

Worked a.m. At home afternoon & evening.

7월 21일

하루 종일 게으름을 피웠다. 교회에서 토리스가 설교했다. 자동차를 타고 북경로에 다녀왔다.

Bunked all day. At church. Toris? preached. For ride in auto out Peking pass.

7월 22일

밤늦게까지 일했다. 저녁에는 모리스 댁에 있었다. 매우 늦게 집에 도착했다.

Worked until late in eve. At Morris in evening & got home very late.

7월 23일

하루 종일 일했다. 집에 있었다. 늦은 오후와 저녁까지 책을 읽었다. 집에 편지를 썼다.

Worked all day. At home reading late afternoon & evening. Wrote letter home.

7월 24일

하루 종일 일했다. 테니스를 쳤다. 러들로와 내가 빌링스와 그룰릭을 상대로 두 세트를 이겼다. 러들로가 단식에서 나를 6대 2로 이겼다. 러들로 부부와 함께 마치스테, 찰리 채플린 영화를 보았다.

Worked all day. Played tennis. Ludlow & I beat Billings & Grulick 2 sets. Lud beat me singles 6-2. At movies with Luds, Maciste & Charlie Chaplin

---

7월 25일

하루 종일 일했다. 저녁에는 집에 있었다. 책을 읽었다.

Worked all day. At home reading in the evening.

7월 26일

하루 종일 일했다. 쇼핑하러 갔다. 비가 매우 많이 내렸다. 2시간 30분 동안 카레슨 양의 치아를 발치했다.

Worked most all day. Went shopping. It rained very hard. Worked 2 1/2 hrs on extraction for Miss Carreson?

7월 27일

무라카미는 오전에 사진을 찍었다. 러들로 부부, 허스트, 브록맨 부부, 로즈 씨, 어드먼 씨, 라우턴 부부와 베란다에서 7시 30분에 디너 파티를 가졌다. 좋은 시간을 보냈다.

Murakami took pictures a.m. Dinner party on porch 7:30 Ludlows, Hirsts, Brockmans, Mr. Rhodes, Mr. Erdman, Lauterns. Had good time.

7월 28일

오후 5시 외국인 예배를 제외하고 종일 집에 있었다. 중국 성서 매거진의 편집장이 발표했다.

At home all day except for foreign service at 5 p.m. Editor of China Bible Magazine spoke.

7월 29일

거의 하루 종일 일했다. 쿠두키의 아기는 격리병원으로 이송되었다. 비거 부인이 치과 치료를 위해 오전 8시에 왔다.

Worked most of day. Kuduki's baby taken to isolation hospital. Mrs. Biggar came 8 a.m. for dental work.

7월 30일

오전, 오후 근무. 오후에 루스가 쇼핑하고 저녁에 차를 타러 가서 오후에 아기를 보았다. 진료가 없었다.

Worked a.m. & afternoon. Cared for baby in afternoon while Ruth went shopping & eve while she went for auto ride. No clinic.

7월 31일

오전, 오후에 조금 일했다. 테니스를 쳤다. 쿠두키의 아기가 죽었다. 비거 부인이 강계로 떠났다.

Worked a.m. & a little afternoon. Played tennis. Kuduki's baby died. Mrs. Biggar left for Kangkei.

8월 1일

R.S. 밀스가 미국으로 떠났다. 오전 내내 일했다. 벡스터 부인이 우리 집에 왔다. 오후, 저녁에 집에 있었다.

R.S.Mills left for America. Worked all a.m. Mrs. Baxter came to our house. At home in afternoon & evening.

8월 2일

사무실에서 조금 일했다. 조수가 업무에 복귀했다. 템플러가 전보로 하얼빈을 위한 의사와 간호사를 요청했다.

Did a little work at office. Assistant returned to work. Cable from Templer asking for doctor & nurses for Harbin.

8월 3일

거의 하루 종일 집에 있었다. 러들로 박사는 적십자를 위해 하얼빈으로 가기로 결정했다.

At home most of all day. Dr. Ludlow decided to go to Harbin for Red Cross.

8월 4일

적십자 방에서 붕대 묶는 걸 도와줬다. 하루 종일 집에 있었다. 러들러 댁에 팁튼 박사가 왔다.

At Red Cross rooms helping tie bandages etc. At home rest of day. Dr. Tipton at Ludlows.

8월 5일

조금 일했지만 남은 하루는 실망스러웠다. 오후에 테니스를 쳤다.

Worked a little bit but bummed the rest of the day. Played tennis in the afternoon.

8월 6일

하루 종일 실망스러웠다. 커티스로부터 예배 헌금에 대한 감사 편지를 받았다. 벡스터 양이 돌아왔다.

Bummed most all day. Received letter of thanks from Curtice for offer of services. Miss Baxter returned.

8월 7일

온종일 집에 있었다. 책을 읽고 빈둥거렸다. 적십자 일행이 하얼빈으로 떠나지 못했다. 쿡 씨가 저녁에 우리 집에 왔다.

At home all day reading & bumming. Red Cross party could not go to Harbin. Mr. Cook came to our house in eve.

8월 8일

책을 많이 읽고 병원에서 배관공과 목수를 위한 일을 계획했다. 적십자 일행은 오후 9시 40분에 하얼빈으로 떠났다.

Read a lot and planned some work for plumber & carpenter at hospital. Red Cross party left for Harbin at 9:40 p.m.

8월 9일

오전에 꽤 오래 일했다. 오후에 잤다. 허스트 댁에서 차를 마셨다. 저녁에는 집에 있었다.

Worked a while a.m. Slept in afternoon. At Hirsts for tea. At home in the evening.

8월 10일

오전에 근무했다. 오전에 배송이 왔다. 오후에 잤다. 저녁에 책을 읽었다. 외국 우편물이 도착했다.

Worked a.m. Did some shipping a.m. Slept afternoon. Read in eve. Foreign mail arrived.

8월 11일

하루 종일 집에 있었다. 오전 몇 분 동안 두 명의 환자를 보았다. 오후에 책을 읽고 잠을 잤다.

At home all day. Saw 2 patients for a few minutes a.m. Read and slept in afternoon.

8월 12일

오전에 근무했다. 오후에는 책을 읽고 잤다. 루스와 빌리는 저녁에 차를 타러 나갔다. 밤에 폭우가 내렸다.

Worked a.m. Read & slept p.m. Ruth & Billy for auto ride in the evening. Heavy rain at night.

8월 13일

오전에 일했다. 오후에는 『바빌론의 예언자』를 읽었다. 책과 통화를 위해 언더우드 댁에 갔다. 빌리와 차를 탔다. 박스터 양은 떠났다.

Worked a.m. Read afternoon "A Prophet in Babylon." At Underwoods for books & call. For auto ride. Billy along. Miss Baxter left.

8월 14일

사무실에서 오전에 여러 일을 했다. 오후에 집에 있었다. 오후에 차를 탔다. 자동차를 탄 후 책을 좀 읽었다.

At office doing misc. work a.m. At home in afternoon. For auto ride p.m. Read a while after ride.

8월 15일

사무실에서 테이블 등을 고쳤다. 오후에 잤다. 밤새도록 비가 맹렬하게 내렸다. 로즈 가족이 도착했다.

At office fixing some tables etc. Slept in the afternoon. It rained fiercely all night. Rhodes family arrived.

8월 16일

오전에는 대학에 머물렀다. 로즈 가족이 아침 식사하러 우리 집에 왔다. 집에 있다가 쇼핑하러 갔다. 캠벨 부인 댁에서 차를 마셨다. 저녁에 집에 있었다.

At college a while a.m. Rhodes family at our house for breakfast. At home & shopping. At Mrs. Campbells for tea. At home in eve.

8월 17일

오전에는 사무실에서 조금만 일했다. 남은 하루는 집에 있었다. 딘 양이 점심 먹으러 우리 집에 왔다.

Did little work at office a.m. At home the rest of the day. Misses Dean at our house for lunch.

8월 18일

외국인 예배에서 루카스 씨가 설교했다. 딘 양은 교회 끝나고 우리 집에 왔다.

At foreign service. Mr. Lucas preached. Miss Dean came to our house after church.

8월 19일

사무실에서 오전, 오후에 많이 일했다. 크리스핀 씨, 중국으로 가는 맥기 양과 ..., YWCA 총무를 치료했다.

At office a lot a.m. & p.m. Treated Mr. Crispin, Miss McGee & most arrived on way to China,YWCA secretaries.

8월 20일

사무실에서 잠시 일했다. 저녁 7시까지 테니스를 쳤다. E.H. 밀러스는 9시 10분에 도착했다.

At office a while. Played tennis until 7 p.m. E.H.Millers arrived 9:10 p.m.

8월 21일

많은 손님이 건물을 지나갔다. 한 명의 환자를 치료했다. 테니스를 쳤다.

Took a lot of guests thru buildings. Had one patient. Played tennis.

8월 22일

테니스를 쳤다. 맥기 양과 … 중국으로 떠났다.

Played tennis. Miss McGee & most left for China.

8월 23일

하루 종일 가장 많이 쩔쩔맸다. 오후에 테니스를 쳤다.

Bumbed most all day. Played tennis in the afternoon.

8월 24일

레브 씨는 일본으로 떠났다. 나는 진료실을 운영했다. 웰치 감독과 포스터 벡은 하얼빈으로 떠났다. 테니스를 쳤다. 우리 집에 있었다. 디저트를 곁들인 구역 모임을 가졌다. 루카스(2), 브록맨(2), 로즈(2), 허스트 부인, 딘 양, 루이스 양, 우리가 함께 했다.

Mr. Rev left for Japan. I ran clinic. Bishop Welch & Foster Beck left for Harbin. Played tennis. Gunabi with dessert at our house. Lucas (2), Brockman (2), Rhodes (2), Mrs. Hurst, Miss Dean, Miss Lewis & we.

8월 25일

하루 종일 집에 있었다. 벡스터 부인이 토요일 밤에 도착했다. 리스와 벡스터 부인은 교회에 갔다.

At home all day. Mrs. Baxter arrived Sat night. Rith & Mrs. Baxter went to church.

8월 26일

사무실에서 일했다. 루스는 적십자 방에 있었다. 나는 테니스를 쳤다. 오후에 조금 일했지만 대부분의 시간을 잤다. 빌리의 사진을 찍었다.

Worked at office a.m. Ruth at Red Cross rooms. I played tennis. Worked a while in afternoon but slept most of time. Billy pictures taken.

8월 27일

오전에는 일했고 오후에는 조금 일했다. 테니스를 쳤고 평소보다 운이 좋았다.

Worked morning and a little while afternoon. Played tennis & had better luck than usual.

8월 28일

오전, 오후에 일했다. 언더우드 부인을 방문했다. 저녁에는 집에 있었다.

Worked morning and afternoon. Called on Mrs. Underwood. At home in the evening.

8월 29일

하루 종일 일했다. 허스트, 로즈와 함께 에비슨 부부와 오웬스를 만나러 영등포에 갔다.

Worked all day. At Yeitoho with Hurst & Rhodes to meet Avisons and Owens.

8월 30일

하루 종일 일했다. 오후에 테니스를 쳤다. 러들로로부터 하얼빈에 간다는 편지를 받았다. 백스터 부인이 사이판으로, 다니엘스는 상하이로 떠났다.

Worked all day. Played tennis in afternoon. Received letter from Ludlow about going to Harbin. Mrs. Baxter left for Saipen, Daniels Shanghai.

8월 31일

팁튼이 아침에 도착했다. 오후 4시 영사관에서 러들로의 부재에 관한 회의를 열었다. 테니스를 쳤다. 저녁에는 집에 있었다.

Tipton arrived a.m.. Meeting at consulate 4 p.m. about Ludlows leave of absence. Played tennis. At home in evening.

9월 1일

피어슨 기념관에서 열린 외국인 예배에 참석하는 것을 제외하고 하루 종일 집에 있었다. 미국 이사회의 스미스 박사가 설교했다.

At home all day excepting to attend foreign services held at Pierson Memorial. Dr. Smith of American board preached.

9월 2일

오전엔 치과에서 일했다. 오후엔 방사선 촬영을 했다. 남산을 걸어 올라가서 브록맨 댁에서 디저트와 함께 구역 모임을 가졌다.

Worked in dental dept a.m. At xray machine p.m. For walk up Nam San & then for gunabi with dessert at Brockman's.

9월 3일

하루 종일 대학에서 일했다. 오전 환자, 오후 방사선 촬영. 저녁에는 집에 있었다. 오후에는 집에서 빛 가리개를 고쳤다.

Worked at college all day. For patients a.m. & at x-ray p.m. At home in the evening. Fixed shades at house in afternoon.

9월 4일

오전에 대학에서 일했다. 덴마크 선교단의 비야르가드 씨가 오전에 왔다. 아펜젤러와 노블의 결혼식이 있었다. 우리 집에 걸릭 씨가 저녁 먹으러 왔다. 잉글리시 양, 쿡 부인이 있었다. 팁튼 가족이 오후에 도착했다.

Worked at college a.m. Mr. Bjargard of Danish mission came a.m. At Afferzeller-Noble wedding. Mr. Gulick at my house for dinner. Miss English & Mrs. Cook here. Tiptons arrived p.m.

9월 5일

오전부터 오후 3시 30분까지 사무실에 있었다. 팁튼은 오후에 외국인 주민 모임과 대화를 나눴다. 대단한 토론이었다. 팁튼이 선천으로 떠났다. 라우페 가족, 모레이 가족이 서울에 도착했다.

At office all a.m. & until 3:30 p.m. Tipton spoke to foreign community in afternoon. Quite a discussion. Tipton's left for Seusen. Laufe's & Moorey's reached Seoul.

9월 6일

새로 이기환이 일을 시작했다. 비야르가드 씨는 집으로 떠났다. 빌은 혼자서 손뼉치기 게임을 했다. 언더우드 씨 생일 파티에 갔다. 교수 회의가 있었다.

New boy 이기환 started work. Mr. Bjagard left for home. Bill did "patty cake" all alone. At Mr. Underwoods birthday party. Faculty meeting.

9월 7일

오전부터 이른 오후까지 일했다. 오후에 잠시 테니스를 쳤다. 저녁에는 집에 있었다. 책을 읽었다.

Worked a.m. and part of afternoon. Played tennis a while in the afternoon. At home reading in the evening.

9월 8일

하루 종일 집에 있었다. 책을 읽고 잠을 잤다. 미시나 박사가 도착해서 우리는 건물을 구경했다. 열차 편성이 상하행선 모두 하나씩 줄었다.

At home all day. Read and slept most of the day. Dr. Mishina arrived and we had a sight-see of the building. Train schedule reduced to 1 each way.

9월 9일

하루 종일 사무실에서 열심히 일했다. 테니스를 쳤다. 선천에서 쿡 씨가 도착했다.

At office all day & worked hard. Played tennis. Mr. Cook arrived from Seusen.

9월 10일

오전 내내 일했다. 오후와 저녁에 연합 회의에 참석했다. 커티스 씨는 시베리아에서의 적십자의 일에 대해 말했다. 연합에서 첫 차를 마셨다.

Worked all a.m. Attended federal council afternoon and evening. Mr. Curtice spoke about Red Cross work in Siberia. 1st tea at union.

9월 11일

오후 5시까지 종일 일했고 저녁에도 잠깐 일했다. 적십자에 자원봉사를 한다는 서명을 냈다.

Worked all day until 5 p.m. and worked a while in the eve. Wrote statement of volunteering for Red Cross work.

9월 12일

하루 종일 사무실에서 일했다. 테니스를 쳤다. 저녁에 연합 회의를 폐회했다.

Worked at office all day. Played tennis. At closing session of federal council in evening.

9월 13일

오전 내내 사무실에서 일했다. 미시나 박사와 함께 주문과 계획을 검토했다. 테니스를 망쳤다. 로이드 부인이 근무했다.

Worked at office all a.m. Went over orders and plans with Dr. Mishina p.m. Played rotten tennis. Mrs. Roydes served.

9월 14일

오후 2시 언더우드 댁에서 지부 회의가 있었다. 모든 사업이 완료되지 않았다. 에비슨 박사가 헌신을 이끌었다. 추가 안내가 있기 전까지 자원봉사자는 대기하라는 전보가 시베리아에서 왔다.

Station meeting at Underwoods 2 p.m. All business not completed. Dr. Avison led devotions. Cable came from Siberia to hold all volunteers until further notice.

9월 15일

한강 교회 봉헌식에 갔다. 차를 타고 가서 고생했다. 저녁 일찍 잠자리에 들었다.

At dedication of Han Kang church. Went in automobile and had a rough ride. Went to bed early in the evening.

9월 16일

하루 종일 사무실에 있었다. 오후에 테니스를 쳤다. 구역 모임을 가졌다. 로즈, 루카스, 허스트, 쿡 부부, 우리가 함께 했다. 디저트 먹기 위해 우리 집에 왔다. 쿡의 생일이었다.

At office all day. Played tennis in the afternoon. For gunabi. Rhodes, Lucas, Hirsts, Cooks & we. Our house for dessert. Cook's birthday.

9월 17일

하루 종일 사무실에 있었다. 러들로 박사가 상황에 관해 많이 알려주었다. 파이 양, 러들로 부부, 쿡 부부가 우리 집에 와서 저녁 식사를 했다.

At office all day. Dr. Ludlow told us a lot about the situation. Miss. Pye, Ludlows & Cooks at our house for dinner.

9월 18일

오전 내내 열심히 일했다. 오후에는 거의 할 일이 없었지만 사무실에서 많은 것을 수리했다. 러들로가 기도회에서 설교했다. 루카스 가족이 우리 집에 왔다.

Worked hard all a.m. Very little to do p.m. but fixed a lot at office. Ludlow spoke at prayer meeting. Lucas's came to our house.

9월 19일

오전 내내 사무실에 있었다. 오후에 정부 병원을 방문했다. 테니스를 쳤다.

At office all a.m. Visited government hospital in the afternoon. Played tennis.

9월 20일

수요일 기록을 잃어버려서 지난 3일이 잘못 기재되어 있다.

I lost Wednesday's acct so the last 3 days are written up wrongly.

9월 21일

오전 내내, 오후 잠깐 사무실에 있었다. 테니스를 쳤다. 저녁에는 집에 있었다.

At office a.m. & a while p.m. Played tennis. At home in the evening.

9월 22일

외국인 예배에 참석했다. 감리교 이사회의 테일러 박사가 설교했다. 저녁에 에비슨 댁에 노래 부르러 갔다.

At foreign service. Dr. Taylor of Methodist board spoke. At Avison's for a sing in the evening.

9월 23일

러들로 박사와 루카스 씨는 오후 1시 31분에 시베리아로 떠났다. 저녁에 에비슨 댁에서 조선 기독교 대학에 관한 회의를 암스트롱 씨와 가졌다.

Dr. Ludlow and Mr. Lucas left for Siberia at 1:31 pm. At Avison's in eve for conference with Mr. Armstrong about chosen Christian college.

9월 24일

휴일이었지만, 하루 종일 일했다. 테니스를 쳤다.

Worked all day. Although a holiday. Played tennis.

9월 25일

하루 종일 일하고 테니스를 쳤다.

Worked all day and played tennis.

9월 26일

테니스를 치지 않았다.

Did not play tennis.

9월 27일

오후 8시부터 9시까지 YMCA에 갔다. 집에 있다가 내가 듣기로 한 YMCA 수업을 놓쳤다.

ymca 8 to 9 p.m. Stayed at home & missed ymca class which I promised to take.

9월 28일

2시 15분에 그레그 씨 댁에서 지부 회의가 있었다. 서울의 남, 여학생 학교 등록을 이사회에 요청하기로 했다. 지부 분리 권고가 있었지만 성공하지 못했다.

Station meeting at Mr. Gregg's at 2:15. Decided to ask board to register boys & girls academies at Seoul. Recommendation to separate station not successful.

9월 29일

하루 종일 집에만 있었다. 스콧 씨로부터 편지를 받았다. 로즈 씨가 설교했다. 카메론 양이 주말 동안 방문했다. 성찬 예배가 있었다. 그레그 댁에서 루스, 캐머론 양과 루카스 부인이 노래했다.

At home most all day. Recieved letter from Mr. Scott. Mr. Rhodes preached. Miss Cameron for week end. Communion service. Ruth, Miss Cameron & Mrs. Lucas at Gregg's for sing.

9월 30일

오전 내내 일했다. 에비슨 박사와 회의했다. 헨더슨을 만나러 역에 갔다. 음악 모임 회의가 있었다.

Worked all a.m. Had conference with Dr. Avison. At station to meet Hendersons. Music club meeting.

10월 1일

하루 종일 일했다. 테니스를 쳤다. 협회의 건축가인 머피 씨. 코헨스가 도착했다. 팁튼 부인이 도착했다.

Worked all day. Played tennis. Mr. Murphy c.c.c. architect at union. Cohens arrived. Mrs. Tipton arrived.

10월 2일

오후 6시까지 일했다. 2시간 동안 카메론 양의 이를 뽑았다. 일찍 잠들었다.

Worked until 6 p.m. 2 hrs extracting tooth for Miss Cameron. Fell asleep early.

10월 3일

하루 종일 일했다. 조선 호텔에서 머리를 잘랐다. 레이스 댁에서 영국 적십자 티 모임을 가졌다. 저녁에 집에 있었다.

Worked all day. Haircut at Chosen Hotel. English Red Cross tea at Lays. At home in eve.

10월 4일

구역 모임 레스토랑에서 루스의 생일 파티를 열었다. 반하트 가족, 브록맨 가족, 그소 가족, 팁튼 씨, 그레그 씨, 루카스 부인, 샤이플리 가족이 함께 했다. 디저트는 우리 집에서 먹었다.

Ruth's birthday party at Gunabi restaurant. Barnharts, Brockmans, Guesos, Mr. Tipton, Mr. Gregg, Mrs. Lucas & Scheifleys. Dessert at our house.

10월 5일

오전부터 이른 오후까지 일했다. 테니스를 쳤다. 목포의 크레인 양이 우리 집에 왔다.

Worked all a.m. Part of p.m. Played tennis. Miss Crane of Mokpo came to our house.

10월 6일

오전에 한강에 갔다. 오후엔 외국인 교회에 갔다. 저녁에 집에 있었다.

At Han Kang a.m. At foreign church afternoon. At house in eve.

10월 7일

하루 종일 일했다. 모든 게 엉망이었다. 건축가와 함께 치과부를 계획했다. 테니스를 쳤다.

Worked all day. Everything went wrong all day. Planned dental department with architect. Played tennis.

10월 8일

오후 3시까지 일했다. 디캠프 댁에서 지부 회의가 있었다. 좋은 만남이었다. 밤 11시 30분에 집에 도착했다. 루스는 가지 않았다.

Worked until 3 p.m. Station meeting at DeCamps. Very good meeting. Got home at 11:30 p.m. Ruth did not go.

10월 9일

하루 종일 일했다. 저녁에 모리스 댁에서 〈포르티치의 벙어리 처녀〉, 〈오 나의 어머니〉 음반을 들었다.

Worked all day. At Morris in the evening. "Deaf Girl of Portici", "Mother O'Mine."

10월 10일

저녁 늦게까지 하루 종일 일했다. 결혼 10주년 기념으로 토리스에 갔다. 게일스, 쿤스, 그소 가족, 쿡, 반버스커크, 루카스 부인, 크레인 부인, 히치 가족, 우리가 함께 했다.

Worked all day until late in eve. At Torris to 10th wedding anniversary. Gales, Koons, Geusos, Cook, Van Buskirks, Mrs. Lucas, Mrs. Crane, Hitches & we.

10월 11일

매우 피곤했지만 열심히 일했다. 연합에서 테니스를 딱 한 세트 쳤다. 땅이 매우 젖었다. 보내진 옷의 샘플을 살폈다. 일찍 잤다.

Worked hard although very tired. At union but played only 1 set. Ground very wet. Looked at samples of sent cloth. To bed early.

10월 12일

캠벨 부인은 미국으로 떠났다. 발치하러 언더우드 박사 댁에 갔다. 오전, 오후 근무했다. 오후에 연합에서 테니스를 쳤다. 저녁에는 집에 있었다.

Mrs. Campbell left for America. Dr. Underwood's to extract tooth. Worked a.m. & p.m. At union in afternoon. Home in eve.

10월 13일

하루 종일 실망스러웠다. 교회에 가지 않았다. 저녁에 노래 부르러 밀러 댁을 방문했다.

Bummed all day and did not go to church. At Millers in eve for a sing.

10월 14일

다시 등록(군대)했다. 사진을 제외한 여권 신청을 완료했다. 양복 견본을 보러 톰스에 갔다.

Registered (military) again. Passport application complete except for picture. Went to look at suit samples at Tom's.

10월 15일

하루 종일 열심히 일했다. 테니스를 쳤다. 루스는 루카스 부인과 연합에서 일했다.

Worked hard all day. Played tennis. Ruth served at union with Mrs. Lucas.

10월 16일

양복점에서 양복을 맞췄다. 테니스를 쳤지만 운이 나빴다.

Tried suit on at tailors. Played tennis but had bum luck.

10월 17일

오후 2시 에비슨 댁에서 위트모어와 함께 분리 결정을 위한 회의를 열었다. 회의는 오후 6시까지 계속되었다. 저녁에는 집에 있었다. 학교 방학. 약속 없음.

2 p.m. meeting at Avison's with Whittemore to decision separate. Meeting lasted until 6 p.m. At home in the evening. A school holiday. No appointments.

10월 18일

하루 종일 열심히 일했다. 〈잔다르크〉를 보러 모리스 댁에 갔다. 사람들이 2등석에서 음식을 먹었다. 잉글리시 부인이 우리 집에 왔다.

Worked hard all day. At Morris to see Joan of Arc. A crowd went in 2nd class & took some eats. Mrs. English at our.

10월 19일

하루 종일 일했다. 오후에 기록을 정리하고 사무실 업무를 최신 상태로 정리했다.

Worked all day. Fixed up records in afternoon & brought office work up to date.

10월 20일

아침에 한강에 갔다. 오후에 외국인 예배에 갔다. 북맨 씨가 설교했다. 루스, 루카스 부인이 북맨 씨의 설교를 들으러 갔다.

At Han Kang in morning. At foreign service in afternoon. Mr. Bookman spoke. Ruth & Mrs. Lucas to hear Mr. Bookman.

10월 21일

하루 종일 일했다. 미시나가 아팠다. 중국 일을 재개했다. 저녁에는 집에 있었다.

Worked all day. Mishina sick. Recommenced China work. At home in the evening.

10월 22일

하루 종일 사무실에 있었다. 미시나는 아직도 아프다. 테니스를 쳤다. 저녁에 집에 있었다. 빌리가 밤에 아팠다.

At office all day. Mishina still sick. Played tennis. At home in eve. Billy sick in night.

10월 23일

오전에 영 부인의 수술이 있었다. 오후 4시 30분까지 일했다. 미시나는 조금 있다가 집에 가서 잤다. 테니스를 쳤다.

Mrs. Young's operation a.m. Worked until 4:30 p.m. Mishina came a while but went home to bed. Played tennis.

10월 24일

오후 4시까지 일했다. 루스와 함께 명동에서 쇼핑했다. 저녁에 집에 있었다.

Worked until 4 p.m. Shopping in Honmachi with Ruth. At home in the eve.

10월 25일

4시 30분까지 일했지만 테니스를 잘 못 쳤다. 루스, 루카스 부인이 음악 모임 참석을 위해 그레그 댁에 갔다.

Worked until 4:30 Played tennis but played poorly. Ruth & Mrs. Lucas at Gregg's for music club.

10월 26일

아침부터 이른 오후까지 일했다. 테니스를 쳤지만 잘 못 쳤다. 저녁에는 집에 있었다. 루카스 부인이 아팠다.

Worked all a.m. & part of afternoon. Played tennis but did badly. At home in the evening. Mrs. Lucas took sick.

10월 27일

루스와 빌리는 둘 다 밤에 아팠다. 아줌마도 아팠다. 나는 종일 간호했다. 집에 편지를 썼다.

Ruth & Billy both sick during night. Ama also sick. I played nurse all day. Wrote a letter home.

10월 28일

하루 종일 일했다. 오후에 사진을 찍으러 갔다. 저녁에는 집에 있었다. 일찍 잤다. 잘 잤다.

Worked all day. Went for pictures in afternoon. At home in the evening and went to bed early. Had slept well.

10월 29일

하루 종일 일했다. 저녁에는 집에 있었다. 광고 1부를 받았다. 겨울 몇 달을 위한 새로운 일정을 계획했다.

At work all day. At home in evening. received 1st copy of advertises. Planned new schedule for the winter months.

10월 30일

하루 종일 사무실에서 일했지만 주로 아침에는 사무 일을 했다. 체육 수업이 시작되었다.

Worked at office all day but mostly desk work in morning. Gymnasium class began.

10월 31일

황제 생일이라 휴일이었지만 하루 종일 일했다. 오전 9시 45분 예배당에서 회의가 있었는데 총독께 카드를 보냈다.

Worked most all day altho it was a holiday being the emperor's birthday. Meeting in chapel 9:45 a.m. but I sent my card to Governor General.

11월 1일

오전 내내 일하고 오후 몇 시간은 공부했다. 아침부터 임상 업무를 시작했다. 저녁에는 집에서 게임을 했다.

Worked all a.m. and studied part of p.m. Began clinical work int he morning. At home playing games in the eve.

11월 2일

오전 내내 일했다. 오후에 YMCA 체육 수업에 갔다. 10명이 참석했다. 저녁에 집에 있었다.

Worked all a.m. At ymca gymn class in afternoon. 10 were present. At home in the eve.

11월 3일

오전엔 한강에 갔다. 주일학교에서 J.D. 웰스의 학생이 설교했다. E.H. 밀러 씨가 외국인 예배에서 설교했다. 처음으로 새 양복을 입었다.

At Han Kang a.m. Student from J.D.Wells preached & held S.S. Mr. E.H.Miller preached at foreign service. Wore new suit for 1st time.

11월 4일

오전과 오후 대학에서 일했다. 저녁에 돌아왔다.

Worked at college a.m. and p.m. Returned a while in the evening.

11월 5일

대학에서 하루 종일 일했다. 저녁에는 집에 있었다.

Worked all day at college. At home in the evening.

11월 6일

하루 종일 대학에 있었다. 오후에 공부했다. 오후엔 체육관에 갔다. 저녁에는 집에 있었다.

At college all day. Studied in afternoon. At gymnasium in afternoon. Home in eve.

11월 7일

하루 종일 사무실에서 일하며 회계 정리 등을 했다. 큰 주문 건을 일부 정리했다.

Worked at office all day straightening up accounts, etc. Made out part of large order.

11월 8일

미국에서의 지시를 처리했다. 산책했다.

Worked on order from America. For a walk.

11월 9일

오전부터 이른 오후까지 일했다. 체육관에 갔다. 사람은 많았지만 농구 경기는 하지 않았다.

Worked morning & part of afternoon. At gymnasium. Had a good crowd but no basketball.

11월 10일

감기 때문에 온종일 집에 있었다. YMCA 날. 게일 박사가 연합에서 연설했다.

At home all day on account of a cold. ymca day. Dr. Gale spoke at union church.

11월 11일

하루 종일 열심히 일했다. 저녁에는 집에 있었다.

Worked hard all day. At home in the evening.

11월 12일

에비슨 댁에서 지부 회의가 있었다. 나와 로즈 씨가 회의 일부를 주관했다. 회의는 10시 30분까지 계속되었다.

Station meeting at Avison's house. I presided at part & Mr. Rhoades at part of meeting. Meeting lasted until 10:30.

11월 13일

하루 종일 열심히 일했다. 산책했다. 오후에 체육관에 갔다. 저녁에 집에 있었다. YMCA에서 야구를 했다.

Worked hard all day. For a walk At gymn in the afternoon. At home in the eve. Played baseball at ymca.

11월 14일

평소처럼 일했다. 저녁에는 산책했다.

Worked as usual. For a walk in eve.

11월 15일

평소처럼 일했다. 저녁 먹으러 로도스 댁에 갔다. 콘스 부인, 딘 씨, 루카스 부인, 루스와 함께 했다. 케덕 씨가 광산으로 떠날 준비를 했다.

Worked as usual. At Rhodes for dinner. Mrs. Korns, Mrs. Dean, Mrs. Lucas, Ruth & I. Keduk prepared to leave for mines.

11월 16일

오전부터 이른 오후까지 일했다. YMCA에 갔다. 경기는 괜찮았다. 우리 집에서 디저트를 곁들인 구역 모임을 가졌다. 로즈, 오웬스, 언더우드 씨, 루카스 부인, 우리. 브래들리 아기가 … 태어났다.

At work all a.m. and part of p.m. At ymca. Had good games. Gunabi with dessert at our house. Rhodes, Owens, Mr. Underwood, Mrs. Lucas and we truly. Bradley baby born ...?

11월 17일

래플리 부인의 생일. 오전에 한강에 갔다. 외국인 예배를 가지 않았다. 저녁에 집에 있었다.

Mother Lappley's birthday. At Han Kang a.m. Did not go to foreign service. At home in the eve.

11월 18일

하루 종일 대학에 있었다. 두통이 심했다. 일찍 잤다. 빌리는 10시부터 6시까지 밤새 잠을 잤다.

At college all day. Had a bad headache. Went to bed early. Billy slept all night from 10 to 6.

11월 19일

하루 종일 사무실에 있지만 일을 잘 할 수 없었다. 제안된 물품 주문 등을 완료하고 에비슨 박사의 책상에 올려놓았다.

At office all day but could not work well. Finished suggested order of supplies, etc. & put on Dr. Avison's desk.

11월 20일

어머니의 생일이었다. 아파서 오전 내내 누워있었다. 산토린 섬, 대령 … 오후에 체육관에 갔다. 첫 번째 농구 경기를 가졌다.

Mother Schiefley's birthday. Sick in bed all a.m. Santorinie & Colonel dose? At gymnasium in afternoon. 1st basketball.

11월 21일

낮에는 아주 조금 일했다. 저녁에는 집에 있었다. 책을 읽었다.

Worked a little bit during the day but very little. At home reading in the evening.

11월 22일

하루 종일 일했다. 로즈, 오웬스, …, 하트니스 양의 환영회를 에비슨 댁에서 열었다. 밀스와 러들로에게 편지를 썼다. G.V. 블랙의 치과 병리학을 읽었다.

Worked all day. At reception at Avison's for Rhodes, Owens, C? & Miss. Hartness. Wrote to Mills & Ludlow. Read some of G.V. Blacks special dental pathology.

11월 23일

하루 종일 일했다. 체육관에서 배구를 했지만 경기는 느렸다. 저녁에 집에 있었다.

At work all day. Played volleyball at gymnasium but game was slow. At home in eve.

11월 24일

오전 내내 집에 있었다. 오후엔 외국인 예배에 참석했다. 반버스커크 박사가 설교했다. 저녁에는 집에 있었다.

At home all a.m. At foreign service p.m. Dr. Van Buskirk preached. At home in evening.

11월 25일

오전 내내 열심히 일했다. 오후에 산책했다. 저녁에 집에 있었다. 오후에 승리를 축하하는 자동차 퍼레이드가 있었다. 조선 호텔에서 연회가 있었다.

Worked hard all a.m. For a walk in afternoon. At home in eve. Celebration of Victory by auto parade afternoon. Banquet at Chosen Hotel.

11월 26일

하루 종일 일했다. 지부 분리와 선교에 관하여 실행위원회에 제출할 보고문을 청취하기 위해 저녁에 에비슨 댁에 갔다.

Worked all day. At Avison's in eve to hear paper to be presented to ex. com. on separation of station & mission.

11월 27일

하루 종일 일했다. 농구와 배구를 잘 했다.

At work all day. Good basketball and volleyball.

11월 28일

하루 종일 일하지는 않았다. 추수감사절 점심을 위해 쿤스 댁에 갔다. 저녁에 집에 있었다. 탁구 세트를 샀다.

Did not worked all day. At Koons for Thanksgiving lunch. At home in eve. Bought pink pong set.

11월 29일

하루 종일 일했다. 남산을 산책했다. 우리 집에서 음식을 곁들여 구역 모임을 가졌다. 생일 파티를 열었다. 탁구를 쳤다.

At work all day. For walk over Nam san. For Gunabi with trimmings at our house. Birthday party. Played ping pong.

11월 30일

내 생일이다. 루스와 빌리가 카메라를 주었다. 우리 집에서 디저트를 먹고 게임을 하는 구역 모임을 가졌다. 그소 가족, 로즈, 블레어 부인, 루카스 부인이 함께 했다.

My Birthday. Ruth & Billy gave me camera. Gunabi with dessert & games at our house. Guesos, Rhodes, Mrs. Blair, Mrs. Lucas.

12월 1일

한강에 갔다. 교회가 매우 추웠다. 하루 종일 집에 있었다.

At Han Kang. Very cold church. At home rest of the day.

12월 2일

평소처럼 일하고 오후에는 쇼핑하러 갔다. 저녁에 사무실에서 일했다.

Worked as usual and went shopping in the afternoon. Worked at office in eve.

12월 3일

특이한 건 없었다. 탁구를 좀 쳤다. 나는 저녁에 사무실에서 일했다.

Nothing unusual. Played pink pong a while. I worked at office in eve.

12월 4일

오후엔 체육관에 갔다.관중도 많았고 경기도 좋았다.

At gymnasium in afternoon. Had a large crowd and good games.

12월 5일

아침에 아파서 누웠다. 오후에는 일했다. 오후에 산책했다. 저녁에 집에 있었다.

Sick in bed a.m. Worked afternoon. For a walk in the afternoon. House in eve.

12월 6일

조금 일했다. 언더우드 댁에서 기념 구역 모임을 가지고, 디저트를 먹었다.

Worked a little bit. At Underwood's anniversary gunabi with dessert at their house.

12월 7일

오전 내내 일했다. 오후에 소형 안서 1호 필름을 현상했다. 저녁에는 사진을 몇 장 인화했다.

Worked all a.m. Developed 1st small Anseo film in afternoon and printed a few pictures in the evening.

12월 8일

거의 하루 종일 집에 있었다. 잠시 외국인 예배에 참석했지만 감기 때문에 집으로 돌아왔다. 저녁에 집에 있었다.

At home most of all day. Attended foreign service for a while but owing to cold I came home. At home in eve.

12월 9일

하루 종일 일했다. 저녁에는 책을 많이 읽었다.

At work all day. Did a lot of reading in the evening.

12월 10일

게일스 댁에서 지부 회의가 오후, 저녁까지 이어져 10시 30분에 끝났다. 집행위원회에 의료 보고서를 보고했다.

Station meeting at Gales in the afternoon eve until 10:30 Medical reports report of executive committee.

12월 11일

체육 수업이 괜찮았다. 계속 배구를 했다. 책상을 대합실로 옮겼고, 재고 캐비닛을 수술실에 넣었다.

Had a good gymnasium class. All volleyball. Moved desk into waiting room and put stock cabinet in operating room.

12월 12일

평소처럼 하루 종일 일했다. 오후, 저녁에 책을 많이 읽었다. 루카스 부인은 편도선을 제거했다.

At work all day as usual. Read a lot in afternoon & eve. Mrs. Lucas had tonsils removed.

12월 13일

일을 마친 뒤 저녁에 책을 읽었다.

Worked and read in the eve.

12월 14일

미시나 박사의 아버지가 돌아가셨다. 미시나는 저녁에 도쿄로 갔다. 캐슬 소령의 적십자 강의가 있었지만 나는 체육관에 갔다. H. 밀러, 잭, 힐, 내가 함께 했다.

Dr. Mishina's father died & he went to Tokyo in eve. Red Cross lecture by Major Castle but I went to gymnasium. H. Miller, Jack, Hill & I were there.

12월 15일

하루 종일 집에 있었다. 빌리는 잘 먹지 못하고 하루 종일 배탈이 났지만 행복해 보였다.

At home all day. Billy did not eat very well and had a stomach upset all day but seemed happy.

12월 16일

미시나가 일본에 있었기 때문에 매우 바빴다.

Busy as the dickens because Mishina was in Japan.

12월 17일

월요일처럼 바빴다. …에서 저녁 식사를 했다.

Busy as Monday. At ? for dinner in the evening.

12월 18일

열심히 일했다. 오후에 YMCA에 갔다. 게임이 괜찮았다. 저녁에 집에 있었다.

Worked hard at ymca in afternoon. Good games. At home in the eve.

12월 19일

아직도 힘들다. 그소 댁에서 한국 음식을 먹었다. 헬렌 양, 딘스, 루카스 부인, 루스, 나, 코헨 가족, 그소 가족이 함께 했다.

Still hard at it. At Geuso's for a Korean feed. Miss Helen, Deans, Mrs. Lucas, Ruth & I, Cohens, Geusos.

12월 20일

8시부터 6시 30분까지 하루 종일 미친듯이 일하다가 오후가 되어서야 정신을 차렸다. 오후에 사탕을 만들었다.

Worked like the old harry all day from 8 to 6:30 & than returned a while in p.m. Made candy p.m.

12월 21일

하루 종일 일했다. 체육관에 갔다.

Worked all day. At gymnasium.

12월 22일

외국인 예배 참석을 제외하고 하루 종일 집에 있다. 공주에서 온 테일러 씨가 설교했다.

At home all day excepting to attend foreign service. Mr. Taylor (Counju) preached.

12월 23일

오후 3시까지 일하고 루스와 쇼핑하러 갔다. 크리스마스 쇼핑을 마쳤다.

Worked until 3 p.m. and then went shopping with Ruth. Finished xmas shopping.

12월 24일

오후 6시까지 사무실에 있었다. 머리를 잘랐다. 명동에 쇼핑하러 갔다. 루카스 씨가 하얼빈에서 왔다. 크리스마스 트리를 다듬었다. 미시나 박사가 돌아왔다.

At office until 6 p.m. Had hair cut. Went to Honmachi to shop. Mr. Lucas came from Harbin. Trimmed xmas tree. Dr. Mishina returned.

12월 25일

빌리의 첫 번째 크리스마스 트리. 빌리와 나무 사진을 찍었다. 버크맨 댁에서 저녁 먹었다. 저녁에 사진을 현상했다.

Billy had 1st xmas tree. Took picture of Billy & tree. At Buckmans for dinner. Developed pictures in eve.

12월 26일

오후 3시까지 사무실에 있었다. 허드슨 증례에 적합한 치아를 찾으려 했지만 실패했다. 집에 왔고 일찍 잤다.

At office until 3 p.m. Tried to find suitable tooth for Hudson case but failed. At home & in bed early.

12월 27일

하루 종일 일했다. 우리 집에서 디저트와 함께 구역 모임을 가졌다. 루카스 부부, 언더우드 부부, 그소 부인, 로즈 부인, 우리. 도쿄에서 온 매스 양이 디저트를 함께 했다.

Worked all day. For gunabi wtih dessert at our house. Mr. & Mrs. Lucas, Mr. & Mrs. Underwood, Mrs. Geuso, Mrs. Rhodes & We. Miss Mass came from Tokyo for dessert.

12월 28일

오전, 오후 내내 일했다. 체육관에 갔다. 배구와 농구 경기가 괜찮았다. 코링턴 양이 왔다.

At work all a.m. and a while p.m. At gymnasium. Had good games of volleyball and basketball. Miss Corrington came.

12월 29일

하루 종일 집에 있었다. 루스는 오후에 두통이 있었다. 일찍 잤다.

At home all day. Ruth had a headache in afternoon. Went to bed early.

12월 30일

열심히 일했지만 운이 좋았다. 저녁 일찍 잠자리에 들었다.

Worked hard but had good luck. Went to bed early in the evening.

12월 31일

하루 종일 일했고 운이 좋았다. 새로운 환자 몇 명을 보았다.

Worked all day and had good luck. Several new patients.

---

(4) 1919년

샤이플리는 1919년에도 환자 진료, 학생 지도 및 관리, 사무실의 다양한 업무들(서류 작업, 재고품 파악, 기공실 및 실습실 수리) 등에 책임감을 가지고 열심히 일했다. 외국인 예배 및 여러 회의(교수 회의, 지부 회의, 의료 회의, 연례 회의, 적십자 서울 지부 회의 등)에도 참석했다. 또한 어학 학습, 논문 읽기, 책의 집필에도 열심히 임했다.

발치, 브리지, 아말감, 크라운, 와동 형성, 턱관절, 소아 치료, 인레이 등과 같은 영역을 진료하고 다른 의사나 학생의 진료를 돕기도 했다. 한편 진료와 관련하여 다양한 사건도 있었다. 3월 28일에는 처음으로 턱관절 환자가 내원하였다. 7월 2일에는 한국인 소녀를 진료했고, 7월 30일에는 한 소녀가 밤에 수술을 받다가 새벽에 죽었다.

퇴근 후와 주말(휴일)에 샤이플리는 다양한 방법으로 건강을 유지하고 휴식을 취했다. 농구, 배구, 야구, 수영, 테니스 등과 같은 스포츠를 즐겼고, 다양한 게임(루크, 피노클, 파르체시, 체커) 및 독서(소설, 치과 잡지)도 많이 했을 뿐만 아니라 외국인 동료들과 어울려 즐거운 시간을 보냈으며, 동네와 한강으로 산책을 갔다. 여름에는 강변에서 많은 시간을 보내며 여가를 즐겼다. 흥미롭게도 〈거룩한 성〉의의 리허설 및 합창단 연습에도 활발히 참여하였다.

특히 육아에도 전념하여 가정적인 모습을 보여주었다. 예를 들어, 빌리의 사진을 찍어주거나 빌리와 놀아주고 산책을 가는 등 아들과 많은 시간을 보냄으로써 좋은 아버지의 모습을 보여주었다. 반면에 빌리가 아픈 경우에는 밤새 간호하거나 안절부절 어쩔 줄 모르는 모습을 보여 애끓는 부정(父情)이 드러난다. 또한, 정원일을 하고 쇼핑을 같이 다니면서 부인과도 많은 시간 함께하며 좋은 남편의 모습도 보여주었다. 종종 집에 편지를 써 한국 생활을 전하기도 하였다.

놀랍게도 샤이플리는 한국의 문화 및 사건에도 관심을 보였다. 고종의 서거 날인 1월 23일에는 조기를 게양하여 애도를 표했으며, 1월 27에는 조문객들을 보기 위해 궁을 방문했다. 또한 2월 14일에는 명성황후의 장례식 행렬을 TV로 시청하며 오 박사에게 설명을 요청하기도 하였다. 6월 21일에는 대한민국의 임시정부 출범에 대한 개인적인 의견도 기록하였다. 더하여, 몇몇 한국인들의 대규모 시위에 대한 기록(3월 1일, 3월 5일, 3월 12일, 9월 2일)도 찾아볼 수 있었다.

1919년

1월 1일

루스는 지역 내 다른 여성들과 함께 에비슨 댁에서 음식을 준비했다. 하루 종일 전화 통화를 하지 않았다. 로즈 부인, 하트니스 양, 코링턴 양이 저녁 식사하러 우리 집에 왔다. 루크 게임을 했다.

Ruth served at Avisons with other ladies on compound. I did not make any calls. Mrs. Rhodes, Miss Hartness, Miss Corrington at our house for dinner. Played rook.

1월 2일

하루 종일 쉬었다. 늦게까지 침대에 있었다. 『돔베이와 아들』을 조금 읽었다. 코링턴 양이 대구로 떠났다. 일찍 잤다. 함 서방이 아파서 프리만 역할을 했다.

Took a rest all day. Stayed in bed until late. Read part of Dombey and Son. Miss Corrington left for Taiku. Went to bed early. Acted as friman as Ham Sa Bang was sick.

1월 3일

하루 종일 집에서 책을 읽었다. 프리만 역할을 다시 해야 했다. 카메론 양 집에서 구역 모임을 가졌다. 밀러 씨, 반버스커크 부부, 카메론 양, 루카스 부인, 루스와 함께 했다. 밀러 댁에서 디저트를 먹었다.

At home all day reading. Had to act as freiman again. At Gunabi given by Miss Cameron. H. Millers, Van Buskirks, Miss Cameron, Mrs. Lucas, Ruth and I. Dessert at Millers.

1월 4일

S.S. 화이트에서 100달러 상당의 주문품(금, 합금, 수술용 기구 등)을 받았다. 반버스커크 댁에서 개최된 교수 회의에 참석했다. 오후에는 체육관에 갔다.

Received $100 order from S.S.W. (gold, alloy surgical bus etc) Faculty meeting at Van Buskirks. At gymnasium in the afternoon.

1월 5일

외국인 예배에 참석했다. 하루 종일 집에서 쉬었다.

At foreign service. At home rest of the day.

1월 6일

전기회사 사람이 전기 엔진 제어기를 망가뜨렸다. 우리 집에서 저녁 식사를 했다. 브록맨 가족, 반하트 가족, 밀러 양(브록의 손님), 루카스 부인, 그루소 부인이 잠시 머물렀다. 남자들은 하얀 바지와 턱시도를 입고 왔다.

Electric Co. man spoiled electric engine controller. Dinner at our house. Brockmans, Barnharts, Miss Miller (Brock's guest) Mrs. Lucas, Mrs. Gruso stayed a while. Men came with white trousers and dinner coats.

1월 7일

하루 종일 사무실에서 열심히 일했다. 에비슨 댁에서 저녁을 먹었다. 루카스 부인께 작별인사를 했다. 브록맨 가족, 밀러 양, 아펜젤러 양, 리 양, 스티븐스 양, 걸릭 씨, 패터슨 박사, 루카스 부인, 루스과 함께 있었다.

At office all day working hard. At Avisons for dinner. Farewell to Mrs. Lucas. Brockmans, Miss Miller, Miss Affenzeller, Miss Lee, Miss Stevens, Mr. Gulick, Dr. Patterson, Mrs. Lucas, Ruth and I.

1월 8일

루카스 부인은 오전 9시 50분에 하얼빈으로 떠났다. YMCA에 갔지만 모두 기도회에 갔다.

Mrs. Lucas left for Harbin 9:50 A.M. Went to ymca but all were at prayer meeting.

1월 9일

하루 종일 열심히 일했다. 러들로 가족, 믹 에스텝이 저녁에 돌아왔다. 언더우드 가족과 함께 용산에 가서 그들을 만났다.

Worked hard all day. Ludlows and Mick Esteb returned in evening. Went with Underwoods to Ryuzan to meet them.

1월 10일

낮에 열심히 일했고 저녁에도 몇 시간 정도 일했다. 허스트 댁에서 점심을 먹었다. 러들로 가족도 같이 있었다.

Worked hard all day and a few hours in the evening. At Hursts for lunch. Ludlows also there.

1월 11일

오후 6시까지 일했다. 모리스 댁에서 러들로 가족과 에스텝 양을 위한 구역 모임을 가진 후, 디저트를 먹었다. 비가 억수로 쏟아졌다. 브록맨 가족, 밀러 양, 쿤스, 카메론 양, 러들로 가족, 에스텝 양, 루스와 함께 있었다.

Worked until 6pm. At Gunabi for Ludlows and Miss Esteb given by Morris's. At Morris's for dessert. It poured rain. Brockmans, Miss Miller, Koons, Miss Cameron, Ludlows, Miss Esteb and we.

1월 12일

하루 종일 집에서 있었다. 루스는 교회에 갔다. 카메론 양은 주말 동안 우리 집에 있었다.

At home all day. Ruth went to church. Miss Cameron at our house for the weekend.

1월 13일

6시 30분까지 일했고 오후 7시에서 8시까지 일했다. 러들로 가족은 저녁에 우리 집에 잠시 들렸다.

Worked until 6:30 and from 7-8 pm. Ludlows at our house a while in the evening.

1월 14일

허스트 댁에서 지부 회의가 있었다. 선교 보고서를 작성했다. 대부분의 시간을 보고서 작성에 할애했다. 불필요한 얘기를 많이 했다.

Station meeting at Hursts. Evangelistic reports. Most of the time was taken by reports. Much unnecessary talk.

1월 15일

하루 종일 열심히 일했다. 러들로 박사는 서울 지부에서 열린 특별 적십자 회의에서 연설했다.

Worked hard all day. Dr. Ludlow spoke at special Red Cross meeting at Seoul Union.

1월 16일

신경긴장증으로 집에 있었다. 로즈 댁에서 저녁을 먹었지만 집에 일찍 돌아왔다.

러들로 가족, 에스텝 양, 루이스 양, 루스와 함께 있었다.

At home with a nervous shake-up. At Rhodes for dinner but returned home early. Ludlows, Miss Esteb, Miss Lewis and we.

1월 17일

루스와 산책했다. 저녁에 2시간 정도 기공일을 한 후 집에 돌아왔다.

For a walk with Ruth. Returned for 2 hours in evening to do some laboratory work.

1월 18일

배구와 농구 경기가 아주 재밌었다. 루스는 간호사들이 준비한 연회에 참석하기 위해 한국 간호사 숙소에 갔다.

Very good volleyball and basketball games. Ruth at the Korean nurses home to entertainment given by the nurses.

1월 19일

외국인 예배에 참석했다. 날이 매우 춥다. 반버스커크 박사가 설교했다. 기독교 문학 주일이었다.

At foreign service. Very cold. Dr. Van Buskirk preached. Christian Literature Sunday.

1월 20일

저녁에 집에서 『덴탈 매거진』 구판을 읽었다.

At home reading some old numbers of dental magazines in the evening.

1월 21일

이화학당에서 〈거룩한 성〉의 첫 번째 연습을 했다. 저녁에는 집에서 책을 읽었다.

At Eva Hakstang for 1st practice of The Holy City. At home reading in the evening.

1월 22일

체육관에는 몇 명 없었지만 좋은 경기를 했다. 농구 할 때 운이 좋았다.

Only a few at the gymnasium but we had good games. I had good luck in basketball.

1월 23일

대한제국 황제(고종)의 서거로 휴일이 선언되었지만 하루 종일 일했다. 깃발 맨 위에

축면사를 달아 조기를 게양했다.

Worked all day although a holiday was declared because of Korean Emperor's death. Flags ordered at half mast with crepe at top.

1월 24일

퇴근 후에 루스랑 산책했다. 저녁에 집에서 피노클 게임을 했다. 1260 대 1250으로 루스가 이겼다. 무라카미가 빌리의 사진을 찍었다.

For a walk, with Ruth, after office hours. At home playing Pinochle in evening. Ruth won 1260 to 1250. Murakami took Billy's pictures.

1월 25일

빌리의 생일 파티가 있었다. 쿤스, 턴스, 하위 그랜트, 언더우드, 캐롤 허스트, 엘리노어 오웬스, 어머니들, 러들로 부인, 카메론 양과 함께 축하했다. 내 사진은 별로였다.

Billy had birthday party. Koons, Turns, Howee Grant, Underwood, Carrol Hirst, Eleanor Owens, the children's mothers, Mrs. Ludlow and Miss Cameron. My pictures were no good.

1월 26일

한강 교회에 있었다. 외국인 예배에 참석했다. 휴 신이 설교했다.

At church at Han Kang. At foreign service. Hugh Cynn preached.

1월 27일

조문객들을 보기 위해 순종의 궁 정문에 갔다. 저녁에는 집에서 책을 읽었다.

To see the mourners at Grand Prince Jr's palace gate. At home reading in the evening.

1월 28일

조선 지부 담당자를 편성하기 위해 적십자사 서울 지부 회의에 참석하였다. (지부장 - 커티스. 부지부장 - 노블, 총무 - 테일러. 회계 담당 - 밀러)

Meeting of Red Cross at Seoul Union to organize Chosun Chapter officers. President - Curtice. Vice president - Noble. Secretary - A.W. Taylor. Treasurer - E.H. Miller

---

1월 29일

배구 경기는 비참했지만 농구 경기는 훌륭했다.

Had excellent game of basketball although volleyball was miserable.

1월 30일

퇴근 후에 무라카미 댁에 빌리의 사진을 정리하러 갔다. 맥큔이 미국에서 돌아왔다. 러들로 부인은 500 게임을 하러 우리 집에 왔다.

Went to Murakami's after work to order pictures of Billy. McCune returned from America. Mrs. Ludlow at our house to play 500.

1월 31일

이화학당에서 음악 클럽 모임스 가졌다. 로즈 씨와 블라이 양은 신문을 읽었다. 재즈 밴드가 연주했다. 게임 후에 〈거룩한 성〉의 리허설을 했다.

Music club meeting at Eva Haktang. Mr. Rhodes and Miss Blye read papers. Jazz band played. Rehearsal of Holy City after the game.

2월 1일

스코필드 댁에서 열린 교수 회의에 참석했다. 신, 신, 로, 카이마, 미시나를 부교수로 추천했다. 스팔딩 가족, 햄볼드 양, 러들로 가족, 로즈, 걸릭 씨와 우리 집에서 저녁 파티를 했다.

Faculty meeting at Schofields. Recommended Shin, Shin, Ro, Kyima and Mishina as associate professors. Dinner party at our home. Spaldings, Miss Hambold, Ludlows, Rhodes and Mr. Gulick.

2월 2일

외국인 예배에 참석했다. 스코필드는 6시까지 설교했다. 저녁에는 집에 있었다.

At foreign service. Schofield preached until after 6 pm. At home in the evening.

2월 3일

하루 종일 일했다. 저녁에는 집에서 있었고 『치과 코스모스』(지난 호)를 읽었다.

At work all day. At home in the evening reading dental Cosmos (back numbers)

2월 4일

의료 회의가 있었다. 오전 및 오후 회의에 잠깐씩 참석했다. 러들로 박사가 시베리아의 적십자 업무에 대해 연설했다. 호주 선교단의 데이비스 박사가 우리 집에 왔다. 밀스와 에스텔라로부터 편지와 잡지를 받았다.

Medical meeting. Attended meetings part of a.m. and p.m. Dr. Ludlow gave talk on Red Cross work in Siberia. Dr. Davies of Australian Mission at our house. Received letter from Mills, Estella. Also magazines.

2월 5일

하루 종일 의료 회의에 참석했다. YMCA에서 농구 경기를 했는데 운이 너무 좋았다. 오후와 저녁 내내 머리가 아팠다.

At medical meeting all day. Had excellent luck in basketball at ymca. Had a headache most of the afternoon and evening.

2월 6일

오전 내내 일했다. 오후에 이사회 임원진을 만났다. 오라가 "그들은 나를 만족시킬 만한 어떤 계획도 세울 수 없다." 라고 말했다. 나는 그에게 지금 한 말은 이후에 바뀔 수 있다고 말했다. 졸업생들을 더 많이 받았지만 실질적인 결과는 없었다.

Worked all a.m. Met with board of managers in the afternoon. Ora said "They could not make any plans that would satisfy me." I told him that could be reworded. More B.S. and no practical results.

2월 7일

환자 몇 명을 보고 사무실 업무도 많이 했다. 저녁에는 〈거룩한 성〉을 연습하기 위해 러들로 댁에 있었다.

Saw a few patients and did a lot of office work. At Ludlows in the evening to practice The Holy City.

2월 8일

오후에는 기분전환을 위해 일하지 않았다. 잠시 쉬었다. YMCA에서 좋은 경기를 했다. 저녁에는 집에서 쉬었고 일찍 잤다.

Did not work in afternoon for a change. Rested a while. Had good games at ymca. At home in evening and went to bed early.

2월 9일

아침에 로즈 씨와 한강 교회에 있었다. 1917년 12월 이래로 참석률이 최고였다. 엡 씨는 설교를 매우 잘했다. 언더우드 댁까지 걸어갔다. 남은 하루는 집에서 보냈다.

At Han Kang Church with Mr. Rhodes in the morning. Attendance was best ever had since Dec. 1917. Mr. Ep spoke very well. Walked to Underwood house. At home rest of day.

2월 10일

대학 건물은 매우 춥다. 오전에는 글쓰기와 잡다한 사무실 업무를 많이 했다.

저녁에는 집에 있었다.

Very cold at college building. Did a lot of writing and miscellaneous office work a.m. At home in evening.

2월 11일

병원에 잠깐 있었다. 9시 30분에 예배당에서 모임이 있었다. (헌법기념일). YWCA에서 지부 회의가 있었다. Y.M.K. 교육 보고서를 작성했다. 샤프 씨가 30분 동안 짧은 기도를 진행했다.

At work a little while. Meeting at 9:30 in chapel. (Constitution day.) Station meeting at ladies ymca Y.M.K Educational reports Mr. Sharp lead the devotional half hour.

2월 12일

오후에는 YMCA에 있었다. 득점을 많이 했다. 반버스커크 댁에서 〈거룩한 성〉의 리허설을 했다.

At ymca in afternoon. Got a lot of baskets. At rehearsals for Holy City at Van Buskirks.

2월 13일

저녁에 늦게까지 일했다. 집에서 책을 읽었다. 캐링턴 양이 우리 집에 왔다. 샤모크 박사가 치료받으러 왔다. 팁튼 박사는 선천으로 가는 도중에 도착했다.

Worked until late in the evening. At home reading. Miss Carrington came to our house. Dr. Shamocke came for treatment. Dr. Tipton arrived on his way to Sensen.

2월 14일

정오까지 병원에 있었다. 수업 교과서용 사진을 찍었다. 명성황후의 장례식 리허설을 보았다. 1부 - 수행원과 함께 의자에 산 채로 타고 있다. 2부 - 여왕의 조문객. 3부 - 작고 텅 빈 상여. 4부 - 시체가 있는 큰 상여. 오 박사님은 장례 행렬을 설명해 주었다.

At work until noon. Took pictures for classbook. To see Queen Minn's funeral rehearsal. Part 1 - given alive riding in chair with attendants. Part 2 - Queen's mourners. Part 3 - Small empty bier. Part 4 - large beir with corpse. Dr. Oh explained procession to us.

2월 15일

빌리는 오후 2시에 포경 수술을 받았다. 도널드 쿤도 받았다. 수술 후에 빌리와 함께 집에 있었다. 일찍 잠자리에 들었지만 빌리는 잠을 많이 자지 못했다.

Billy circumcised at 2pm. Donald Koon also. At home with Billy after operation. Went to bed early but he did not sleep much.

2월 16일

하루 종일 집에 있었다. 루스는 특히 밤에 극심한 고통에 시달렸다. 해리스버그 집에 편지를 썼다. 둘을 한꺼번에 간호했지만 빌리는 밤새 잘 잤다. 클레이튼으로부터 편지를 받았다.

At home all day. Ruth was in intense pain, especially at night. Wrote to Harrisburg home. Ran double nursing stunt but Billy slept fine all night. Rec'd letter from Clayton.

2월 17일

루스는 거의 하루 종일 아팠다. 퇴근 후에 집에 왔다. 12시에 집에 와서 빌리의 우유를 준비했다. 샤록스 박사가 치아 2개를 발치하려고 로즈 씨를 마취했다.

Ruth sick most of the day. At home after working hours. Came home at 12 to prepare Billy's milk for the day. Dr. Sharrocks gave Mr. Rhodes an anesthetic to extract 2 teeth.

2월 18일

사무실에서 즐거운 하루를 보낸 후 집에 왔다. 엑스레이로 머리를 찍어봤지만 원인을 발견하지 못했다. 집에 편지를 썼다.

At home after a good days work at office. Tried x-rays of the head but could not secure them. Wrote letters home.

2월 19일

YMCA에서 아주 좋은 경기를 했다. 호르마치에서 구역 모임을 가졌다. 러들로 가족, 코링턴 양, 걸릭 씨와 함께 했다.

At ymca and had very good games. Gunabi in Hormachi. Ludlows, Miss Corrington, Mr. Gulick & we too.

2월 20일

하루 종일 매우 열심히 일했다. 저녁에는 집에서 책을 읽었다.

Worked very hard all day. At home reading in the evening.

2월 21일

저녁에 집에서 피노클 게임을 하고 탁구를 쳤다. 루스는 웜볼드 양 댁에 차를 마시러 갔다.

Played Pinochle and ping pong in evening. Ruth at Miss Warmbold's to tea.

2월 22일

오후 3시 30분까지 일했다. 러들로 씨는 클로로포름을 사용하여 치아 2개를 발치했다. 일찍 잤다. 하트니스 양은 밤 10시 30분까지 우리 집에 있었다.

Worked until 3:30 pm Mr. Ludlow took chloroform to extract 2 teeth. Went to bed early. Miss Hartness at our house until 10:30 pm

---

2월 23일

한강 교회에 갔다. 출석률이 아주 좋았다. 외국인 교회에 갔다. 빌링스 씨는 아주 훌륭한 설교를 했다. 스미스 부부는 노래를 불렀다. 저녁에는 집에서 보냈다.

At Han Kang Church. Very good attendance. At foreign church. Mr. Billings preached a very good sermon. Mr. and Mrs. Smith sang. At home in evening.

2월 24일

열심히 일했다. 머리를 잘랐다. 러들로는 저녁에 우리 집에 잠시 있었다. 독서를 잠깐 했다. 코링턴 양이 선천에서 돌아왔다.

Worked very hard. Had hair cut. Ludlows at our house a while in evening. Read a while. Miss Corrington returned to Seusen.

2월 25일

이화학당에서 〈거룩한 성〉의 리허설을 했다. 저녁에 집에서 치과 잡지를 읽었다.

At rehearsal of Holy City at Ewa. At home reading Dental (illegible) in the evening.

2월 26일

배구 경기에서는 운이 좋지 않았지만 농구 경기에서는 운이 좋았다. 러들로 가족, 반하트 가족과 함께 구역 모임을 가졌다.

Had poor luck in volleyball but good luck in basketball. For gunabi with Ludlows and Barnharts.

2월 27일

집에서 저녁 6시 30분까지 일했다. 저녁에 책을 읽었고 원판과 인화본을 수정했다.

Worked until 6:30 pm At home reading in the eve and fixing up negatives and prints.

2월 28일

오후 6시까지 일했다. 남자 아기가 응급실에 왔다. 테일러가 내 의자에 잠시 앉아있었다. 잉글리시 양이 평양에서 왔다. 저녁에 책을 읽었다.

Worked until 6 p.m. Baby boy came to a.u. Taylor while in my chair. Miss English came from Pyeongyang. Reading in eve.

3월 1일

허스트 댁에서 교수 회의가 있었다. 한국인들은 정부에 선언문을 보내고 거리에서 대규모 시위를 했다. YMCA에서 배구와 농구를 했다.

Faculty meeting at Hirsts. Koreans sent declaration to Government and had big demonstration on streets. At ymca playing volleyball and basketball.

3월 2일

외국인 예배에 참석한 것을 제외하고는 하루 종일 집에 있었다. 저녁에는 군중들을 보기 위해 거리를 걸었다.

At home all day except for foreign service and to walk streets to see the crowds in evening.

3월 3일

아침 6시에 일어났다. 아침 7시에 장례식을 보러 나갔다. 학생은 없었지만 전체 교수(스코필드를 제외한)는 있었다. 언더우드의 자동차가 진흙에 빠졌다. 저녁 9시에 집에 도착했다.

Up at 6 am. Left conf'd at 7 am to see funeral. No students but entire faculty (except Scofield) there. Stuck in the mud with Underwood's auto and got home at 9 pm.

3월 4일

하루 종일 일했다. 저녁에는 집에서 쉬었다. 전주에 사는 클라크 씨가 도착했다.

Worked all day. At home in the evening resting. Mr. Clark of Chunju arrived.

3월 5일

아침 9시 30분부터 일했다. 한국인들은 또 다른 시위를 시작했다. 하나는 남대문역에서 시작했다. 간호사 몇 명이 체포되었다가 나중에 풀려났다. 농구 경기에서 운이 매우 좋았다.

Worked from 9:30 Another demonstration by Koreans. One started from SG. station. Some of nurses arrested by released later. Had great luck in basketball.

3월 6일

하루 종일 열심히 일했다. 우리 집에서 기도회가 있었다. 저녁에는 러들로 댁에 잠깐 있었다.

Worked hard all day. Prayer meeting at our house. At Ludlow's a little while in the evening.

3월 7일

심한 감기로 하루 종일 침대에 누워 있었다. 관심 있는 치과 물품의 사본을 여러 장 읽었다. 루스는 외국인 학교 환영회에 갔다. 반하트 부인이 우리 집에 차를 마시러 왔다.

In bed all day with a bad cold. Read several copies of Dental items of interest. Ruth attended foreign school entertainment. Mrs Barnhart at our house to tea.

3월 8일

오전 내내 일했다. 오후에는 집에서 독서했다. 국가 사정으로 체육관이 휴관이었다.

Worked all a.m. at home reading in afternoon. No gymnasium on account of troubles in country.

3월 9일

하루 종일 집에 있었다. 치과 잡지를 많이 읽었다.

At home all day, Read a lot of dental magazines.

3월 10일

배틀즈 양은 적십자의 서울 지부 경험담을 읽었다. 러들로 댁에서 디저트를 먹으면서 구역 모임을 했다. 스피그는 방에 있었다. 반하트 가족, 모리스 가족, 러들로 가족, 배틀스 양, 루스와 함께 있었다.

Miss Battles read a story of Red Cross experience at Seoul Union. Gunabi with dessert at Ludlows. Spig in room next to us. Barnharts, Morris's, Ludlows, Miss Battles, Ruth and I.

3월 11일

우리 집에서 지부 회의가 있었다. 의료 회의에 참석했다. 게일 박사의 기도를 이끌었다. 버골지 씨와 어머니가 지부를 방문했다.

Station meeting at our house. Medical meeting. Dr. Gale lead devotions. Mr. Burgholz and mother came to visit the station.

3월 12일

시위를 하려는 시도는 당국에 의해 실패했다. 스미스 댁에서 〈거룩한 성〉을 리허설을 했다. 대량의 외국 우편물이 도착했다. 저녁에는 집에 있었다. 빌리는 의자 주변을 걸어 다녔다.

An attempt to give a demonstration was frustrated by authorities. At rehearsal of Holy City at Smiths. Large foreign mail arrived. At home in the eve. Billy walked around chairs.

3월 13일

저녁 6시까지 일했다. 퇴근 후 집에서 피노클 게임을 했다. 빌리는 새벽 1시 30분에 일어나서 한참을 울었다. 케이블 씨가 시베리아의 YMCA 업무에 대해 얘기했다.

Worked until 6 pm At home in the evening playing pinochle. Billy woke up at 1:30 am and cried a long time. Mr. Cable spoke on ymca work in Siberia.

3월 14일

기분전환을 위해 일찍 일했다. 소래의 해변집에 대해 알아보기 위해 잠시 언더우드 댁에 갔다. 그 후 저녁에는 집에서 책을 읽었다.

Staffed work early for a change. At Underwoods a little while P.M. to see about Sorai House. At home reading in the evening after that.

3월 15일

오후 4시까지 일했다. 허드슨이 대련에서 우리 집에 왔다. 오후에는 체육관에 갔다. 저녁에는 게임을 했다.

Worked until 4 pm Hudsons came to our house from Dairen. At gymnasium in afternoon. Played games in the eve.

3월 16일

하루 종일 집에 있었다. 루스와 빌리는 몸이 별로 좋지 않았다. 저녁에는 독서를 잠깐 했다.

At home all day. Ruth and Billy not feeling very well. Read a while in the eve.

3월 17일

경찰이 대학 건물을 수색했다. 수색이 끝날 때까지 모두 감금되어 있었다. 개인적 및 사업상의 서신들이 모두 없어졌다. 1918~1919년도 재고품 송장을 처리했다.

College building searched by police. All on confined kept until the search was completed. All my personal and business correspondence gone over. Balanced stock invoice 1918-1919

3월 18일

저녁 7시까지 일했다. 쉐이드 양의 브릿지 치료를 했다. 저녁에는 잠깐 게임을 했다.

Worked until 7 p.m. Miss Sheid's bridge. Played games a while in the eve.

3월 19일

YMCA에서 농구 경기를 했는데 아주 운이 좋았다. 10골이나 넣었다. 일찍 잤다.

Had excellent luck in basketball at ymca. 10 goals. Went to bed early.

3월 20일

5시 30분까지 일하고 루스, 허드슨 부부와 산책했다. 게임을 몇 개 하고 일찍 잤다.

Worked until 5:30 and then went for a walk with Ruth and Hudsons. Played a few games and went to bed early.

3월 21일

늦게까지 일하고 집에 가서 책을 읽었다. 저녁에는 집에서 있었다. 사진을 찍으러 여의도에 걸어갔다.

Worked later and then went home and read. At home in the evening. Walked to Yuedo's for pictures.

3월 22일

휴일임에도 불구하고 몇 시간을 일했다. 농구와 배구 경기는 꽤 좋았다. 러들로 가족과 함께 구역 모임을 가졌다.

Worked part of day although a holiday. Had fairly good basketball and volleyball games. For gunabi with Ludlows.

3월 23일

외국인 예배에 참석했다. 토마스 씨가 설교했다. 버윅 가족 2명, 토마스 가족 따님이 교회에 들어왔다. 성찬식이 거행되었다. 저녁에는 집에 있었다.

At foreign service. Mr. Thomas preached. 2 Berwick & one Thomas girl joined church. Communion service. At home in eve.

3월 24일

새벽에 몸이 안 좋아 누워있었다. 오후에는 집에 있었지만 글을 조금 쓰기 위해 사무실에 갔다. 저녁에는 집에 있었다.

Sick in bed a.m. At home part of afternoon but went to office to do some writing. At home in eve.

3월 25일

하루 종일 일했다. 이화학당에서 합창 연습을 했다. 저녁에는 집에 있었다. 허드슨 씨는 대련으로 떠났다.

Worked all day. At choir rehearsal at Ewa. At home in eve. Mr. Hudson left for Dairen.

3월 26일

열심히 일했다. 집으로 가는 길에 기차가 자동차 뒤를 들이받아서 빌 부인과 크레인 씨는 사망했고, 녹스 씨는 심하게 다쳤고, 빌 씨는 멍만 들었다. 그레그 댁에서 저녁을 먹었다.

Worked very hard. Mrs. Bill and Mr. Crane killed; Mr. Knox badly injured and Mr. Bill only bruised when train hit back of auto on their way home. At Greggs for dinner.

3월 27일

책 집필을 완성했다. 1918~1919년 업무 때문에 사무실에 있었다. 크레인 부인과 아이들, 니스벳 부부, 녹스 부인과 딸, 빌 씨는 야간열차를 타고 도착했다.

Completed books. At office for 1918-1919. Mrs. Crane and children, Nisbets, Mrs. Knox and girl, Mr. Bill arrived on night train.

3월 28일

스미스 댁에서 합창 연습을 했다. 몇 명만 참석했다. 내가 영사관에 간 사이에 처음으로 턱관절 환자가 내원했다. 빌 부인과 크레인 씨의 유해는 광주로 옮겨졌다.

At choir rehearsal at Smith's. Only a few there. First jaw case came into the hospital while I was at the consulate. Mrs. Bill and Mr. Crane were taken to Kwangju.

3월 29일

오전과 오후에 일했다. YMCA에 갔다. 농구 경기에서 한국인 팀을 상대로 32-24로 이겼다. 나는 5골 밖에 못 넣었다. 카메론 양이 우리 집에 왔다. 저녁에는 루크 게임을 했다.

Worked morning and afternoon. At ymca. Beat Koreans in basketball 32-24. I only got 5 goals. Miss Cameron came to our house. Played Rook in the evening.

3월 30일

하루 종일 집에 있었다. 교회를 위해 시작한 일은 꽤 진전되었다. 퇴근 후 저녁에는 집에서 편지를 쓰고 책을 읽었다.

At home all day. Started for church hit developed quite a fair and returned home. At home in the evening writing letters and reading.

3월 31일

하루 종일 정규 근무 외에는 신나는 일이 없었다. 저녁에는 집에 있었다.

Nothing exciting during the day outside of regular work. At home in the evening.

4월 1일

하루 종일 일했다. 저녁에는 집에서 게임도 하고 책도 읽었다. 버골즈는 안전을 보장해 달라고 당국에 전달했다.

Worked all day. At home playing games and reading in evening. Bergholz sent to authorities for assurance of safety.

4월 2일

보호 확약서를 받았다. 체육 수업 때문에 YMCA에 갔다. 운동을 아주 잘했다.

Assurance of protection received. At ymca for gym class. Had excellent exercises.

4월 3일

늦게까지 일했다. 루스와 허드슨 양과 함께 남산에 산책하러 갔다. 저녁에는 루크 게임을 했다. 허스트 박사와 잠시 놀았다. 학교 방학이 시작했다. 빌리와 잠깐 산책했다.

Worked until late. Went to Namsan for a walk with Ruth and Miss Hudson. Played rook in evening. Dr. Hurst played a while. A school holiday. Took Billy for a little walk.

4월 4일

다시 열심히 일했다. 퇴근 후 빌리를 데리고 산책을 잠시 했다. 저녁에는 잔금 정산을 했다.

Worked hard again. Took Billy for a little walk after work. Balanced accounts in the evening.

4월 5일

한국 팀과 배구, 농구 경기를 했다. 나는 득점을 올리는데 운이 좋았다. 올해의 마지막 체육관 날.

Played volleyball and basketball with Korean teams. I had fair luck with baskets. The last gymnasium day for the year.

4월 6일

외국인 예배에 참석했다. 웰치 감독이 설교했다.

At foreign service. Bishof Welch preached.

4월 7일

하루 종일 매우 열심히 일했다. 저녁에는 집에서 책을 읽었다.

Worked very hard all day. At home reading in the evening.

4월 8일

토루스에서 지부 회의를 했다. 나는 '봉사의 동기'라는 제목의 기도를 이끌었다. 거리의 고함소리 때문에 집에 일찍 왔다.

Station meeting at Torus. I lead devotions subject "Motives of Service" Came home early on account of yelling on streets.

4월 9일

늦게까지 일했다. 미시나 박사는 출근하지 않았다. 내 반지에는 글자 각인이 있어서, 그 위를 금으로 덮을 수 없었다.

Worked until late. Dr. Mishina did not come to work. I can't gold top on my ring which had analgram before.

4월 10일

언더우드 댁에서 기도 모임을 주선했다. 주제는 '예수를 보는 것'이었다. 환자들을 검진했고, 치아 3개를 발치했다. 저녁에는 집에서 책을 읽었다.

Lead prayer meeting at Underwoods. Subject "Seeing Jesus" Patients examined by (illegible) and 3 taken away. At home reading in the evening.

4월 11일

이번 시즌 처음으로 테니스를 쳤다. 초보 치고는 꽤 잘했다. 저녁에는 집에 있었다.

Played tennis 1st time for the season. Played fairly well for a beginner. At home in the evening.

4월 12일

2시간 동안 테니스를 쳤다. 오후에는 사무실에서 지금까지 작성한 책을 수정했다.

Played tennis for 2 hours. At office in afternoon fixing up books to date.

4월 13일

외국인 예배에 참석했다. 앤더슨 박사는 설교했다. 고향에 있는 에스텔라에게 편지를 썼다. 저녁에는 집에 있었다.

At foreign services. Dr. Anderson preached. Wrote home to Estella. At home in evening.

4월 14일

오후 6시까지 사무실에서 있었다. 비가 와서 테니스를 못 쳤다. 저녁에는 집에 있었다.

At office until 6 pm Could not play tennis because of rain. At home in the evening.

4월 15일

피어슨 기념관에서 부활절 리허설을 했다. 테니스 몇 세트를 쳤다. 저녁에는 집에 있었다.

At rehearsal for Easter at Pierson memorial. Played a few sets of tennis. At home in the evening.

4월 16일

4시 30분부터 6시까지 테니스를 쳤다. 저녁 먹기 전에 집에 와서 좀 쉬었다. 저녁에는 게임을 하고 책을 읽었다.

Played tennis 4:30 to 6:00. Came home and rested a while before dinner. Played games and read in the evening.

4월 17일

하루 종일 열심히 일했다. 테니스도 치고 좋은 게임도 했다. 저녁에는 책을 읽었다.

Worked hard all day. Played tennis and had good games. Read in the evening.

4월 18일

피어슨 기념관에서 리허설을 했다. 테니스를 쳤다. 저녁에는 게임을 했다.

At rehearsal at Pierson memorial. Played tennis. Played games in evening.

4월 19일

오전에도 일하고 오후에도 기공 일도 좀 했다. 테니스를 쳤다. 저녁에 사탕을 조금 만들었다. 루크 게임을 하고 독서를 했다.

Worked a.m. and did a little lab work p.m. Played tennis. Made a little candy in evening. Played rook and read.

4월 20일

외국인 예배에 참석한 것 외에는 집에 있었다. 웰치 감독이 설교했다. 합창곡을 불렀다. 나는 베이스를 불렀다. 아이들도 노래를 불렀다.

At home except to attend foreign service. Bishof Welch preached. Chorus sang. I sang bass. Children also sang.

4월 21일

하루 종일 비가 왔다. 퇴근 후에 집에 있었다. 저녁에는 독서를 하고 게임을 했다. 하루 종일 별로였다.

Rained all day. At home after working at office. Read and played games in evening. Had a grouch on all day.

4월 22일

바람이 많이 불었지만 테니스를 쳤다. 저녁에 독서를 했다.

Played tennis although very windy. Read in the evening.

4월 23일

서울 연합 회의가 있었다. 담당자 선거가 있었다. 테니스를 쳤다. 저녁에는 게임을 하고 책을 읽었다.

Meeting of Seoul Union. Election of officers. Played tennis. Played games and read in the evening.

4월 4일

테니스를 쳤다. 저녁에는 집에서 게임도 하고 책도 읽었다.

Played tennis. At home in the evening, playing games and reading.

4월 25일

연합에서 버골즈 부인이 봉사했다. 이번 계절에 처음으로 차를 마셨다. 그레그 댁에서 음악 클럽 모임이 있었다. 그레그 부인은 좋은 글을 읽었다. 로즈 부부, 스테이플스 양이 노래했다. 에제론 양과 허드슨 부인은 연주했다.

At union, Mrs. Bergholz served. 1st tee of season. At music club at Gregg's. Mrs. Gregg read a good paper. Mr. and Mrs. Rhodes sang. Miss Staples sang. Miss Edgeron and Mrs. Hudson played.

4월 26일

5시 20분까지 테니스를 쳤다. 러들로 가족, 언더우드 가족, 허드슨 부인, 카메론 양, 루스와 함께 구역 모임을 가졌다. 우리 집에서 디저트를 먹었다.

Played tennis until 5:20. For gunabi, Ludlows, Underwoods, Mrs Hudson, Miss Cameron and we. Dessert at our house.

4월 27일

하루 종일 집에 있었다. 팔머튼, 에스텔라, 밀스에게 편지를 썼다. 루스는 교회에 갔다.

At home all day. Wrote letters to Palmerton, Estella and Mills. Ruth went to church.

4월 28일

테니스를 쳤다. 테리유도 댁에 가서 악기 연주를 시도했다. 루카스 부인은 하얼빈에서 돌아왔다.

Played tennis. Went to Terryudoh's to try some instruments. Mrs. Lucas returned from Harbin.

4월 29일

퇴근 후에 연합에 갔다. 로이즈 부인은 바느질했다. 형편 없는 경기를 했다. 저녁에 에비슨한테 전화가 왔다. 루크 게임을 했다.

At union after office hours. Mrs. Royds sewed. Played miserably. Avison's called in the evening. Played rook.

4월 30일

오후 4시부터 6시 45분까지 언더우드 댁에서 공식 지부 회의가 있었다. 저녁에는 집에 있었다. 루크 게임을 했다.

At official station meeting at Underwoods from 4 to 6:45. At home in evening. Played rook.

5월 1일

오전 8시 30분부터 9시 45분까지 언더우드 댁에서 특별 지부 회의가 있었다. 루이스 양, 휴버트, 커크는 미국으로 떠났다. 테니스를 쳤다.

Special station meeting at Underwoods 8:30 to 9:45 a.m. Miss Lewis, Huebert and Kirk left for America. Played tennis.

5월 2일

퇴근 후에 마당에서 잠시 일했다. 우리 집에서 저녁 만찬이 있었다. 브로크휴즈 부인, 글리슨 씨, 반하트 가족, 그레그 씨, 허드슨 부인, 카르멘 양, 루카스 부인, 루스와 함께 했다.

Worked a while in yard after office hours. Dinner party at our house. Brockhuse (Mrs); Mr. Gleason (YWCA war work also Japan); Barnharts, Mr. Gregg, Mrs Hudson, Miss Carmen, Mrs. Lucas and we.

5월 3일

오후 내내 정원에서 일했다. 등나무와 포도 나무 정자를 만들었다. 나무 20그루를 심었다. 저녁에는 집에 있었다.

Worked in garden all afternoon. Build Wisteria and grape arbors. Planted 20 trees. At home in the evening.

5월 4일

외국인 예배에 참석하는 것을 제외하고는 하루 종일 집에 있다. 드캠프 씨가 설교했다. 보누릭 씨가 노래를 불렀다.

At home all day except to attend foreign service. Mr. De Camp preached. Mr. Bonurick sang.

5월 5일

퇴근 후에 정원에서 잠시 일했다. 저녁에는 게임을 했다.

Worked in garden a while after office hours. Played games in evening.

5월 6일

테니스를 쳤다. 러들로 박사와 캐치볼을 시작했는데 비가 올 것 같았다. 나중에 연합에 갔다.

Played tennis. Started to have a catch with Dr. Ludlow as it looked as if it would rain but later went to union.

5월 7일

잠시 퇴근 후 정원에서 일했지만 테니스도 쳤다. 심한 뇌우로 인해 불이 나가버렸다.

Worked in garden after office hours for a while but played tennis also. Lights went out because of severe electric storm.

5월 8일

퇴근 후에 정원에서 일했다. 뒷마당을 평탄하게 골라 놓았다. 밀러 부인이 루크 게임을 하러 왔다. 모든 여성분들은 언더우드와 함께 자동차를 타러 갔다가 한국 소년을 치었다.

Worked in garden after office hours. Finished grading in backyard. Mrs. Miller came over to play rook. All the ladies went with Underwood for auto ride and ran over Korean boy.

5월 9일

6시 30분까지 일했다. 정말 힘든 하루였다. 저녁에는 집에 있었다.

Worked until 6:30. Had a very hard day. At home in the evening.

5월 10일

오후 6시까지 일했다. 비가 와서 테니스를 칠 수 없었다.

Worked until 6 p.m. It rained so I could not play tennis.

5월 11일

외국인 교회에 갔다. 케이블 박사가 설교했다.

At foreign church. Dr. Cable preached.

5월 12일

저녁에는 반하트 댁에서 칭찬 파티를 했다. 브록맨 부인 - 콜게이츠, 브록맨 씨 - 밀러의 음식, 허드슨 부인 - 벨벳 씨 딸의 가터, 반하트 씨 - 윌리엄의 면도, 루스 -

적십자 신발, 그레그 씨 - 안경, 반하트 부인 - 스팔딩 씨 딸, 나 - 탈부착 가능한 목깃.

At Barnhart's in evening to advertising party. Mrs. Brockman - Colgates tale. Mr. Brockman - Miller's food. Mrs. Hudson - Velvet girl garters. Mr. Barnhart - William's shaving. Ruth - Red Cross shoes. Mr. Gregg - Sure-on glasses. Mrs. Barnhart - Spaulding girl. Mr. (illegible) - Why are you deaf. Myself - Arrow collars.

5월 13일

러들로 댁에서 지부 회의가 있었다. 교육 보고서를 작성했다. '높은 수준의 비판과 이단에 대처하는 방법'에 대한 토론을 했다. 로즈 씨는 연례 보고서를 읽었다. 담당자 선거가 있었다.

Station meeting at Ludlows. Educational reports. Discussion on "How to deal with higher criticism & heterodoxy" Mr. Rhodes read the annual report. Election of officers.

5월 14일

퇴근 후에 연합에 갔다. 연습하는 데 오랜 시간이 걸렸다.

At union after office hours. It took a long time to get into practice.

5월 15일

늦게까지 일했다. 오후에는 집에서 빌리를 잠시 봤다. 저녁에는 집에 있었다.

Worked until late. At home watching Billy a while in afternoon. At home in evening.

5월 16일

오후에 테니스를 쳤다. 우리 가정과 러들로 부인이 봉사했다. 저녁에는 루크 게임을 했다.

Played tennis in afternoon. Our house and Mrs. Ludlow served. Played rook in evening.

5월 17일

오후 4시까지 일했다. 테니스를 쳤다. 저녁 식사하러 버골즈(영사) 댁에서 있었다. 로즈, 코엔 가족, 오웬스 가족, 반하트 가족, 그렉 씨, 커티스 부인, 루스와 함께 했다.

Worked until 4 p.m. Played tennis. At Burgholz / consul / for dinner. Rhodes', Coen's, Owens', Barnharts', Mr. Greg, Mrs. Curtice, Ruth and I.

5월 18일

몇 시간 동안 기공실에서 일했다. 남은 하루는 집에서 보냈다.

Worked in lab several hours. At home the rest of the day.

5월 19일

오후 6시 30분까지 일했다. 저녁에는 집에 있었다. 허드슨 씨가 하얼빈에서 왔다.

Worked until 6:30 p.m. At home in the evening. Mr. Hudson came from Harbin.

5월 20일

또 늦게까지 일했다. 저녁에는 집에서 게임을 했다.

Worked until late again. At home playing games in the evening.

5월 21일

브록맨 씨의 생일 파티에 있었다. 루카스 부인은 엄마처럼, 루스는 여동생처럼, 허드슨 부인은 7살처럼, 나는 12살 소년처럼 차려입고 갔다. 반하트 씨는 벙커 부인처럼, 반하트 부인은 비 씨의 정장 차림을 입었다.

At Mr. Brockman's birthday party. Mrs. Lucas dressed as mother; Ruth as younger sister, Mrs. Hudson as 7 year old boy and I as 12 year old boy. Mr. Barnhart as Mr. Bunker and Mrs. Barnhard in Mr. B dress suit.

5월 22일

쿤 댁에서 게일 가족을 격려하며 차를 마셨다. 저녁에는 집에 있었다.

At tea at Koons for the Gales. At home in the evening.

5월 23일

테니스를 쳤는데 훌륭한 경기를 했다. 벡텔은 마지막 세트를 듀스로 이끌며 6대 5 세트 스코어로 케이블과 스미스를 꺾었다. 저녁에는 게임을 했다.

Played tennis and had excellent games. Becktel beat Cable and Smith in a 6 to 5 set with last game deuce. Played games in evening.

5월 24일

오후에는 은행도 가고 쇼핑도 했다. 테니스를 쳤다. 밀러 부인은 저녁에 게임을 하러 왔다.

Went to bank and shopping in afternoon. Played tennis. Mrs. Miller here to play games in evening.

5월 25일

오전에 연례 보고서를 작성했다. 외국인 예배에 참석했다. 비지 씨가 설교했다. 성서 협회 주일이었다. 사진 몇 장을 현상했다.

Wrote annual report a.m. At foreign service. Mr. Vesey preached. Bible society Sunday. Developed a few pictures.

5월 26일

오전에는 발치하려고 했지만 너무 아팠다. 지도에 따라 바카인과 아드레날린 3.5 cc를 복용했고 통증은 없었다. 발치, 와동 형성 2례를 했다. 아프지는 않았다. 밤중에 열이 났다.

Tried to have tooth extracted a.m. but hurt too much. Took 3 1/2 cc Bacaine and Adrenaline by couduct. method and felt no pain. Extraction and two cavity preps. Painless. Feverish during the night.

5월 27일

하루의 대부분을 침대에 누워 있었다. 오전 5시 체온은 39도, 오전 7시에는 38도, 오전 8시에는 37도, 오전 9시에는 36도였다. 하루 종일 체온이 오르락내리락 했다.

In bed most of the day. 5 a.m. temp. 102.9 1 a.m. 101; 8 a.m. - 100 9 a.m. - 98 and up and down the rest of the day.

5월 28일

일했지만 쉬엄쉬엄 했다. 큰 성과를 거두지는 못했다. 강가에 있는 언더우드 댁에 차 마시러 갔다. 남대문 사람들과 손님들이 그곳에 있었다.

At work but took like easy. Did not accomplish much. At Underwood's at the river for tea. South Gate people and guests were there.

5월 29일

오후 6시 30분까지 일했다. 특이사항은 없다.

Worked until 6:30 p.m. Nothing unusual

5월 30일

다시 6시 30분까지 일했다. 연례 보고서 및 분기 보고서 작성을 완료했다. 저녁에는 루크 게임을 했다.

Worked until 6:30 again. Finished annual report and quarterly report. Played rook in the evening.

5월 31일

오후에는 서울 지부에 잠시 들렀다. 우리 집에서 디저트를 먹으며 구역 모임을 가졌다. 브록맨 가족, 반하트 가족, 허드슨 가족, 루카스 부인, 일본에서 온 밀러 부인, 루스와 함께 했다. 그레그가 디저트를 먹으러 왔다. 허드슨 가족은 밤 11시에 하얼빈으로 떠났다.

At union a while in afternoon. Gunabi with dessert at our house. Brockmans, Barnharts, Hudsons, Mrs. Lucas, Mrs. Miller of Japan and we. Gregg came for dessert. Hudsons left for Harbin 11 p.m.

6월 1일

교회에 갔다. 코스톤의 캠벨 박사가 클라크 박사를 위해 설교를 했다. 성찬식을 거행했다. 저녁에는 집에 있었다.

At church. Dr. Campbell of Coston preached for Dr. Clark. Communion service. At home in the eve.

6월 2일

하루 종일 열심히 일했다. 테니스를 잠시 쳤다. 저녁에는 집에 있었다. 어드맨 부인이 도착했다.

Worked hard all day. Played tennis a while. At home in eve. Mrs. Erdman arrived.

6월 3일

오후에 테니스를 쳤다. 아주 평판이 좋았다. 저녁에는 집에 있었다.

Played tennis in afternoon. Had very good fames. At home in the evening.

6월 4일

퇴근 후에 테니스를 쳤다. 저녁에는 집에 있었다.

Played tennis after office hours. At home in the eve.

6월 5일

사무실에서 늦게까지 일했다. 밤에는 집에 있었다. 루스, 루카스 부인, 어드맨 부인은 러들로 댁에서 오찬 모임을 가졌다. 러들로 박사, 메리 밀러와 점심을 함께 했다.

Worked until late at office. At home at night. Ruth & Mrs. Lucas & Mrs. Erdman at luncheon at Ludlows. Dr. Ludlow & Mary Miller with me for lunch.

6월 6일

모리스 댁에서 음악 클럽을 가졌다. 담당자 선거가 있었다. 지부장: 반버스커크 박사, 부지부장: x, 총무 겸 회계 담당: 오웬스 부인. 집행위원회: 밀러 부인, 그레그 부인. 로즈 씨는 직을 거절했다. 커가 일본에서 돌아왔다.

Music club at Morris's. Election of officers; Pres Dr. Van Buskirk; V.Pres ; Sec & treas Mrs. Owens; Exec. comm Mrs. Miller & Mrs. Gregg. Mr. Rhodes refused presidency. Kerr's arrived from Japan.

6월 7일

오후에는 낮잠을 잤다. 러들로와 테니스를 치는 도중에 비가 왔다. 코트는 경기를 할 수 있을 만큼 말랐지만 모두가 끝났다. 러들로 댁에서 커 부인, 쿤스, 루카스 부인, 메리 밀러, 러들로 가족, 루스와 함께 디저트를 먹으며 구역 모임을 가졌다.

Took nap in afternoon. At tennis with Ludlow but rained while on road. Courts dried enough to play but everbody was finish. Gunabi with dessert at Ludlows. Mrs. Kerr, Koons, Mrs. Lucas, Mr. & Mary Miller, Ludlows, Ruth & I.

6월 8일

외국인 교회를 제외하고 온종일 집에 있었다. 어린이날 연습을 했다. 빌리는 그곳에서 즐거운 시간을 보냈다. 루스가 빌리를 인력거에 태웠다. 저녁에 로즈 댁에 잠시 들렀다.

At home all day except for foreign church. Childrens day exercise. Billy was there and had a fun time. Rith took him in a ricksha. At Rhodes a few minutes in eve.

6월 9일

클로로포름 마취로 헌더 부인을 치료하는 것으로 하루를 시작하여, 클로로포름 마취로 쿤스를 치료하는 것으로 끝났다. 러들로에게 옷을 갈아입고 와서 쿤스에게 클로로포름 마취를 해 달라고 요청했다. 그는 언더우드의 세례식을 놓쳐서 우리 집으로 왔다.

Started day with Mrs. Hunder under choloform & finished with Koons under chloroform. Called Ludlow in dress suit to give Koons chloroform. He missed Underwood christening party & came to our house.

6월 10일

쿤스 댁에서 지부 회의를 했다. 커 씨가 기도를 이끌었다. 의학 및 연례 보고서를 몇 권 읽었다. 과식해서 밤새 거의 깨어있었다.

At station meeting at Koons. Mr. Kerr lead devotions. Read medical & some annual reports. Ate quite a lot and kept awake most of night.

6월 11일

하루 종일 아파서 누워 있었다. 식중독이다. 허스트가 나에게 물약을 처방해 주었다. 지부 회의의 구성원 대부분이 아팠다.

Sick in bed all day. Ptomaine poison. Hirst game me the drunk treatment. Most all members of station sick.

6월 12일

하루 종일 일했다. 러들로 가족, 커 가족, 밀러 부인, 그소가 점심 먹으러 우리 집에 왔다. 러들로 댁에 동일 사람들과 스미스가 저녁 식사를 하러 갔다.

Worked all day. Ludlows & Kerr's & Mrs. Miller & Geuso's at our house for lunch. Same crowd and smiths at Ludlows for dinner.

6월 13일

늦게까지 일했다. YMCA에서 외국인 학교 연회가 있었다. 언더우드의 차를 타고 다녀왔다.

Worked until late. At foreign school entertainment at ymca. Went & returned with Underwood's in their car.

6월 14일

오후 7시까지 일했다. 루카스 씨는 하얼빈에서 돌아왔다. 에비슨 댁에서 마지막 지부 회의가 있었다. 연례 보고서를 평가했고, 연례 회의를 위해 마감된 업무를 살펴보았다.

Worked until 7pm. Mr. Lucas returned from Harbin. At final station meeting at Avisons. Read balance of annual reports and finished business for annual meeting.

6월 15일

하루 종일 집에 있었다. 우리 집 베란다에서 노래를 불렀다. 빌리가 깨어 밤새도록 가만히 있지를 않았다.

At home all day. Had a sing on our porch. Billy woke up and then was restless thoughout the night.

6월 16일

오후 6시 30분까지 일했다. 저녁에는 게임을 했다.

Worked until 6:30 p.m. Played games in the evening.

6월 17일

저녁 7시 10분까지 일했다. 연례 회의를 위해 나의 모든 업무를 마쳤다.

Worked until 7:10 pm Practically completed all my work for annual meeting.

6월 18일

루카스 씨와 강가에 갔다. 존과 감 서방은 집을 청소하러 갔다. 수문을 통해 집으로 걸어갔다.

At the river with Mr. Lucas. John & Kam Sa Bang went down to clean house. Walked home by way of the water gate.

6월 19일

뜻이 맞지 않는 상태로 일했고 오전 중에 일을 끝냈다. 오후에는 강으로 이동해서 밤새 머물렀다.

Worked at odds and ends of work a.m. Moved to the river in the afternoon & stayed there all night.

6월 20일

많은 사무실 업무를 마치고 8건의 환자 진료를 했다. 늦은 오후부터 강가에 있었다.

Finished a lot of office work and treated 8 cases. At river from late afternoon.

6월 21일

강가에서 언더우드 부인의 생일 파티가 있었다. 아펜젤러 양(메리 & 앨리스), 러들로 가족, 커 부인, 프렌치 씨, 루카스 내외, 루스와 함께 했다. 비가 왔고 서울의 정부는 어렵게 자리를 잡았다.

At Mrs. H.B. Underwoods birthday party at river. Miss Appenzeller (Mary & Alice) Ludlows; Mrs. Kerr; Mr. French; Lucas's and we. It rained & the Seoul crown had a hard trip home.

6월 22일

아침에 한강 교회에 갔다. 하루 종일 강가에 있었다. 밤낮할 것 없이 매우 추웠다.

At Han Kang church in morning. At river all day. Very cold eve and night.

6월 23일

50분 지연된 채로 평양을 출발했다(열차 출발 9시 50분 예정). 러들로 가족, 에비슨 박사, 언더우드도 같은 열차에 탔다. 사무실과 침실이 있는 외국인 학교에 갔다. 이기환도 같이 갔다. 홀드크로프트와 저녁 식사했다.

Left for P.Y. 50 minutes late (train scheduled 9:50). Ludlows, Dr. Avison & Underwood on same train. Went to foreign school where office & bedroom are located. Ri Ki Hwan along with me. Holdcrofts for dinner.

6월 24일

연례 회의 세션에 참석했다. 평양 모임에 대해 경찰에 통보했다. 연례 회의 사진을 찍었다. 스욱스 양 집에서 저녁 식사를 했다.

Attended sessions of annual meeting. Sent notice to police about practicing in P.Y. Took picture of annual meeting. At Miss Swooks for dinner.

6월 25일

환자들을 위해 하루 종일 일했다. 좋은 하루였다. 저녁 먹으러 길리스 댁에 갔다. 러들로와 함께 코엔을 수술하기 위해 감리교 병원으로 갔다. 원인을 전혀 알 수가 없었다.

Worked most all day for patients. Had a good day. At Gillis's for dinner. Ludlow & I went to Methodist Hospotal to operate on Coen. Could not get all of the root.

6월 26일

하루 종일 일했다. 저녁 먹기 전에 테니스를 잠깐 쳤다. 저녁 먹으러 길리스 댁에 갔다. 기도회가 있었다. 화이팅 박사가 기도를 이끌었다.

At work all day. Played a little tennis before dinner. At Gillis's for dinner. At prayer meeting. Dr. Whiting lead.

6월 27일

열심히 일했다. 모든 세션에 참석했다. 외국인 기숙사에서 저녁을 먹었다. 밤 곡예 공연에 갔다. 〈케로시나의 운명〉을 공연했다. 일곱 명의 학교 아이들이 연극을 했다. 무대 곡예도 상연되었다.

Worked very hard. Attended all session. At foreign dormitory for dinner. At stunt night show. "The Fate of Kerosina" was played. Seven school children gave a play. Mise stunts also figured.

6월 28일

하루 종일 일했다. 저녁을 일찍 먹었다. 야구를 했다. 나는 2루수를 했다. 우리 팀이 7대 5로 졌다. 다른 일행은 배를 타러 갔다. 에비슨 박사는 서울에 갔다. 치과 관련해서 얘기하려고 의료 위원회 회의에 참석했다.

Worked all day. Had early supper. Played baseball. I played 2nd base. Our side lost 7-5. Another party went for boat ride. Dr. Arrson went to Seoul. At medical committee meeting to talk about dental stuff.

6월 29일

하루 종일 열정적으로 일했다. 『빌리와 소령』을 읽었다. 오후 4시 30분에 외국인 예배에 참석했다. 힐 씨가 설교했다. 밤에는 성경 …에서 노래했다.

Burned most all day. Read "Billy & the Major." At foreign service 4:30 p.m. Mr. Hill preached. "Sing" at Bible (illegible) in eve.

6월 30일

하루 종일 매우 열심히 일했다. 저녁에는 뮤지컬을 보았다. 아주 좋은 프로그램이었다. 스왈러 댁에서 저녁을 먹었다. 대부분의 일을 끝냈다. 목욕했다.

Worked very hard all day. At musical in eve. A very good program. At Swaller's for dinner. Finished up most of work. Musical in eve. For shower bath.

7월 1일

외국인 학교에서의 일을 마쳤다. 저녁에 옷을 정리한 후 저녁 회의에 참석했다. 치과 방문을 권장하는 연설을 했다. 이 일에 대한 찬사를 받았다.

Finished work at foreign school. Packed up outfit in eve. At meeting in eve. Made a speech for dental recommendation. Recieved a puff for work in this connection.

7월 2일

아침부터 저녁까지 선교 회의에 참석했다. 한국 여자아이를 수술하기 위해 병원에 갔다. 장 박사, 베시 킴, 다른 한국인들로부터 도움을 받았다. 야간열차를 타고 서울로 떠났다.

Attended mission meeting all day & eve. At hospital to operate on Korean girl. Dr. Chang & other Korean helped & Bessie Kim. Left for Seoul on night train. Underwood, (illegible), (illegible) & Miss Esteb.

7월 3일

오전에 언더우드 씨를 위해 일하다가 강가에 갔다. 수영한 후 일찍 잤다. 저녁에 루크 게임을 했다.

Worked for Mr. Underwood a.m. & then went to the river. Went in bathing. Went to bed early. Played rook in eve.

7월 4일

하루 종일 강가에 있었다. 비가 조금 왔다. 수영했다. 강을 건넜다. 저녁에 루크 게임을 했다.

At the river all day long. It rained a while. Went in bathing. Crossed the river. Played rook in the eve.

7월 5일

잠시 서울에 갔다. 키두키는 병원에 갔다. 내가 다른 아줌마를 다시 데려왔다. 루크 게임을 하고 늦게 잤다. 비가 엄청 왔다.

Went to Seoul a while. Kiduki went to hospital. I brought other ama back with me. Went to bed late after playing rook. It rained heavy.

7월 6일

집이 괜찮은지 보러 간 것 빼고는 하루 종일 강가에 있었다. 강물이 매우 불었다.

At the river all day excepting to go to see if house was o.k. and ? my trunk. The river rose very high.

7월 7일

사무실에서 있었다. 환자 몇 명을 치료했다. 6시 기차를 타고 카메론 양, 로즈 씨와 함께 돌아왔다.

At the office. Commenced work seeing a few patients. Returned with Miss. Cameron and Mr. Rhodes on the 6 o'clock train.

7월 8일

3시 30분까지 하루 종일 일했다. 강으로 걸어갔다. 미시나 박사가 휴가를 가서 진료실을 내가 돌보기 시작했다.

At work all day until 3:30. Walked to river. Dr. Mishina started his vacation so I started to care for the clinic.

7월 9일

평소처럼 일했다. 카메론 양, 로즈 씨와 나는 5시 35분 기차로 떠났다. 모두 우리 집에서 루크 게임을 했다.

Worked as usual. Miss Cameron came out on 5:35 train with Mr. Rhodes & I. All were at our house to play rook.

7월 10일

거의 4시까지 하루 종일 일했다. 현재까지의 진료 기록 관련 업무를 했다. 잠깐 루크 게임을 했다.

Worked all day until about 4. Did some work on practice records to date. Played rook a while.

7월 11일

5시 15분까지 일했다. 밀러 씨의 전보와 편지를 잊어버렸다. 밀러 씨는 밤에 왔는데 아무도 그를 마중하러 역에 가지 않았다. 로즈 댁에서 루크 게임을 했다.

Worked until 5:15. Forgot Mr. Miller's telegram & letters. Mr. Miller came at night & noone was at station to meet him. Were playing rook at Rhodes.

7월 12일

서울에서 11시 55분 기차로 돌아왔다. 러들로 부부가 우리와 함께 갔다. 걸릭 씨와 핀쳐 씨는 나중에 왔다. 러들로와 탁구를 쳤다. 베란다에서 저녁 파티를 했다. 빌리는 아주 재미있게 놀았다.

Returned from Seoul on 11:55 train. Dr. & Mrs. Ludlow came along wtih us. Mr. Gulick & Pincher came out later. Played ping pong with Ludlow. Had picnic supper on porch. Billy had grand time. (illegible)

7월 13일

오전에 한국인 교회에 갔다. 오후에 잤다.

At Korean church a.m. Slept in the afternoon.

7월 14일

11시 50분까지 일하고 오후에 수영했다. 무라카미에게 원판을 가져가서 인화를 요청했다.

At work until 11:50 Went swimming in the afternoon. Took negatives to Murakami to have prints made.

7월 15일

월요일과 다를 게 없었다.

Same as Monday.

7월 16일

월요일 및 화요일과 다를 게 없었다.

Same as Monday & Tuesday.

7월 17일

YMCA에서 점심식사를 했다. 사진을 인화하러 무라카미에게 가서 필름 한 통을 맡기고 왔다. 루카스 씨와 왕십리를 들렀다가 왔다. 사진을 사진첩에 붙였다.

At ymca for lunch. Went to Murakami for photo prints and left one roll. Came by way of (왕십리) with Mr. Lucas. Pasted pictures in book.

7월 18일

오후 1시까지 일했다. YMCA에서 점심식사를 했다. 밀러 씨와 언덕을 걸었다.

Worked until 1 p.m. At ymca for lunch. Walked over hills with Mr. Miller.

7월 19일

사무실에서 일했다. 11시 50분 기차로 돌아왔다.

Worked at office. Returned on 11:50 train.

7월 20일

한국인 교회에만 갔다.

At Korean church only.

7월 21일

일하고 일찍 퇴근했다.

Worked & returned early.

7월 22일

특별한 일은 없었다.

Nothing unusual.

7월 23일

/

/

7월 24일

/

/

7월 25일

/

/

7월 26일

꽃을 사러 갔다. 11시 30분까지 일했다. 강가에 있는 우리 집에서 모였다. 베란다를 꾸미고 웨딩 & 허니문 게임을 했다. 러들로 가족, 로즈, 밀러 가족, 루카스 부부, 모리스 씨, 걸릭 씨, 루스와 함께 했다.

Went to buy flowers. Worked until 11:30 Anniversary celebrat. At our house at river. Had porch decorated, had wedding & honeymoon game. Ludlows, Rhodes, Millers, Lucas's, Mr. Morris, Mr. Gulick & we.

7월 27일

거의 오전 내내 잤다. 오후엔 빌리를 돌보았다. 오후 5시 정각에 예배가 있었다. 로즈 씨는 안식일 준수에 대해 설교했다. 저녁에는 독서를 조금 했다. (새벽 수영을 했다.)

Slept most of a.m. Took care of Billy a while p.m. At service on point 5 p.m. Mr. Rhodes preached on Sabath observance. Read a while in eve. (Had early morning dip.)

7월 28일

12시 30분까지 일했다. 전달 마취의 결과는 성공적이었다. YMCA에서 점심식사를 했다. 오자에서 3시 54분 기차로 돌아왔다. 몸을 담구었다. (새벽 수영을 했다.) 중요한 하루가 끝났다.

At office until 12:30 had excellent results with conductive anesthesia. At ymca for lunch. Returned on 3:54 train from Ojare. In bathing. (Had early morning dip.) Finished Day of Days.

7월 29일

오전 내내 열심히 일했고 11시 50분 기차를 탔다. 오후에는 독서를 잠시하고 낮잠을 잤다. 반하트 씨가 하룻밤 묵으러 왔다. 수영했다. 저녁에 게임을 했다.

Worked hard all day a.m. and just caught the 11:50 train Read and slept a while in afternoon. Mr. Barnhart came to stay over-night. In bathing. Played games in eve.

7월 30일

휴일이다. 휴일인지 모르고 출근했다. 11시 50분 기차로 돌아왔다. 오후에 독서했다. 강변으로 목욕하러 갔다. H. E. 블랜스 씨 딸이 밤에 수술받다가 새벽 1시 25분에 사망했다.

A holiday. Went to office as I did not know about holiday. Returned on 11:50 train. Read in afternoon. Went bathing on our side of the river. H.E. Blans girl operatred on at night & died. 1:25 a.m.

7월 31일

오전부터 이른 오후까지 일했다. 루스가 왔다. 점심 식사하러 러들로 댁에 갔다. 5시 35분 기차로 집에 왔다. 트럴 씨에게 편지를 받았다.

At office all a.m. & part of p.m. Ruth came in. At Ludlow's for lunch. Came home on 5:35 train. Rec'd letter from Mr. Trull.

8월 1일

오전에 일했다. 독서를 하고 오후에 많이 잤다. 저녁에는 베란다에 있었다. 루스는 밀러 댁에 가서 게임을 했다. 새벽 수영을 했다.

At work a.m. Read and slept a lot p.m. At home on porch in eve. Ruth at Millers to play games. Had early morning swim.

8월 2일

12시 기차로 돌아왔다. 헬스트롬 양은 우리와 함께 기차로 왔다. 오후에 수영해서 강을 건넜다. 저녁은 만족스러웠다.

Returned on 12:00 train. Miss Helstrom came out on train with us. Went across river to swim in afternoon. Had supper on point.

8월 3일

아침에 한강 교회에 갔다. 오후에 예배가 있었다. 마이올러 씨가 재림에 대해 설교했다. 오후에는 베란다에 머물렀다. 오후에 사람들이 노래하기 위해 모였다.

At Han Kang church in morning. At service on point in afternoon. Mr. Mioller preached on 2nd coming. I stayed on porch p.m. Crowd at point to sing p.m.

8월 4일

루스는 시내로 가서 복숭아 통조림을 14병 만들었다. 기차로 정오에 돌아왔다. 비거 박사와 아들 2명은 강으로 내려왔다. 저녁에는 집에서 게임을 했다.

Ruth went to city & canned 14 jars of peaches. Returned on noon train. Dr. Beggar & 2 boys came down to the river. Played games at home in eve.

8월 5일

정오까지 사무실에 있었다. 오후에는 책을 많이 읽었다. 수영하러 갔다. 저녁에는 집에 있었다.

At office until noon. Read a lot in afternoon. Went in swimming. At home in eve.

8월 6일

하루 종일 병원에 있다. 루스는 통조림을 많이 만들었다. 아마와 햄이 루스를 도왔다. 오후에 러들로의 수술을 도왔다. 저녁에 로즈, 루카스,루스와 배를 탔다.

At hospital all day. Ruth did a lot of canning. Amah and Ham helped her. Helped Ludlow with operation in afternoon. For a boat ride in the evening. Rhodes, Lucas & us.

8월 7일

정오 기차로 돌아왔다. 로즈 씨와 루카스는 나와 함께 왔다. 오후에는 책과 편지의 잘못된 부분을 수정했다. 저녁에는 재고품 송장 작업을 잠시 했다. 파르체시 게임을 했다.

Returned on noon train. Mr. Rhodes & Lucas came with me. Fixed negative book & letter file in afternoon. Worked on stock invoice a while p.m. Played parcheesi.

8월 8일

오전에는 잠시 일했다. 루스는 토마토 통조림을 사러 시내에 갔다. 내가 대신 사다주었다. 스콧 씨가 도착했다. 오후에는 스콧 씨와 여성의 치과 진료에 대해 회의를 하였다.

At office a while a.m. Ruth went to city to can tomatoes. I bought them for her. Mr. Scott arrivied. Had a conference with Mr. Scott in the afternoon about dental care of Miss.

8월 9일

정오에 출발하는 기차를 타고 서울에 도착해서 저녁 10시 45분까지 서울에 있었다. YMCA에서 점심식사를 했다. 러들로 댁에서 셸 부부, 스콧과 함께 저녁 식사를 했다. 언덕을 넘어 다시 걸어왔다.

At Seoul from time of arrival of noon train until 10:45 p.m. At ymca for lunch. At Ludlows to picnic supper for Mr. & Mrs. Schell and Mr. Scott. Walked back over the hills.

8월 10일

오전에는 한국인 교회에 갔다. 밀러 씨, 로즈 씨, 핀처 씨도 함께 했다. 로즈 씨가 설교했다. 걸릭 씨, 핀처 씨와 하루 종일 강가에 있었다. 루카스 씨와 브록맨 씨는 소래 해변에 갔다.

At Korean church a.m. Mr. Miller, Rhodes & Pincher went along. Mr. Rhodes preached. Mr. Gulick & Pincher at river all day. Mr. Lucas & Brockman went to Sorai.

8월 11일

하루 종일 강가에서. 독서를 하고 잤다. 수영해서 강을 건넜다. 포스터 씨는 헤엄쳐 강을 건넜다. 저녁에는 게임을 했다. 밀러 씨가 먼저 강을 떠났다. 나는 서울에 갔다.

At river all day. Read and slept. Went across river to swim. Mr. Foster swam across the river. Played games in eve. Millers left the river. I went to Seoul.

8월 12일

포스터 씨와 함께 서울을 걸었다. 이것저것 다양한 일을 했다. 정오 기차를 타고 돌아왔다. 수영해서 강을 건넜다. 루스, 엘 부인, 알 부인이 파르체시 게임을 하는 동안 나는 로즈 씨와 함께 체커 게임을 했다.

Walked to Seoul with Mr. Foster. Did a few misc. things & returned on noon train. Went bathing across the river. Played checkers with Mr. Rhodes while Ruth & Mrs. L & Mrs. R played parcheesi.

8월 13일

집에서 앵글의 부정교합에 대한 책을 읽었다. 오후에 거센 바람이 불기 시작했다. 강을 건너갔다. 저녁에는 집에서 게임을 했다. 아마는 아파서 집에 갔다.

At home reading Angle's Malocclussion book. A heavy wind commenced in the afternoon. Went across the river. At home in the eve playing games. Amah went home sick.

8월 14일

셸 부인과 러들로는 정오에 기차를 타고 왔다. 수영했다. 파도는 평상시와 비슷했다. 로즈 댁 베란다에서 저녁 파티를 했다. 바람이 많이 불고 먼지가 많았다. 아침 6시 전에 빌리를 데리고 아침 수영을 했다.

Mrs. Schell and Ludlow came on the noon train. Went bathing and had regular breakers. Had picnic supper on Rhodes porch. It was very windy & dusty. Had Billy at point before 6 a.m. for morning dip.

8월 15일

아침 수영을 했다. 마케팅을 위해 서울에 갔다. 아마는 정오 기차로 돌아왔다. 바람이 너무 많이 불어서 강변에 있는 '강변 가림막'에 들어가 있었다. 루카스 씨는 소래 해변으로 돌아갔다.

Took early morning dip. Went to Seoul to do marketing. Amah came back on noon train. Very windy so went into "River breakers" on our side of river. Mr. Lucas returned for Sorai.

8월 16일

빌리가 발진이 심해서 우리는 짐을 싸서 서울에 왔다. 언덕을 넘어 자동차를 빌리는 곳까지 걸어갔다. 집을 많이 치웠다. 저녁에는 우울했다. 일찍 잤다.

Billy had a bad rash so we packed up & came to Seoul. Walked over hills to car-hire. Got a lot of house cleaned up and then bummed in eve. Went to bed early.

8월 17일

교회 가기 전까지 집에 있었다. 러들로 박사가 설교를 맡아 간단히 예배를 드렸다. 러들로 댁에서 저녁을 먹었다. 북쪽에 있던 허드슨 가족이 미국으로 가는 길에 야간 기차로 이동해 서울에 들렀다.

At home until church time. Dr. Ludlow preached & had a very short service. At Ludlows for supper. Hudsons came on eve train from north on way to America.

8월 18일

오후에는 대부분 집에 있었다. 오전에는 마지막 짐을 내리기 위해 강가에 있었다. 코바늘 뜨개질도 조금했다. 테니스를 쳤다. 저녁에는 파르체시 게임을 했다.

At home most of afternoon. At river to get last load of goods off in a.m. Played a few games of crochet. Played tennis. Played parcheesi in the evening.

8월 19일

오전 내내 독서를 했다. 오후에 테니스를 쳤다. 저녁에는 게임을 했다.

Read all a.m. Played tennis in the afternoon. Played games in the evening.

8월 20일

오전부터 이른 오후까지 책을 읽었다. 테니스를 쳤다. 저녁에는 집에 있었다.

Read a.m. & part of afternoon. Played tennis. At home in eve.

8월 21일

독서를 조금 했다. 밤에는 비가 약간 내렸다. 테니스를 쳤다.

Read part of day. It rained a little in night. Played tennis.

8월 22일

거의 하루 종일 비가 많이 내렸다. 러들로 가족, 루카스와 구역 모임을 가졌다.

It rained very heavy most of the day. At gunabi with Ludlows and Lucas's.

8월 23일

늦게 잤다. 사무실 정비를 했다. 미시나가 실습생을 맡고, 수술대는 가운데에 배치했다. 오후에 테니스를 쳤다. 저녁에는 집에 있었다.

Slept late. Fixed offices. Put Mishina on clerks side, operating table in middle room, etc.

Played tennis in afternoon. At home in the eve.

8월 24일

사무실에서 책을 좀 읽었다. 외국인 예배에 참석했다. 미국 영사관에 갔다. 저녁에는 집에 있었다.

At office reading a while a.m. At foreign service. At American Consulate. At home in eve.

8월 25일

아침 9시까지 잤다. 사무실에서 글을 좀 쓰고 약간의 잡일을 했다. 루스, 루카스 부부와 함께 레이스 댁과 버골즈 댁에 갔다. 저녁에는 집에 있었다.

Slept until 9 a.m. At office a while to write & do some misc. work. At Lays & Bergholz with Ruth & Lucas's. Played tennis. At home in eve.

8월 26일

사무실에 조금 있었지만 대부분 하루 종일 빈둥거렸다.

At office a little while but bummed about most all day.

8월 27일

보통 휴가 때처럼 지냈다. 오후에 테니스를 쳤다.

Usual bumming as a vacation. Played tennis in the afternoon.

8월 28일

테니스도 치고 독서도 했다.

Played tennis and read.

8월 29일

(상점 휴무, 한일병합) 가능한 한 독서를 하고 쉬었다. 테니스를 쳤다. 산둥의 발린 박사와 모레시아드 박사, 영국의 잉글 박사(영국 … 위원회)가 이곳에 왔다. 에비슨 댁에서 파티를 했다.

(Shops closed, annex day) Read & vacated as well as possible. Played tennis. Dr. Baline of Shantung C.C. here. Dr. Moreshiad & Ingle of England (Eng. Baf. board) here. Picnic at Avison's.

8월 30일

비가 매우 많이 내렸다. 집 근처를 산책하는 것을 제외하고는 거의 집에 있었다.

It rained very heavily. Excepting for a walk hung about home all day.

8월 31일

외국인 예배에 참석하는 것을 제외하고 하루 종일 집에 있었다. 루카스 씨가 설교했다. 저녁에는 집에 있었다.

At home all day excepting to attend foreign service. Mr. Lucas preached. At home in the evening.

9월 1일

사무실 정리를 조금 했다. 오후에 테니스를 쳤다. 저녁에는 집에 있었다. 야구를 좀 했다. 우리 집에서 저녁 파티를 했다. 러들로 가족, 반하트 가족, 그레그, 로즈, M.L.L., 쿡 부인과 함께 했다.

At office fixing up a bit. Played tennis in the afternoon. At home in eve. Had some baseball. Dinner party at our house. Ludlows, Barnharts, Gregg, Rhodes, M.L.L, Mrs. Cook.

9월 2일

치과 진료를 했다. 야구도 좀 더 했다. 테니스를 쳤다. 총독과 당이 서울에 도착했고, 누군가[3]가 마차에 폭탄을 던졌다.

Did some dental work. Had a little more baseball. Played tennis. Gov. General & party reached Seoul, someone threw a bomb at the carriage.

9월 3일

사무실에 있었다. 비 때문에 테니스를 치지 않았다. 러들로 댁에서 저녁 식사를 했다. 매우 강한 폭풍우가 나무, 전선 등에 많은 피해를 입혔다.

At office part of day. Played. Did not play tennis on account of rain. Picnic supper at Ludlows. A very heavy wind storm did a lot of damage to trees, elect wires, etc.

9월 4일

사무실을 좀 더 정리했다. 오후에 테니스를 쳤다. 저녁에는 집에 있었다.

Did some more fixing of office. Played tennis in afternoon. At home in eve.

9월 5일

하루 종일 비가 왔다. 사무실에서 표본 준비하느라 즐거웠다. 저녁에는 집에 있었다. 북경의 레터 씨가 서울에 왔다.

It rained all day. Had a good time at office getting some specimens ready. At home in eve. Mr. Retter of Peking came to Seoul.

9월 6일

아침에 사무실에 잠시 있었다. 오후에 테니스를 쳤다. 언더우드 댁에서 화로 접시에 나온 요리로 저녁 식사를 했다. 언더우드 씨의 생일이다.

At office part of morning. Played tennis in afternoon. At Underwoods for chafing dish supper. Mr. Underwoods birthday.

9월 7일

외국인 예배에 참석하기 전까지는 집에 있었다. 프렌치 대령이 설교했다. 미국 영사관에서 예배가 있었다. 저녁에 루스와 루카스 부부가 노래하러 러들로 댁에 갔다. 나는 빌리와 함께 집에 있었다.

At home until foreign service. Col. French preached. Service at American Consulate. Ruth & Lucas's at Ludlows for a sing in eve. I stayed home with Billy.

9월 8일

늦게까지 일했다.

Worked until late.

9월 9일

늦게까지 일했다.

Worked until late.

9월 10일

매일 저녁 늦게까지 일했다.

Worked until late every evening.

9월 11일

매일 저녁 늦게까지 일했다.

Worked until late every evening.

9월 12일

퇴근 후에 테니스를 쳤다.

Played tennis after working hours.

9월 13일

빌리는 대변에서 혈액과 점액이 나왔고 연구실 검사에서 아메바 소견이 나왔다. 에메틴을 주었다. 스탠다드 석유 회사 팀과 야구를 했다. 17-7로 이겼다. 나는 2루수 역할을 했다. 걸릭이 투수를 했고 밀러가 마무리로 던졌다.

Billy had blood & mucus in feces & lab exam showed amoeba. Gave emetine. Plans to go to (illegible) off. Played baseball against standard oil co. team. Won 17-7. I played 2B Gulick started to pitch but Miller finished.

9월 14일

하루 종일 집에서 빌리를 돌봤다.

At home all day taking care of Billy.

9월 15일

오후 6시 30분까지 하루 종일 일했다.

Worked all day until 6:30 p.m.

9월 16일

오후 7시까지 일했다.

Worked until 7 p.m.

9월 17일

토리스 댁에서 저녁 식사를 했다. 울산의 에반스가 손님으로 왔다. 루카스와 우리 가족도 함께 했다. 러들로 부인이 아파 러들로 가족은 오지 못했다.

At Toris for dinner. Evans of Unsan were their guests. Lucas's and our family were there. Ludlows could not go on account of Mrs. Ludlow being ill.

9월 18일

토요일 경기를 위해 야구 연습을 했다. 저녁에는 집에서 책을 읽었다.

Played baseball in practice for Sat game. At home reading in evening.

9월 19일

거의 하루 종일 사무실에 있었다. 테니스를 쳤다.

At office most all day. Played tennis.

9월 20일

오전에는 근무했다. 파이차에서 코론 야구팀과 경기를 했다. 14-7로 졌다. 밀러는 볼넷을 17개 던졌다. 심판이 맘에 안 들었다. 나는 2루수 역할을 했다.

Worked a.m. Played Koron baseball team at Paicha. Lost 14-7 Miller pitched 17 bases on balls. Bum umpire. I played 2nd.

9월 21일

한강 교회에 있었다. 외국인 예배에 참석했다.

At Han Kang in the morning. At foreign service.

9월 22일

늦게까지 일했다(5시 30분). 테니스를 몇 번 쳤다.

Worked until late (5:30.) Played a few games of tennis.

9월 23일

5시 15분까지 일했다. 테니스를 한 세트 쳤다

Worked until 5:15. Played 1 set tennis.

9월 24일

학교 방학이다. 오전에만 일했다. 코론 클럽을 상대로 배재에서 야구를 했다. 톰슨은 손가락이 벗겨질 때까지 공을 잘 던졌다. 15-14로 졌다. 걸릭과 반하트가 공을 던져보려고 했지만 잘 안 되었다.

School holiday. Worked a.m. only. Played baseball at Paichai against Koron Club. Thompson pitched fine until finger was worn thru. Lost 15-14. Gulick & Barnhart tried to pitch but N.G.

9월 25일

하루 종일 일했다. 4시 30분에 호텔에서 열리는 연합 회의에서 차를 마셨다.

오후에는 회의에 참석했다.

Worked all day. At federal council tea at hotel 4:30. At meeting p.m.

9월 26일

오후 5시까지 종일 일했다. 테니스 연합에 잠시 방문했다. 저녁에는 연합 회의에 갔다. 야구화와 양말을 샀다. 반하트, 걸릭과 함께 야구용품 사러 시내에 갔다.

Worked all day until 5 p.m. At tennis union a little while. At Federal Council in eve. Bought baseball shoes & socks. Up-town with Beck Barnhart & Gulick to buy baseball stuff.

9월 27일

12시까지 일했다. 연방 의회 임원들과 야구 경기를 하기 위해 점심을 일찍 먹었다. 20-13으로 졌다. 게임에서 히치가 실력을 제대로 발휘하지 못한 탓이다. 나는 안타 3개, 볼넷을 기록했다.

Worked until 12. Had early lunch in order to get game with Federal council crowd. Lost game 20-13. Hitch's poor work in box lost game. I had 3 hits, base on balls.

9월 28일

연합 외국인 예배에 참석하는 것 빼고는 하루 종일 집에만 있었다. 앨런 씨는 정동교회에서 파이프 오르간 연주회를 열었다. 루스와 나는 저녁을 먹었다.

At home all day except to attend federal comm. foreign service. Mr. Allen gave pipe organ recital in Chon Dong Church. Ruth & I about for supper.

9월 29일

4시 30분까지 일했다. 연합에 방문했다. 저녁에는 연합 회의에 참석했다. 베어즈는 평양으로 떠났다.

Worked until 4:30. At Union. At federal council in eve. Bairds left for Pyeongyang.

9월 30일

오후 5시까지 일했다. 연합에 걸어갔다. 야구 경기를 1세트 했다. 너무 피곤해서 집에 일찍 왔다.

Worked until 5 p.m. Walked to union. Played 1 set. Very tired so went home early.

10월 1일

오전에는 근무했다. 휴일이다. 야구 연습을 했다. 러들로는 시멘트 배수로에 떨어져서 발목을 삐었다. 허스트가 내게 에메틴[4]을 주었다. 포스터 벡 댁에서 파티를 했다.

At work a.m. Holiday. Baseball practice. Ludlow dislocated his ankle by falling in cement gutter. Hurst gave me emetine. Party at Foster Beck's.

10월 2일

거의 하루 종일 침대에 누워 있었다. 잠도 많이 자고 책도 많이 읽었다. 베스트 양이 우리 집에 왔다.

In bed nearly all day. Slept a lot and read a lot. Miss Best came to our house.

10월 3일

사무실에 있었지만 일을 많이 하지는 않았다. 베스트 양은 집으로 돌아갔다. 루스와 시내에 갔다. 러들로 댁에서 음악 클럽 리허설도 했다. 집에 있었다. 우리 집에서 저녁 식사하러 프리처 씨가 왔다.

About office but did not work very much. Miss Best returned home. Went up town with Ruth, music club rehearsal at Ludlows. I stayed home. Mr. Pricher at our house for dinner.

10월 4일

오전 내내 근무했다. 항상 매우 바쁘다. 교수 회의에 잠시 참석했다. ... 팀과 야구 경기를 8이닝 진행했다. 2루수 역할을 했다. 2대 1로 졌다. 톰슨은 훌륭한 투구를 했다.

At work all a.m. Very busy all time. At faculty meeting a little while. Played 8 innings of B.B. game against Soc? team. Played 2B. Score 2-1 against us. Thompson pitched fine game.

10월 5일

한강 교회에 갔다. 비가 와서 집에 오니 진흙탕에 흠뻑 젖었다. 하루의 나머지는 집에서 보냈다.

At Han Kang church. it rained and i got quite muddy & wet coming home. At home balance of day.

10월 6일

하루 종일 일했다. 퇴근하고 러들로 댁에 잠시 있었다. 루카스는 단둥에 갔다. 루스와 나는 저녁에 러들로 댁에 갔다. 파르체시 게임을 했다.

At work all day. At Ludlows a while after work. Lucas went to Antung Ruth and I at Ludlow's a while in the eve. Played parcheesi.

10월 7일

오후 4시까지 일했다. 테니스 연합에 잠시 있었다. 걸릭과 캐치볼을 했다. 저녁은 집에서 보냈다. 루스와 루카스 부인은 러들로 댁에 갔다.

Worked until 4 p.m. At tennis union a little while. Had a catch with Gulick. At home in the eve. Ruth & Mrs. Lucas went to Ludlows.

10월 8일

늦게까지 일했다. 오전에 나의 휴가에 대한 회의가 있었고 11월에 결정이 난다. 1) 가이두 시 콘퍼런스 참석할 것, 2) 우리 일에 관한 물자 제공을 확충할 것, 3) 나의 연구에 매진할 것

Worked until late. Had a conference in the morning about my furlough & decided on Nov. 1 - to get to Gaideu City Conf. 2 - to get our work better provided for. 3 - Better for my studies.

10월 9일

하루 종일 열심히 일했다. 야구 연습도 좀 했다. 저녁에는 집에서 책을 읽었다.

Worked hard all day. Had a little baseball practice. At home reading in the eve.

10월 10일

오후 4시까지 일했다. 테니스 몇 세트를 쳤다. 저녁에는 집에 있었다. 루스는 〈거룩한 성〉 리허설을 하러 갔다.

Worked until 4 p.m. Played a few sets of tennis. At home in the eve. Ruth went to rehersal for Holy City.

10월 11일

오전에 일했고 점심 식사 후에도 조금 일했다. 크로더스 씨가 아침, 저녁 식사를 하러 우리 집에 왔다. J.D. 웰스 팀과 야구 경기를 했다. 17-12로 우리가 이겼다. 1루수 역할을 했다. 홈런 1개, 볼넷 2개, 도루 1개를 기록했다.

Worked a.m. & a little while after lunch. Mr. Crothers at our house for breakfast & supper. Played J.D. Wells (illegible) baseball. Score 17-12 in our favor. I played 1st. 1 homerun, 2 base on balls. 1 base on strike.

10월 12일

오전 내내 집에 있었다. 수동교회에서 열린 음악 모임의 〈거룩한 성〉 합창에 참석했다. 비가 매우 많이 내렸다.

At home all a.m. At Sou Dong Church to hear ~~organ recital~~ music club chorus sing "The Holy City". It rained very heavily.

10월 13일

하루 종일 늦게까지 사무실에 있었다. 머리를 잘랐다. 저녁에는 집에 있었다. 저녁에 비가 심하게 내렸다.

At office all day until late. Had haircut. At home in the eve. It rained heavily in eve.

10월 14일

오전 내내 일했다. 그소 댁에서 지부 회의를 했다. 약간 짧은 회의를 했다. 한 박사에게 오후에 잠깐 방문했다.

Worked all a.m. At station meeting at Geuso's. Had a rather short meeting. Called on Dr. Hahn a while in afternoon.

10월 15일

아침에 일했다. 오후에는 어학 수업을 들었다. H. 밀러스 댁에서 새로운 외국인 교사들을 위한 티타임이 있었다.

Worked in morning. At language class in afternoon. At tea for new foreign school teachers at H. Millers.

10월 16일

오전에 근무했다. 오후에는 어학 수업을 들었다. 잠시 사무실로 돌아왔다. 루스, 빌리와 산책을 했다. 빌리를 연합에 데려갔다. 메레디스 씨(신부님)는 시베리아에서 일본으로 가는 길에 우리 집에 들렀다.

Worked a.m. At language class in afternoon. Returned to office a little while. Went for walk with Ruth & Billy. Took Billy to union. Mr. Meredith (ie Father) came to our house on way from Siberia to Japan.

10월 17일

오전에는 사무실에 있었다. 오후에는 어학 수업을 들었다. 어학 수업이 끝나고 연합에 갔다. 저녁 내내 집에 있었다.

At office a.m. Language class p.m. At union after language class. At home all eve.

10월 18일

오전 내내 사무실에 있었다. 오후 3시에 코론 팀과 경기를 했다. 18대 9로 우리가 이겼다. 나는 1루수를 맡았다. 어멘트는 잡혔고, 피셔는 2루수를 맡았다. 나는 2루에 슬라이딩하다가 미끄러져서 발목을 삐었다.

At office all a.m. Played Koron team. 3 p.m. Score 18-9 in our favor. I played 1st base. Amendt caught & Fisher played 2nd. I sprained my ankle sliding into 2nd.

10월 19일

한강에서 쿤스 씨와 함께 오토바이를 탔다. 한 학생을 데려갔다. 남은 하루는 집에서 보냈다.

At Han Kang with Mr. Koons in his motor-cycle. Took a student with us. At home the rest of the day.

10월 20일

하루 종일 사무실에 있었다. 오후에 잠시 편지를 썼다. 루스, 빌리와 함께 스튜어드 댁까지 산책하러 갔다. 저녁에는 언더우드 댁에서 포켓볼을 쳤다. 우리는 2 프레임을 이겼고 언더우즈씨는 1 프레임을 이겼다.

At office all day. Wrote letters a while in afternoon. For a walk to Stewards with Ruth and Billy. At Underwoods to play pool in the eve. We won 2 frames & they 1.

10월 21일

하루 종일 사무실에서 일했다. 테니스 연합에 갔다. 루스, 루카스 부인, 러들로 부인이 봉사했다. 보스턴의 반에스 박사가 이화학당에서 강의했다. 매우 낙관적인 잡담을 나눴다.

Worked at office all day. At tennis union. Ruth, Mrs. Lucas & Mrs. Ludlow served. At lecture at Ehwa Haktang given by Dr. Van Ess of Boston. Ultra-optimistic gab.

10월 22일

하루 종일 사무실에서 열심히 일했다. 오후 5시 이후에 한 박사를 찾아갔다. 저녁은 집에서 보냈다.

At office all day. Did a good day's work. Called on Dr. Hahn after 5 p.m. At home in the evening.

10월 23일

하루 종일 사무실에 있었다. 테니스 연합에서 몇 분 동안만 있었다. 연합에서 루스와 빌리를 집으로 데려왔다. 코링턴 양이 우리 집에 저녁을 먹으러 왔다. 일찍 잤다.

At office all day. At tennis union for a few minutes only. Brought Ruth & Billy home from iunion. Miss. Corrington at our house for dinner. Went to bed early.

10월 24일

하루 종일 사무실에 있었다. 오후에 테니스를 쳤다. 좋은 경기였다. 루카스 부부와 언더우드 댁에서 포켓볼을 쳤다.

At office all day. Played tennis in the afternoon. Had some good sets. At Underwoods with Lucas's in the eve playing pool.

10월 25일

오전 내내 사무실에 있었다. 아침 컨디션이 좋았다. 소코니를 상대로 야구 시합을 했다. 걸릭이 던졌는데, 13-6으로 졌다. 반하트는 3회 말에 그만두었다. 반하트 댁에서 저녁을 먹었다.

At office all a.m. Had a good mornings work. Played last baseball game against Socony. Score 13-6 against us with Gulick pitching. Barnhart quit at end of 3rd inning. At Barnharts for dinner.

10월 26일

한강에 갔다. 루카스의 오토바이를 탔다. 메레디치 신부님과 우리 집에서 점심식사를 했다. 외국인 예배에 참석했다. 저녁에는 집에 있었다.

At Han Kanq. Rode on Lucas's byc. Father Mereditch at our house for lunch. At foreign service. At home in the eve.

10월 27일

하루 종일 늦게까지 일했다. 저녁에는 집에서 게임도 하고 책도 읽었다.

Worked all day until late. At home playing games and reading in eve.

10월 28일

사무실에서 오후 4시까지 일했다. 연합에서 테니스를 두 세트 쳤다. 어멘트와 나는 케이블과 반버스커크를 상대로 4-6으로 2세트 모두 졌다. 저녁에는 YMCA에서 연회가 있었다.

At work until 4 p.m. At union and played 2 good sets. Amendt and I lost 2 sets to Cable & Van Buskirk 4 to 6. At ymca entertainment in eve.

10월 29일

사무실에서 늦은 오후까지 일했다. 저녁에는 집에 있었다. 잠깐 루크 게임을 했다.

At work until late in afternoon. At home in the evening. Played a short game of rook.

10월 30일

오후 6시까지 열심히 일했다. 정말 힘든 하루였다. 남대문교회에서 신입생 환영회가 있었다. 연설, 곡예, 음식이 있었다.

Worked hard until 6 p.m. Had a very hard day. At reception at South Gate Church to new students. A few speeches, some stunts & a few eats.

10월 31일

8시 30분부터 10시 15분까지 환자를 봤다. 예배당에서 예배가 있었다. 학생이 아무도 오지 않았다. 총독부를 방문했다. 관저에서 가든파티가 있었다.

Saw patients from 8:30 to 10:15. At services in chapel. No students came. Called on Gov-General. At garden party at offical residence.

11월 1일

오전 내내 일했다. 오 박사 댁에서 교수 회의가 있었다. 국수는 맛있었고 차를 마셨다. 체육관에 갔지만 5-6명만 있었고 각자 다른 시간에 나왔다. 러들로 댁에서 자선 바자회가 있었다. 저녁에는 집에서 편지를 썼다.

Worked all a.m. At Dr. Oh's house for a faculty meeting. Had a good "Kooksu" etc. tea. Went to gymnasium but only 5 or 6 came out & at different times. Fancy work sale at Ludlows. At home writing in eve.

11월 2일

하루 종일 집에 있었다. 외국인 예배에 참석했다. 펠로우 박사와 프렌티스 박사에게 편지를 썼다. 집에도 편지했다.

At home all most all day. Attended foreign service. Wrote letters to Drs. Fellows, (illegible) & Prentice. Wrote home.

11월 3일

하루 종일 열심히 일했고 오후 7시에 마쳤다. 퇴근길은 1시간 정도 걸렸고 저녁에는 집에 있었다.

Worked very hard and late in (7 p.m) afternoon. Returned for one hr in eve.

11월 4일

정말 열심히 일했다. 저녁 7시 반에 다시 와서 열시까지 브리지 작업을 했다. 배수구에 인레이를 떨어뜨려서 구멍을 열기 위해 조 서방을 불렀다. 저녁에 우리 집에 한국인 간호사들이 방문했다.

Worked really hard. Returned from 7:30 to 10:00 in eve to work on bridge cases. Dropped inlay in water drain & called Cho Sa Bang to open trap. Korean nurses at our house in eve.

11월 5일

8시부터 4시 15분까지 일했다. 첫 번째 체육 수업을 위해 YMCA를 방문했다. 7명이 참석했다. 농구 시합은 잘했다. 저녁에는 루크 게임을 했다. 저녁에는 사무실에 45분 정도 머물렀다.

Worked from 8 to 4:15 at ymca for 1st gym class. 7 were present. Had a good game of basket ball. Played rook in eve. At office 45 minutes in eve.

11월 6일

8시부터 5시 30분까지 일했다. 저녁에는 집에 있었다. 현재까지의 개인 계좌를 정리했다.

Worked from 8 to 5:30. At home in eve. Balanced personal accounts to date.

11월 7일

4시 30분까지 일했다. 테니스를 몇 게임 쳤다. 저녁에는 러들로 댁에서 저녁을 먹었다. 어멘트 부부, 샤록스 씨, 맥큐어 부인, 쿤 부인, 루카스 부부, 루스와 함께 했다.

Worked until 4:30. Played a few games of tennis. At Ludlows in the eve to dinner. Amendts, Mr. Sharrocks, Mrs. McCure?, Mrs. Koon, Lucas's and Scheifleys.

11월 8일

오후 4시까지 일했다. 체육관을 방문했다. 농구에서 13골을 넣었고 11명이 나와 좋은 경기를 가졌다. 저녁에는 집에서 보냈다. 샤목스 부부는 미국으로 떠났다.

Worked until 4 p.m. At gymnasium. Threw 13 goals in basket-ball. 11 men out & had good games. At home in the eve. Shamocks left for America.

11월 9일

하루 종일 집에 있었다. 나는 오전 내내 침대에 머물렀다. 오후에는 사무실에서 일을 조금 했다. 일찍 잠자리에 들고 10월 치과 잡지를 읽었다. 감기약으로 아스피린을 복용했다.

At home all day. I stayed in bed all a.m. Did a little work in the office in afternoon. Went to bed early & read Oct. dental summary. Took asperin for cold.

11월 10일

오후 6시 45분까지 사무실에 있었다. 아침 8시에 근무를 시작했다. 일찍 자고 책을 조금 읽었다. 잘 쉬었다.

At office until 6:45 p.m. Started at 8 a.m. Went to bed early and read a while. Had a good night's rest.

11월 11일

오전 8시 30분에 출근했다. 하루 종일 열심히 일했다. 로즈 댁에서 지부 회의가 있었다. 블레어 박사가 기도를 이끌었다. 교육담당자와 업무에 대한 보고서를 읽었다. 집행위원회가 서울에서 있었고 지부 회의에 참석했다.

At office at 8:30 a.m. Worked very hard. Had a good days work. Station meeting at Rhodes. Dr. Blair lead devotions. Reports of educational people & work. Executive committee met in Seoul & attended station meeting.

11월 12일

오전 9시부터 오후 4시 15분까지 사무실에서 일했다. 체육관에 갔지만 운동을 많이 할 수 없었다. 저녁에는 수술실에 있는 재고 보관장과 테이블을 수리했다.

At office from 9 a.m. until 4:15 p.m. At gymnasium but could not do much. Fixed up stock cabinet & table in operating room in eve.

11월 13일

오후 5시까지 사무실에 있었다. 빌리를 스튜어드 댁과 캔디 가게에 데려갔다. 저녁에는 집에서 책을 읽었다. 하루 종일 두통이 있었다. 루스는 저녁에 다시 좌골신경통을 겪었다.

At office until 5 p.m. Took Billy to Stewards & candy shop with me. At home reading in the evening. Had a headache most all day. Ruth had sciatica again in eve.

11월 14일

오전 내내 사무실에 있었다. 오후 3시쯤에 퇴근했다. 머리를 잘랐다. 테니스를 쳤다. 루스가 다리와 허리가 아파서 음악 모임에 갈 수 없었다. 집에서 게임하고 독서를 했다.

At office all a.m. Left about 3 p.m. Had haircut. Played tennis. Could not go to music club as Ruth was suffering with pain in legs and back. At home playing games & reading.

11월 15일

오전 내내 일했다. 오후에는 빌리와 산책했다. 오후에는 청구서를 옮겨 적었다. 체육관에 들렀다. 반하트 부부, 러들로 부부, 루카스와 함께 구역 모임을 가졌다.

Worked all a.m. Took Billy for a walk in the afternoon. Copied some charges on cards in afternoon. At gymn. For Gunabi with Barnhart's, Ludlows * Lucas.

11월 16일

분기별 보고서를 작성했다. 집에 편지를 썼다. 외국인 예배에 참석했다. 히치 씨는 설교를 했다. 루카스 씨가 노래를 불렀다. 루스, 루카스 부부와 함께 저녁에는 고베에서 온 스미스 양의 피아노 연주를 듣기 위해 러들로 댁에 갔다.

Wrote quarterly report. Wrote home. At foriegn service. Mr. Hitch preached. Mr. Lucas sang. Ruth & Lucas's at Ludlow's in eve to hear Miss Smith of Kobe on piano.

11월 17일

하루 종일 일했다. 꽤 좋은 하루였다. 저녁에는 집에서 머물렀다.

At work all day. Had a pretty good day. At home in the eve.

11월 18일

하루 종일 일했다. 저녁은 집에서 보냈다.

Worked all day. At home in the eve.

11월 19일

일했다. 체육관에 갔다.

At work. At gymnasium.

11월 20일

루카스 부인을 위해 새벽 4시 30분에 발치를 했다. 허스트 박사가 클로로포름을 처방해주었다. 하루 종일 일했다.

Pulled tooth for Mrs. Lucas 4:30 a.m. Dr. Hurst gave choloform. At work all day.

11월 21일

5시 30분까지 일했다. 빌리와 잠깐 산책을 했다. 오후 8시에 특별 교수 회의에 참석했다. 에비슨 댁에서 다음의 사항을 논의했다. 1) 해부학 교수로 팡 박사를 거부하는 1학년 학생들의 청원, 2) 여러 과목의 교수와 … 장비에 대한 전체 학생들의 청원.

At work until 5:30. Took Billy for a little walk. At special faculty meeting 8 p.m. At Avison's to discuss 1 - petition of freshman to refuse Dr. Pang as anatomy teacher. 2 - (illegible) of whole student body for immediate Prof of several subjects & (illegible) equip.

11월 22일

오전 9시에 졸업식 연습이 있었다. 에비슨 박사는 학생들에게 교사들과 돈에 대한 우리의 요청의 개요를 설명했고 탄원서를 비난했다. 빌리와 산책했다. 루스와 함께 쇼핑했다. 체육관에 갔다.

Graduation exercises 9 a.m. Dr. Avison gave outline of our requests for teachers & money to students & cursed out for petition. For walk with Billy. Shopping wtih Ruth. At gymnasium.

11월 23일

아침에 한강에 갔다. 외국인 예배에 참석하지 않았다. 저녁에는 집에서 머물렀다. 오후에는 루스와 산책했다.

At Han Kang in morning. Did not go to foreign service. At home in the eve. Went for a walk with Ruth in afternoon.

11월 24일

4시 30분까지 일했다. 러들로의 괴사 증례를 도왔다. 한 박사를 찾아갔다. 중국 연회에 참석했다. 루카스 부부, 반하트 부부, 스타크 양, 배틀스 양, 아펜젤러 양, 프렌치, 벡, 레이시, 루스와 함께 했다. 그 후에는YMCA에 갔다.

At work until 4:30. Helped Ludlow with necrosis case. Called on Dr. Hahn. For Chinese feast. Lucas's. Barnharts, Miss Stark, Miss Battles, Miss. M. Affenzellar, French, Beck & Lacy & Ruth & I. Coca at ymca afterwards.

11월 25일

밤늦게까지 일했다. 저녁에는 집에 있었다.

At office late in eve. At home in the eve.

11월 26일

4시 30분까지 사무실에 있었다. 빌리의 사진을 찍으러 나갔다. YMCA에서 체육 수업을 했다. 최고의 농구 경기였다. 첫 5분 동안은 무득점이었다. 팀 구성은 다음과 같았다. 벡, 나: 포워드, 프렌치: 센터, 잭, 램지: 가드 대 루카스, 반하트: 포워드, 아펜젤러: 센터, 톰슨, 레이시: 가드.

At office until 4:30. Went for Billy's pictures. ymca gym class. Best basketball game. 1st 5 minutes no score. Teams: Beck & I forward, French centre; Jack & Ramsay G-VS- Lucas & Barnhart F, Affenzeller C, Thomson & Lacy G.

11월 27일

오전 10시 반까지 일했다. 피어슨 기념 학교에서 열린 추수감사절 예배에 참석했다. 코안이 설교했다. 2시 30분부터 4시까지 저녁을 먹었다. 1부는 수프, 2부는 간호사들이 준비한 굴, 3부는 에비슨이 준비한 칵테일, 4부는 로즈가 준비한 오리, 5부는 우리가 준비한 크림과 파이, 6부는 러들로 부부가 준비한 사탕이었다. 병원에 있는 스미스 양에게 요리 한 코스를 가져갔다. 나는 고기를 준비했다.

Worked until 10:30 a.m. At Thanksgiving service at Pierson Memorial. Coan preached. Conf'd had dinner from 2:30 to 4:00. 1-Hurts for soup. 2 - nurses (oysters) 3 - Avison (cocktail) 4 - Rhodes (duck etc) 5 - Schiefley (cream & pie) 6. Ludlows (candy [illegible]) 1 man carried 1 course to Miss Smith in Hosp. I took meat course.

11월 28일

7시 10분까지 일했다. 5시부터 7시 10분까지 전기 엔진을 고치려고 노력했다. 치과용 풋 엔진도 고장 났다. 저녁은 집에서 보냈고 일찍 잤다.

At work until 7:10. Tried to fix electric engine from 5:00 to 7:10. Foot engine also broke. At home in eve. Went to bed early.

11월 29일

3시 30분까지 사무실에 있었다. 반하트 부인이 점심 먹으러 우리 집에 왔다. 체육관에 갔다. 꽤 별로인 게임을 했다. 루카스, 반하트가 사냥을 가서 돼지와 꿩을 잡아왔다. 데리고 사냥에서 돌아왔다. 저녁에는 체커 게임을 했다.

At office until 3:30. Mrs. Barnhart at our house for lunch. At gymnasium. Had pretty punk games. Lucas & Barnhart returned from hunting with a pig & a pheasant. Played checkers in eve.

11월 30일

오전 내내 집에 있었다. 외국인 예배에 참석했다. 반하트가 설교했다. 루스와 빌리는 내 생일선물로 은으로 된 보석을 주었다. 저녁에는 저녁 파티를 했다. 러들로 부부, 루카스 부부, 한 박사가 함께 했다. 음악을 들었다. 모리스 씨는 미국으로 떠났다.

At home all a.m. At foreign service. Barnhart preached. Ruth & Billy gave me silver jewelry for my birthday. Dinner party in eve. Ludlow's, Lucas's & Dr. Hahn. Had some music. Mr. Morris left for America.

12월 1일

사무실에 5시 30분까지 일했다. 한 박사가 전화를 해서 치과와 관련된 얘기를 했다. 저녁에 게임을 몇 판 했다. 잠자리에 들기 전에 독서를 했다.

At work until 5:30. Hahn called and we had a chat about dental things. Played a few games in the evening. Read before retiring.

12월 2일

오후 4시까지 일했다. 언더우드 씨를 만나러 갔다. 루스와 러들로 씨, 루카스 부인과 함께 산책을 했다. 월간 포럼이 시작된 러들로 댁에서 모임이 있었다. 스코필드는 조선의 O.D. Co.에 관한 논문을 읽었다.

At work until 4 p.m. Went to see Mr. Underwood. For a walk with Ruth, Mr. Ludlow & Mrs. Lucas. At meeting at Ludlow's where monthly forum was commenced. Scofield read his paper on O.D Co. in Chosen.

12월 3일

4시 15분까지 일했다. YMCA에 갔다. 배구와 농구 시합을 했다. 저녁에는 집에서 루스와 함께 있었다. 루카스가 그만두었다. 맥머피 양이 메스비트 부인(암 환자)과 함께 왔다.

At office until 4:15 At ymca. Had a good volleyball and basketball games. At home with Ruth in eve. Lucas's out. Miss McMurphy came to be with Mrs. Mesbit (cancer case)

12월 4일

오후 6시까지 사무실에 있었다. 루스, 루카스 부인은 의과대학 2학년 학생들의 연회를 돕기 위해 에비슨 댁에 갔다. 나는 집에서 편지를 쓰고 책을 읽었다.

At office until 6 p.m. Ruth and Mrs. Lucas went to Avison's to help entertain 2nd year class of students at medical college. I stayed home writing letters and reading.

12월 5일

저녁 늦게까지 사무실에 있었다. 다음의 손님들을 저녁식사에 초대했다: 윤치호, 오 박사, 홍 박사, 송 씨, 강 박사, 신 박사, 육 씨, 최 씨.

At office until late in the eve. Had the following guests to dinner: Yun Chi Ho, Dr. Oh, Dr. Hong, Mr. Song, Dr. Kang, Dr. Shin, Mr. Yuk, Mr. Choi.

12월 6일

오전 내내 사무실에서 일했다. 오후에 우리 집에서 교수 회의를 했다. YMCA에 들렀다. 저녁은 집에서 보냈다.

Worked at office all a.m. & one hour afternoon. Had faculty meeting at our house in afternoon. At ymca. At home in eve.

12월 7일

오전 내내 집에 있었다. 외국인 예배에 참석했다. 드코프 씨가 설교했다. 저녁은 집에서 보냈다.

At home all a.m. At foreign service. Mr. Decauf preached. At home in eve.

12월 8일

4시 30분까지 사무실에 있었다. 한 박사를 잠시 만났다. 러들로의 결혼 7주년 기념일이었다. 루카스 부부, 언더우드 부부, 에스텝 양, 라이너, 배틀즈, 로버츠, 루스와 함께 했다. 3개월 동안 시베리아를 방문하는 리터 씨가 북경에서 이동하는 길에 들렀다.

At office until 4:30 Called on Dr. Hahn a while. At Ludlow's 7th wedding anniversary. Lucas's, Underwoods, Miss Estab, Reiner, Battles, Roberts, Ruth & I. Mr. Ritter came from Peking on his way to Siberia for 3 months.

12월 9일

3시 15분까지 사무실에 있었다. 우리 집에서 지부 회의가 있었다. 진료 기록을 살펴보았다. 회의는 오후 10시로 연기했다.

At office until 3:15. Station meeting at our house. Medical reports. Meeting adjourned at 10:00 p.m.

12월 10일

로건 부인의 장례식이 오전 10시에 있었다. 등록하러 영사관에 갔다. 오후에는 체육관에 있었다. 리터 씨도 함께 했다. 저녁에는 집에 있었다. 루카스는 반하트 댁에 있었다.

Mrs. Logan's funeral 10 a.m. At consulate to register. At gymnasium in afternoon. Mr. Ritter with us. At home in the eve. Lucas's at Barnharts.

12월 11일

반하트 씨는 수두로 진단받았다. 격리병원으로 이송되었고 B 부인이 간호사로 왔다. 루카스 부인과 아기는 이화에 있었다. 루카스 부인은 우리 집에 머물렀다.

Mr. Barnhart (illegible) case diagnosed as small pox. Brought to isolation hospital & Mrs. B came as nurse. Mrs. Lucas & baby at Ehwa. Mrs. Lucas stayed at our house.

12월 12일

하루 종일 일했다. 오후에는 루스와 산책했다. 음악 모임에 가지 않고 루스와 함께 집에 머물며 게임을 했다.

At work all day. For a walk with Ruth in afternoon. Did not go to music club but stayed home with Ruth & played games.

12월 13일

오후 4시까지 일했다. YMCA에 갔다. 몇 명 없었지만 농구는 잘했다. 저녁에는 집에서 게임을 했다.

At work until 4 p.m. At ymca. Only a few were there but we had good run in basketball. At home in the evening playing games.

12월 14일

오전 내내 집에 있었다. 외국인 예배에 참석했다. 쿤스 씨가 설교했다. 성찬식이 있었다. 저녁은 집에서 보냈다.

At home all a.m. At foreign service. Mr. Koons preached. Communiion Sunday. At home in the eve.

12월 15일

4시 15분까지 사무실에 있었다. 루스와 크리스마스 쇼핑을 갔다. 저녁에는 집에서 보냈다. 빌리가 너무 고통스러워해서 잠을 많이 못 잤다. 집이 너무 더워져서 창문을 열어야 했다.

At office until 4:15. Went x-mas shopping with Ruth. At home in the eve. Billy had a lot of distress so I did not get much sleep. House got too hot & I had to open windows.

12월 16일

빌리는 오전에 응급실에서 퇴원했고 오후에는 많이 호전되었다. 오후 5시까지 사무실에 있었다. 저녁에는 집에서 게임을 하고 사탕을 만들었다.

Billy had discharge from ear a.m. & afternoon felt more comfortable. At office until 5 p.m. At home in eve playing games & making candy.

12월 17일

오후 4시까지 사무실에 있었다. YMCA에 갔지만 수업은 없었다. 저녁에는 집에서 보냈다. 사탕 만드는 것을 도왔다. 독서를 했다.

At office until 4 p.m. At ymca but had no class. At home in the evening. Helped make candy. Read.

12월 18일

6시 45분까지 사무실에 있었다. 재고품 장부를 확인하고 지난 3개월 간의 예산을 편성했다. 저녁에는 집에서 책을 읽었다. 러들로 부인이 저녁 먹으러 우리 집에 왔다. 러들로 박사는 충주에 갔다.

At office until 6:45. Balanced stock account for (illegible) 31 & made our budget for last 3 months. At home reading in the eve. Mrs. Ludlow at our house for dinner. Dr. Ludlow at Chungju.

12월 19일

밤새 오한이 심했다. 오전에는 열심히 일했다. 감기 예방주사를 맞았다. 오후에는 두통, 발열, 오한으로 아팠다. 약간의 일을 했다. 쇼핑하고 집에 와서 잤다.

Had chills most all night. Worked hard a.m. Had innoculation against "flu" Sick in afternoon with headache, fever & chills. Did a little work. Went shopping & came home and went to bed.

12월 20일

몸이 좋지 않아 침대에 누워있었다. 밤에 꽤 잘 쉬었지만 땀이 막 났다.

In bed feeling pretty punk. Rested fairly well at night but prespired freely.

12월 21일

하루 종일 침대에 있었다. 그렇게 컨디션이 나쁘지는 않았지만 제대로 쉬지는 못했다. 밤에 컨디션이 나쁘지는 않았다.

In bed all day. Did not feel so bad but was restless. Did not have a bad night.

12월 22일

열이 37도까지 내려갔다. 맥박과 호흡은 괜찮았다. 러들로가 강장제를 주었다. 끔찍한 밤을 보냈다.

Temperature down to 100. Pulse & resp. good. Ludlow gave me some tonic. Had a bum night.

12월 23일

피마자유를 좀 먹고 끔찍한 시간을 보냈다. 열이 계속 내려갔다. 그렇게 나쁘지 않은 밤이었다. 너무 많이 독서했다.

Took a dose of castor oil and had a deuce of a time. Temperature stayed down. Not a very bad night. Read too much.

12월 24일

열이 다시 올라가기 시작했다. 혈구 수치를 측정했다. 밤에는 컨디션이 괜찮았다.

Temperature started to go up again. Had blood count. Had a fair night.

12월 25일

매우 불쾌한 기분이었고 열은 40도 이상까지 올라갔다. 오후 5시에 병원에 갔다. 저녁 파티는 우리 집에서 로즈 댁으로 바뀌었다.

Felt very miserable & temp went up to 104.5 Took me to hospital at 5 p.m. Dinner party changed from our house to Rhodes.

12월 26일

열이 조금 떨어졌지만 밤낮으로 꽤 끔찍했다. 밤은 끔찍했고, 간호사는 코데인을 처방해 주었지만 별로 큰 도움이 되지 않았다.

Temp. dropped a little but I had a pretty miserable day and night. Night was awful & nurse gave codeine but this did not help much.

12월 27일

컨디션이 좀 나아졌다. 설포날[5]에 취해서 잠을 잘 잤다.

Felt a bit better. Had some sulphonal and slept failry well.

12월 28일

하루 종일 컨디션이 꽤 좋았다. 다시 정상 체온으로 내려갔다.

Fairly comfortable all day. Temp down to normal again.

12월 29일

하루 종일 아주 편안했다. 루스는 책을 꽤 많이 읽었다. 밤새 잘 잤다. 루스가 에스텝 양의 생일파티에 갔다.

Very comfortable all day. Ruth read quite a lot. Had failry good night. Ruth at Miss Estab's birthday party.

12월 30일

오후 4시 30분쯤 병원에서 집으로 왔다. 루스가 책을 읽어줬다. 꽤 잘 잤다.

Came home from hospital about 4:30 p.m. Ruth read to me. Slept fairly well.

12월 31일

침대에서 꽤 편안한 하루를 보냈다. 영화 〈결혼한 사람들〉과 〈혼란〉을 시청했다. 밤에 잘 쉬었다.

Had fairly comfortable day on bed. Finished "The Marryers" and "The Turmoil" Had a good night's rest.

2장

서양 치의학의 한국 전래와 연세 치의학의 연원

2

서양 치의학의 한국 전래와 연세 치의학의 연원[6]

조선 말, 서양에 문호를 개방하면서 서양의학도 함께 이 땅에 소개되었다. 부산(1876), 원산(1879), 인천(1883)의 개항으로 생긴 일본인 거류지에 일본인 의원이 자리를 만들어 가기 시작했다. 당시 사상적 전통을 유지하면서 근대 서양 과학 및 기술을 도입하려는 생각이 동양 각국에 나타났다. 중국의 중체서용론(中體西用論), 일본의 화혼양재론(和魂洋才論)과 같은 방향성을 견지하는 동도서기론(東道西器論)을 1880년대 초 김윤식(金允植), 신기선(申箕善)이 주창하였다. 이들은 서양 문물의 이기는 인정하되, 동양의 정신이 우위에 있음을 내세우고자 하였고 이것은 성리학의 이기론(理氣論)적 관점에서 이해할 수 있다. 서양의 기가 승하더라도, 동양의 이가 그 위에 있다는 것이다.

개항 후 개화, 개혁의 의지는 척사 운동(1881), 임오군란(1882)으로 드러났으며, 이를 물리칠 필요가 있었던 고종은 1882년 8월 김윤식이 기초한 동도서기론의 교서를 내렸다. 이용후생(利用厚生)을 위해 서양 문물을 활용할 것을 명확히 한 이 결정은 이론적인 것이었기에, 서양의 기술 각각을 어떻게 다룰 것인지에 관한 방침이 내려진 것은 아니었다. 의학 또한 교서 이후 당장 제도적 도입이 결정된 것은 아니었다. 의학 도입을 결정한 계기는 갑신정변(1884)에서 선교사 알렌(Horace N. Allen, 安連)이 한 서양의학의 효용성이 높았기 때문이었고, 이것은 제중원의 설립으로 이어졌다.

(1) 갑신정변, 알렌의 민영익 치료

미국 북장로교 의료 선교사 알렌은 1884년 9월 20일 조선에 도착하였다. 동도서기론은 동도, 즉 유교적 가치를 그대로 유지할 것을 주장하였으므로 서양의 정신적 기치로 여겨진 기독교는 배척당하는 상황이었다. 따라서, 선교사의 선교 활동은 금지된 상태였다. 선교사임을 감춘 알렌은 1884년 9월 23일 미국공사관 소속 무급의사로 발령받아 업무를 수행하고 있었다.

당시 조선의 근대 사회 변혁을 주장하던 이들은 개화파라는 이름으로 결집하고 있었다. 여기에서 개화를 유길준(兪吉濬)은 "인간과 관련된 모든 사물이 지극히 선하고 아름다운 경지에 다다름을 이르고, 모든 사물을 궁구하고 경영하여 날로 새롭기를 기약하는 것"으로 정의하였다.[7] 즉, 서양의 영향에 따른 조선 사회의 변화를 추구하고자 하였고 이들은 1876년 박규수(朴珪壽) 사망 이후 온건개화파와 급진개화파로 분리되었다. 이들은 주로 청(淸)과의 관계를 놓고 반목했으며, 청과의 외교를 유지할 것을 주장한 온건개화파와 달리 급진개화파는 청나라의 영향에서 벗어나고자 했다.

1884년 12월 4일 저녁 6시 급진개화파는 우정국 연회에 맞추어 폭탄을 터뜨려 혼란을 일으킬 것을 기획하였다. 그러나 폭탄은 터지지 않았고, 이들은 계획을 급박하게 수정하여 화재를 일으키기로 하였다. 저녁 9시경 별궁 옆 초가에 불이 나면서 연회장이 소란스러워졌고, 사태를 확인하고자 했던 민영익(閔泳翊)이 밖으로 나갔다가 급진개화파 자객의 공격에 심한 부상을 입게 된다.

미국 공사 푸트(L. H. Foote)와 조선해관총세무사(朝鮮海關總稅務司) 묄렌도르프(P. G. von Möllendorff, 穆麟德)가 민영익을 수습하여 묄렌도르프의 집으로 옮겼다. 그리고 알렌의 왕진을 요청하였다. 알렌이 오기 전까지 열네 명의 한의사가 민영익을 침과 뜸으로 치료하려 했으나 소용이 없었다.[8] 이들은 자상에 송진 꿀 고약을 넣으려 하고 있었다.

민영익은 귀에서 볼까지 칼로 상처를 입어 얼굴 뼈가 드러나 있는 상태였으나 목정맥이나 호흡기가 절단되지는 아니하였다. 등에도 상처가 있어 척추와 어깨

뼈 사이 근육까지 절단 창이 관찰되었다. 이외 왼쪽 팔, 오른쪽 귀, 오른쪽 무릎에도 자상을 입었다. 알렌은 상처 부위를 소독하고, 아홉 번 봉합하여 붕대로 감았다. 또, 민영익의 정수리에는 달걀 크기의 큰 혹이 생겨 있었고, 지혈을 위해 스펀지와 붕대로 감쌌다.

다음 날 아침까지 민영익의 상태를 돌본 알렌은 본격적인 치료를 위해 일본 외과 의사 우미세 토시유키(海瀨敏行)에게 도움을 청했다. 이들은 함께 다시 민영익의 상처를 소독하였고, 총 일곱 군데의 상처를 스물일곱 바늘 봉합하였다. 우미세는 민영익을 옮기려 하였지만 알렌이 막았고, 이후 묄렌도르프의 집에서 민영익을 관찰하면서 치료하였다.[9]

한편, 김옥균(金玉均)을 중심으로 한 급진개화파는 고종에게 온건개화파와 청군이 변을 일으켰다고 거짓 보고하였다. 고종은 경우궁으로 처소를 옮겼고, 일본군과 박영효(朴泳孝) 휘하 군대가 궁을 지켰다. 급진개화파는 이어 우정국에서 처리하지 못한 온건개화파 인사들을 살해하고, 개혁을 위한 정강 14조를 발표하며 정권 변화를 꾀하였다.

그러나 이들의 정권은 오래가지 못했다. 중전 민씨가 위안스카이(袁世凱)에게 원병을 청하고 창덕궁 회궁을 주장했다. 고종이 따랐고 급진개화파 세력은 창덕궁으로 돌아갈 수밖에 없었다. 다음날 청군이 창덕궁을 공격하기 시작했고, 수적 열세였던 일본군은 철수하였다. 결국, 급진개화파는 일본으로 도망칠 수밖에 없었다.

이런 혼란으로 미국, 영국, 독일 공관은 제물포로 철수한 상태였으나, 알렌은 남아 계속 민영익을 치료하였다. 12월 22일, 1885년 1월 11일에는 병세가 악화하였다고 하였으나 같은 해 2월 11일에는 물리치료를 할 수 있을 정도로 상처가 아물었다. 2월 25일, 알렌은 처음으로 민영익을 왕진하지 않았다. 그러나, 4월까지 민영익에게 투약하여 알렌은 계속 민영익의 치료를 이어갔다.[10] 민영익의 완쾌는 고종과 중전 민씨의 서양의학에 관한 관심을 일깨우는 계기가 되었다.

(2) 청국군의 치료

민영익을 왕진하는 한편, 알렌은 청국군과 일본군의 충돌에서 발생한 부상병을 치료하였다. 1884년 12월 8일, 알렌은 청국군 진영을 방문하여 외상 환자들을 담당하였고, 다리에 총격을 입은 청국 군인의 탄환을 제거하고 관통상, 자상을 붕대로 감쌌다.[11] 9일에는 영국 외과 의사 휠러(Wheeler)의 도움을 받아 함께 청국군 환자들을 순회 진료했다.

오염이 심한 외상 부위의 경우 절단 수술이 필요했으나, 청국군은 절단을 거부하는 경우가 많았다. 절단 수술을 거부한 환자가 파상풍으로 숨지는 일이 발생하기도 했다.[12] 몸을 보호하려는 청국인을 알렌은 이해하지 못했고, 나쁜 예후가 예상되는 환자를 진료하는 것이 그에게는 힘든 일이었다.[13] 그러나 1885년 1월 28일 경까지도 알렌은 청국군 진영으로 왕진을 나갔고, 선농양을 앓는 환자 한 명을 제외하면 모두 완치하여 퇴원하였다.

이런 노력은 알렌에게 청국 관리의 신임과 함께, 그의 이름을 민간인에게까지 알리게 되었다. 1885년 1월 28일 알렌은 청국 공사 진수당(陳樹棠)으로부터 감사의 뜻을 담은 과일 조림 2병을 받았다. 또한, 위안스카이로부터 사전을 선물 받고 청국공사관의 전속 의사가 되었다.[14]

(3) 알렌의 활동과 제중원 설립

알렌은 1858년 4월 23일 미국 오하이오주 델라웨어에서 태어났으며, 1881년 오하이오주 웨슬리안대학교(Wesleyan University)를 졸업하였다. 마이애미 의과대학(Miami Medical College)에 진학한 알렌은 1883년 3월 의사가 되었다. 아직 미국의 의학교육제도 개혁이 이루어지지 않은 시기였으며, 마이애미 의과대학은 개원 의사를 중심으로 도제식 교육을 시행하는 기관이었다.

알렌은 결혼 후 1883년 9월 선교사로 임명을 받았다. 청나라로 떠난 알렌은 상하이를 거쳐 난징에 도착하였으며, 의료선교의 미래가 불투명함을 발견하게 되었다. 상하이의 동료 의사로부터 막 문호를 개방한 서울에 의사가 필요하니 그곳에서 성장할 것을 조언받은 알렌은 1884년 7월 북장로교 선교부로부터 한국 부임 승인 전보를 받았다.

전술한 것처럼 제물포를 통해 1884년 9월 조선으로 들어온 알렌은 민영익을 살려내면서 자신이 열망하던 길을 걸을 수 있음을 깨달았다. 미국 선교사, 의사 피터 파커(Peter Parker)는 1834년 중국 광저우에 파견되어 안과병원을 하면서 중국의 서양의학, 의학교육 도입에 선구자 역할을 수행하였고, 미국 외교업무에도 관여하였다.[15] 파커를 따를 것을 소망하던 알렌은 조선에서도 서양 의술을 펼치며 의학교육을 할 수 있는 병원을 설립하고자 했다. 포크(George C. Foulk, 福久) 미국 대리공사와 상의한 알렌은 민영익을 통해 병원 설립안을 추진하고자 했다.

당시 서양 문물 전파를 주도하던 묄렌도르프가 의학교 설립 계획을 먼저 세우고 있어 방해할 수 있다는 걱정이 있었으나, 1885년 2월 19일 알렌은 병원 설립안을 승인한다는 통리교섭통상사무아문(統理交涉通商事務衙門)의 공문서를 전달받게 되었다. 그리고, 이는 제중원의 설립으로 이어졌다.

급진개화파의 일원으로 갑신정변 때 처형된 홍영식(洪英植)의 집을 수리하여 병원으로 삼기로 하였다. 600~1,000달러의 경비를 사용한 병원은 약 40명의 환자를 수용할 수 있는 규모였으며, 1885년 4월 1일 준공되었다. 병원에는 환자실, 외래 진료소, 수술실, 약국, 일반 병실, 여자 병실, 특등실 등이 위치하여 종합병원의 형태를 갖추었다.[16] 같은 해 4월 3일 병원 개원을 알렸고, 우미세가 작성한 병원 규칙을 받았다. 그리고, 4월 9일 병원의 진료가 시작되었다. 병원의 명칭은 처음 '널리 은혜를 베푸는 집'이라는 광혜원(廣惠院)이었으나, 1885년 4월 26일 '사람들을 구하는 집'이라는 제중원(濟衆院)으로 개칭되었다. 정부는 병원 운영비 및 약대를 책정하여 대민 의료를 수행하는 한편, 극빈자의 무료 시술을 제공할 수 있도록 하였다.

제중원은 조선인을 치료하고 의학교육을 시행하기 위한 기관으로 설립되었다. 알렌은 조선정부 경중건설병원절론(朝鮮政府京中建設病院節論)을 써서 적은 비용으로도 병원을 운영할 수 있으며 이 기관이 왕을 기쁘게 하고 백성을 고쳐할 것이라고 주장하였다. 물론, 선교사였던 알렌이었으므로 병원 운영은 개신교 선교를 목적한 것이기도 했다. 그러나 알렌은 이를 조선 정부와 민영익에게 명시하지 않았으며, 기관이 적은 비용으로 운영될 수 있는 기반인 의사 인건비를 제공하는 미국 북장로교 선교부를 문건에선 '공제조합'이라고 표현하여 숨겼다.[17] 더하여, 병원은 미국이 조선에 영향을 발휘하기 위한 초석이 될 것이었다.

제중원을 토대로 여러 선교사가 한국에서 활동하게 되었다. 감리교 선교사 스크랜턴(William Benton Scranton)이 1885년 5월 22일부터 6월 24일까지 제중원에서 활동했고, 1885년 6월 20일에는 헤론(John W. Heron, 蕙論)이 입국하여 알렌과 함께 진료 활동을 펼치다 1887년 알렌의 후임으로 제중원의 책임을 맡았다. 또, 1886년 7월 4일에는 북장로교 파송 선교사 엘러스(Annie J. Ellers)가 부인부를 담당하여 왕비 및 왕실 부인의 진료에 종사하였다. 그의 자리는 1888년 3월 27일에 서울로 온 호턴(Lillias S. Horton)이 이어받았다.

제중원이 안정적으로 진료를 수행하자, 1885년 12월 알렌은 서양식 의학교육을 위한 의학교 설립을 제안하였다. 조선 정부도 재정지원, 학생 모집, 졸업생의 직무 보장을 제시하였다. 결과, 1886년 3월 29일 조선 최초 서양식 의학교육 기관인 제중원 의학당이 개교하였다. 그러나, 제중원 의학당은 선교사들의 잦은 교체, 조선 정부의 지원 부족, 의사면허 제도의 부재 등으로 1893년 에비슨(Oliver R. Avison)이 부임하기 전까지 정규 과정으로 자리 잡지는 못했다.

제중원 또한 병원 행정을 담당하는 관리들의 부패로 운영이 어려워지자, 에비슨은 고종에 건의하여 제중원을 북장로교 선교부의 독자 사업으로 이관하였다. 에비슨은 의학교육의 체계화와 함께, 종합병원의 구성을 갖춘 새 병원을 건립하고자 했다. 그는 의학생 관리를 철저히 하는 한편, 한글 의학 교과서를 편찬하여 조선인이 의학을 접할 수 있도록 하였다. 또한 의료위원회를 구성, 의학교육, 의사면허증 부여, 학칙 및 교과 과정 작성, 졸업시험을 관장하게 할 것을 건의하였다. 1895년에는 의학당 교과 과정을 결정하였다.

이 과정에서 제중원 의학당을 통한 최초의 치과의술 교육이 시행되었다.

(4) 제중원의 치과 진료와 치과의술 교육

조선에서 이루어진 서양식 치과 진료에 관한 최초의 기록을 남긴 것은 알렌과 제중원이었다. 앞서 조선에서 활동한 일본인의 의료기관들은 구강병명만 기록했을 뿐, 어떤 치료를 수행하였는지는 기록하지 않았다. 반면, 알렌의 『조선체류기』에는 조선인의 치아에 관한 관찰이 담겨 있다.

> 쌀밥 식사는 치아의 성장에 좋은 것 같다. 한국 사람은 거의 누구나 훌륭하고 진주와 같이 흰 이를 가지고 있다. 그들은 아침에 조심스럽게 이를 닦는 데 소금을 청정제로 사용하고 칫솔 대신 손가락 위에 소금을 놓고 치아에 비벼댄다. (중략) 하루는 어떤 사람이 치아가 몹시 아프다고 불평을 하면서 찾아왔다. 그 사람을 빨리 돌려보내기 위해 아픈 치아를 뽑아 버리자고 권하였다. 그렇게 권하면 환자들은 곧 가버린다는 것을 잘 알고 있기 때문이었다. 그러나 그 사람은 놀랍게도 당장에 동의하는 것이었다. 나의 처방을 수행하기 위해 나는 능력을 다해 한 번에 치아 2개를 뽑아 버렸다. 그날 늦게 내가 병원 문을 닫기 전에 그 사람이 온 것을 보고 나는 기가 꺾이고 말았다. 내가 아무렇지도 않은 치아 1개를 썩은 치아와 같이 뽑아 버렸기 때문에 호된 욕을 먹을 줄로 생각했기 때문이다. 그러나 그것이 아니었다. 그는 자기 처의 치아 몇 개를 뽑아 달라고 처를 데리고 온 것이었다. 그의 말에 의하면 그때까지 한국 사람으로 그렇게 아프지 않게 한꺼번에 치아를 2개씩이나 뽑는 사람을 보지 못했다는 것이다. 그 이후로 나는 많은 이를 뽑게 되어 오히려 이 뽑는 일이 점점 좋아지게 되었다.[18]

또, 제중원 1차연도 보고서(1885.4.~1886.4.)는 구강질환의 질병별 통계를 기록하였다. 시술자는 알렌과 헤론이었으며, 목록은 충치 60례, 구내염(stomatitis) 55례, 치통(odontalgia) 15례, 구개종양(palatal tumor) 1례, 하마종(ranula) 1례, 하악골괴사치료(inferior maxillary necrosis treatment) 6례, 구개열 (cleft palate) 1례, 순열 (hare-lip) 30례, 구강저부로부터 분리된 혀(separation tongue from floor of mouth) 1례, 구강폐색(occluded mouth) 3례, 볼농양(cheek abscess) 3례, 치아농양(dental abscess) 5례, 입술궤양(lip ulcer) 2례, 치아발치 15례이다.[19]

스크랜턴은 발치와 아구창 치료기록을 남겼으며, 헤론이 보낸 편지(1888)에도 악골을 재위치 하고 발치 시술을 한 내용이 나온다. 캐나다 출신인 로제타 홀(Rosetta Hall)은 언청이 수술을 했다. 즉, 개항 후 최초의 서양 치의학 진료는 제중원을 기반으로 한 서양 의료 선교사를 중심으로 이루어졌다.

한편, 제중원의 『의료활동보고서』에는 조수 일을 보는 학생이 274개의 치아를 직접 발치하였으며, 어려운 경우에만 에비슨에게 자문을 구했다는 사실이 기록되어 있다.[20] 하지만 이것을 전문적인 치의학 진료나 교육의 하나라고 보기는 어려우며, 의료 선교사가 수행한 외과 술식의 일환이었다고 보는 것이 타당하다. 이것은 제중원 의학생들에게도 마찬가지였으며, 따라서 당시 수행된 치과 치료는 발치나 외과술이 대부분이다. 치아우식증이나 치주질환의 세분된 치료가 이루어진 것은 아니었으므로, 여기에서 치의학의 전문성을 말하기는 어렵다. 단, 제중원에서 이미 서양식 치과 진료가 이루어졌음을 기록해두는 것은 의미가 있을 것이다.

치의학이 독립적으로 진료와 교육을 수행한 것은 1915년 조선에 온 샤이플리(William J. Scheifley)가 세브란스병원 의학교 치과학교실을 개설한 이후이다.

(5) 세브란스 병원과 세브란스병원 의학교의 건립

1887년 8월 주미 한국공사관의 참찬관(參贊官)으로 알렌이 임명되면서 제중원의 책임을 맡은 것은 헤론이었으나, 헤론은 1890년 이질에 걸려 사망하였다. 후임으로 1891년 빈턴(Charles C. Vinton)이 부임하였으나, 그는 병원 재정의 활용과 선교 활동을 놓고 조선 정부와 충돌했다. 요청을 거부당한 빈턴은 자기 집에 진료소를 따로 차렸고, 이것은 제중원이 제대로 운영되지 못하는 결과로 이어졌다.[21]

빈턴을 대신하여 1893년 7월 에비슨이 제중원을 맡게 되었다. 에비슨은 초기 왕진을 다니며 제중원의 위상을 회복하려 하였으나 주사(主事)들이 일본인 의사에게 병원을 세놓는 일이 발생하였다.[22] 조선 정부는 이를 문제 삼았고, 에비슨은 제중원 책임자를 그만둔다고 선언하였다. 알렌이 중재하여 에비슨은 외국인 조수 확보와

본인 및 조수는 무보수로 진료한다는 조건을 걸어 자신이 제중원을 맡기로 하였다. 조선 정부의 주사는 병원 운영에 간섭하지 못하도록 하였다. 결국 에비슨의 의견이 수용되면서 1894년 9월 제중원은 미국 북장로회의 선교병원으로 다시 자리 잡았다.

1895년 6월 의주에서 시작한 콜레라가 확산하자 에비슨은 7월 27일 방역국을 조직하고 국장에 취임하였다. 지방 여러 교파의 선교사가 협력하였고 제중원 의학교에서 교육한 학생 조수가 환자 관리에 큰 도움이 되었다. 그러나 구리개 제중원의 난방, 상·하수도 시설 부재와 같은 시설 문제, 제중원 의학교의 체계 부재 등 열악한 교육체계는 에비슨이 진료와 교육 업무를 확장하는 데에서 명확한 한계를 제시하였다.

1899년 3월 안식년을 받아 에비슨은 캐나다로 돌아갔으며, 조선에 현대식 병원 건립을 위한 활동을 벌였다. 토론토의 건축가 고든(Henry B. Gordon)에게 40명 환자 수용이 가능한 규모의 병원 설계도를 기증받았다. 1900년 뉴욕에서 열린 『에큐메니칼 선교 협의회(Ecumenical Missionary Conference)』에 참가한 에비슨은 「의료선교에서의 우의(Comity in Medical Mission)」라는 제목으로 연설했다. "만약 서울에 시설을 잘 갖춘 병원에서 여러 교파의 의료 선교사가 협동해서 일한다면, 보잘것없는 작은 병원을 7개 운영하는 것보다 좋다"는 점을 강조한 에비슨의 연설을 들은 사람 중에 세브란스(Louis H. Severance)가 있었다.

1838년 8월 1일 오하이오주 클리블랜드에서 태어난 세브란스는 외할아버지를 포함하여 가족에 의사가 많았다. 그러나 세브란스 본인은 클리블랜드 공립고등학교를 졸업하고 은행에 취직하였다. 고등학교 1년 후배 록펠러(John D. Rockefeller)가 석유 사업에 뛰어든 것을 보고, 세브란스도 석유 관련 사업에 참여하였다. 세브란스는 1876년부터 1895년까지 스탠다드석유회사의 회계담당자로 근무하면서 많은 돈을 벌었다.[23] 세브란스가 에비슨에게 초교파 협력 의료선교를 지원하기 위하여 1만 달러 기부를 약속하자, 에비슨은 그에게 감사의 뜻을 표했다. 세브란스는 "받는 당신의 기쁨보다 주는 내 기쁨이 더 크다"라고 답했다. 세브란스는 1913년 타계했으나 세브란스 가족은 지원을 계속하였으며, 1939년까지 세브란스의 기부는 이어졌다.

에비슨은 기쁨을 안고 1900년 10월 서울로 돌아왔으나, 제중원 의학당은 학생들이 떠나 텅 빈 상태였다. 이전 의학교의 학제는 3년이었으며 교육을 마치도록 지원하기 위한 어떤 제도도 없었다. 캐나다 의과대학은 5년제였으나, 교수가 자신밖에 없는 열악한 환경을 고려할 때 추가적인 교육 기간이 필요하다고 생각한 에비슨은 8년간 공부할 학생을 모집했고 이들에게 의학교육 과정을 끝내겠다는 약조를 받아내었다.

한편, 신축 병원은 완공되기까지 세브란스에게 5천 달러, 뉴욕 북장로회에서 1만 달러의 추가 기부가 필요했다. 결국, 1902년 11월, 세브란스병원이 한국 최초의 현대식 종합병원으로 개원하였다.

1905년 5월 조선의 토착교회 설립을 위해 4개 장로교회, 2개 감리교회가 연합하여 개신교복음주의선교협의회(The General Council of All Protestant Evangelical Missions in Korea)를 설립하였다. 이들은 잡지 『Korea Mission Field』를 발간하고 기독교 사학을 통합하고자 했다. 이어 1907년 9월 창립한 조선의료선교사협회(Korean Medical Missionary Association)는 이듬해 각 교파 의료 선교사가 매년 일정 기간 강의하는 것을 조건으로 하여 연합의학교를 세울 것을 결의하였다. 제중원 의학교 교장, 한국의료 선교사협회 회장을 맡고 있던 에비슨은 이것을 제중원 의학교육 확장과 연결하고자 했다. 의사를 포함하여 간호원, 약제사, 치과 의사, 안경전문의 양성도 교과 과정으로 포함하여야 한다고 생각한 것이다.

에비슨은 1908년 이토 히로부미(伊藤博文) 통감을 찾아가 제중원 의학교 학생이 8년간 성실히 학업에 종사하였으므로 「의술개업인허장」을 수여해 달라고 요청하였다. 1908년 6월 3일, 제중원 의학교 1회 졸업생 7명이 한국 최초로 「의술개업인허장」을 부여받았다. 또한, 같은 해 8월 26일 통감부는 사립학교령을 반포, 모든 사립학교는 학부 인가를 얻어야 운영할 수 있도록 조처하였다. 제중원 의학교는 1909년 7월 세브란스병원 의학교로 학부 정식 등록을 마쳤다. 1909년 세브란스병원 및 의학교가 조선연합선교회(Korean Union Missionary Society)로부터 의료선교사의 급여를 포함한 재정 원조를 받게 되면서 업무를 확장, 정비하게 되었다.

이에 에비슨은 세브란스병원 의학교 안에 치과학교실과 약학과를 두고, 점차 치의학교와 약학교로 발전시키려는 구상을 품고 있었다. 이때, 치과 의사 한대위

(David Edward Hahn, 韓大衛)가 치의학교 설립 계획을 발표하였다.

(6) 한대위의 치의학교 설립 시도

한대위는 필라델피아 치과대학을 졸업한 독일계 미국인으로 1904년 중국에서 선교사로 일하다가 한국에 치과 의료 선교사가 필요하다는 소식을 듣고 1906년 1월 서울로 이동하였다. 미국 북감리교 소속이었던 한 대위는 최초로 조선에 주재하여 치과 진료소를 개설한 치과 의료 선교사, 구강외과 의사였다.[24] 그의 내한 경위를 보자.

> 나는 한국에 거주하는 첫 번째 유럽의 치과외과의(dental surgeon), 치과 의료 선교사이다. 내가 1904년 중국에서 일하는 동안 한국에 치과외과의 선교사가 필요하다는 이야기를 들었다. 중국에서는 여러 선교지부를 기꺼이 방문하면서, 치과 의료 선교사가 상당히 필요하다고 생각했다. 하지만 치과 진료에 대한 정례적인 치료비도 선교본부가 감당하고 지불할 수 있는 범위를 훨씬 넘어섰다. 그 결과 상당수가 저작기관인 구강이 안 좋아 건강 상태가 나빠졌다. 나는 선교부에서 나의 직업에 요구하는 상당한 양의 일을 완전히 수행했고, 하느님께서 이끄시는 대로 한국에 오게 되었다.

한대위는 1906년 1월부터 1907년 1월까지 감리교 치과 의료 선교사로 활동하였으며, 세브란스병원, 이화학당, 영국교회 고아원과 연계하여 치과 진료를 했다. 주말에는 무료 진료소를 여는 한편, 평양에 출장 진료를 떠난 웰스(J. Hunter Wells)와 폴웰(E. Douglas Follwell)의 의료사업을 도왔다.

웰스는 1895년 북장로회 의료 선교사로 한국에 왔고, 방역사업을 하는 한편 1898년부터 평양에서 의학을 교육하였다. 그는 1899년 에비슨과 함께 의학 교과서 편찬을 진행하기도 했다. 웰스로부터 교육을 받은 10명이 「의술개업인허장」을 수여했다. 폴웰은 1905년부터 1916년까지 보구여관 간호원양성소에서 강의하였다. 이들과의 협력으로 미루어 볼 때 한대위 또한 선교와 함께 교육에 연관되어 있었던 것으로 보인다. 그는 교회청년회, YMCA 등의 단체를 통한 복음 전도와 애국계몽운동에도 적극 참여하였다.[25] 통감 시기(1905~1910), 한국 종교계와 신

지식층은 애국계몽운동에 힘쓰는 한편, 교육 운동도 활발히 전개하였다. 그 결과 3,000여 개의 사립학교와 다수 전문학교가 설립하였다.

한대위는 1907년 선교사직을 사퇴하고 스크랜턴병원 옆에 치과 진료소를 개설하였다. 그의 개인진료소에는 무척 환자가 많았으며, "치통치료(齒痛治療), 무통발치(無痛拔齒), 충치급치근치료(蟲齒及齒根治療), 금치호모치(金齒護謨齒), 세마치(細磁齒), 금브래잇, 호모(護謨)브래잇, 조작 등"과 구강위생에 대한 무료상담을 진행하였다.[26] 그는 이미 진료하고 있던 일본인 치과 의사들보다 고급진료를 제공하였으나 치료비가 비싸다는 평을 듣기도 했다. 이에 헐버트(H.B. Hulbert)는 그것이 잘못된 세평임을 밝히면서, 한대위의 치의학 교육에 관한 관심을 언급하고 있다.

> 서울에 주재하는 치과 의사 한대위가 온 것은 축하해야 할 일이다. 그러나 불행하게도 몇 가지 질이 안 좋은 소문이 떠도는데 그것은 치료비가 너무 비싸다는 것이다. 이것은 진실하지도 않을 뿐 아니라 사실과는 개인적으로 먼 거리에서 관찰된 일인 것이다. 상주하는 치과 의사로서 출장 온 치과 의사보다 더 싼 요금을 받았다는 것이다. 우리는 이러한 부정적인 일이 제대로 알려지기를 바라고 있다. 한은 치의학을 가르치는 학교를 세우려고 심사숙고하고 있다.[27]

한대위는 활동하면서 1,200만 명 인구의 조선에 한국인 치과 의사가 없으며 한국인이 구강병을 해결하는 데 비과학적 처방을 활용하고 있음을 주목하였다.

> 나는 한국에 한국인 치과 의사가 한 명도 없는 것이 이상해서 혼자 여러 번 묻고 또 생각해보았다. 한국인들이 모두 구강 상태가 좋아서 그런 것인가, 전혀 그렇지 않다. 한국인들은 구강 상태가 좋은 편이기는 하지만 모두가 박테리아의 파괴적인 질환에서 면제받은 것은 아니다. 아버지가 이가 아프면 그의 아내나 아이들이 가스 플라이어를 가지고 이를 뽑는 방식으로 해결했다. 어떤 한국인은 치통을 특별한 방법으로 치료한다는 이야기를 들었다. 한국인들은 소금을 치약 분말 대신에 사용한다. 하지만 어떤 이론에 따르면 죽은 쥐에 소금을 뿌려 놓았다가 그 소금을 아픈 부위에 비벼주면 낫는다는 것이다.

이런 문제의식에서 한대위는 한국인 치과 의사 양성이 필요하다고 생각하여, 진료소에서 한국인 학생을 개인 지도하기 시작했다. 이것은 외과학의 일부로서가 아닌 치의학 고유의 교육이 최초로 시도된 것이다.

> 나는 좋은 치과 의사가 될 수 있을 거라 믿어지는 교회의 청년들을 데리고 있다. 나는 이 젊은이가 전문적인 치과 의사가 될 수 있도록 돕겠다. 된다면 한국에 도움이 많이 될 것 같다. 우리의 교육사업과 치과 과정을 연결해 개설하려고 심사숙고 중이다.[28]

1909년 한대위는 개인 진료실에 치의학교를 병설, 한국 학생을 교육하고 이어 제중원과 연합하여 운영할 계획을 발표하였다. 이에 관하여, 『대한매일신보』는 다음과 같이 적고 있다.

> 의교 창립,
> 미국 치과 의사 한대위 씨가 경성 남대문 내 자기 사택에 치의학교를 병설하고 한국 학생을 교육하는데 차(此)학교서는 장차 남문외 제중원과 연합병원 할 터이오 학원의 신건축이 충비(充備)되면 차학교는 학원 내에 이부(移附)하고 또 학원에는 치과부를 증설한다더라. 한대위 씨의 학교 설립을 하(賀)하노라.[29]

이 과정에서 한대위는 미국식 치의학 교육을 한국에 도입하고자 했다. 미국은 1899년 보철 기공, 구강외과학, 임상 교육을 포함한 3년의 교과 과정을 확립하였고, 한대위가 졸업한 필라델피아 치과대학은 미국 치과대학 중 가장 먼저 구강외과와 마취학을 교과 과정에 포함하였으며, 해당 분야는 치과 의사가 아닌 외과 의사와 마취과 의사가 강의하였다. 앞서 기록에 등장하는 것처럼 한대위는 자신을 치과외과의로 규정하고 있고 그의 졸업 연도는 1890~1903년 사이로 추정되는바, 그가 염두에 둔 치의학 교과 과정은 3년제로 보철 기공, 구강외과학을 포함하는 이론 및 임상 교육이었을 것으로 보인다.

당시 항일언론이었던 『대한매일신보』, 『황성신문』이 한대위의 치의학교 설립을 적극적으로 지지하였고 그의 단계적 치의학교 설립 계획은 매우 진보한 것이었으나, 한대위의 치의학교 설립안은 일본 통감부에 의해 무산되었다. 일본은 한국인 치과 의사를 양성할 계획이 전혀 없었으며, 제중원 의학교로 이미 의학교육이 시작된 마당에 치의학교육마저 미국에 빼앗기고 싶지 않았다. 결국 한국인 치과 의사들의 손으로 근대 치과 의료체계가 형성될 기회는 지나가 버렸다.

이후 한대위는 조선총독부 치과 의사면허 제3호를 받고 1919년 정도까지 조선에서 치과 진료를 한 것으로 보인다. 안식년을 맞아 미국으로 돌아간 이후 소식이 끊겼으며, 1923년 사망했다는 기록만 남아 있다.

한대위 치의학교 개설안이 실패하자, 세브란스병원 의학교 교장 에비슨은 선교본부에 치과학교실을 개설할 치과 의사를 요청하였다. 1914년 12월 안식년을 맞은 에비슨은 펜실베이니아주 해리스버그를 찾아가 샤이플리를 면담하고, 그를 세브란스병원 의학교의 치과학 교수로 임명하기에 적합한지 살펴보았다.

한편 1915년 3월 5일, 언더우드(H.G. Underwood) 목사는 전문학교 과정을 수행할 수 있는 허가를 받아 경신학교(儆新學校) 대학부에서 60명의 학생을 모집, 1915년 4월 연희전문학교를 개교하였다. 1915년 6월 7일 에비슨이 안식년을 마치고 조선으로 다시 돌아왔다.

3장

윌리엄 샤이플리,
치과 의료 선교사가 되다

3

윌리엄 샤이플리, 치과 의료 선교사가 되다

윌리엄 제러마이어 샤이플리(William Jeremiah Schiefley)는 1915년 11월 세브란스연합의학교에 한국 최초의 치과학교실을 설립한 치과 의료 선교사다. 앞서 살핀 제중원에서의 치과진료나 한대위의 치의학교 설립 계획은 각각 한국 최초의 서양식 치과 진료 및 서양식 치의학 교육 계획 수립이라는 데에서 역사적 의의가 크다. 그러나 이들 시점을 한국 근대 치의학 교육의 출발점이라고 말하는 데에는 한계가 명확하다. 의학과 마찬가지로 치의학이 규정되기 위해서는 전문직업적 지식과 실천의 양 면이 모두 갖추어져야 한다. 제중원의 치과 치료에 있어 의사가 진료를 수행하였으며 교육 또한 의학생을 대상으로 하였으므로, 전문직업적 실천은 있었으되 그 지식에서 전문직을 구성하지 못했다고 할 것이다. 한대위의 계획은 치과 의사가 치의학교를 설립하려고 한 것이었으므로 지식적 측면에서 전문성을 지녔으나 실천으로 이어지지 못했으므로 그 또한 아쉽다.

반면, 세브란스연합의학교의 에비슨은 치의학교를 설립할 계획을 지니고 있었으며, 조선에 온 샤이플리가 1915년 세브란스연합의학교에 치과학교실을 설립함으로써 시작되었다. 샤이플리는 치과학교실의 초대과장을 맡아 의대생 및 한국인 치과 의사들의 교육을 비롯하며, 한국인 구강상태에 대한 연구와 조사를 수행했다. 또한, 그는 1920년 안식년을 맞아 미국으로 돌아가기까지 한국인과 외국인의 진료에 물심양면으로 힘썼다.

이에 기초하여, 우리는 1915년이 한국 치의학이 시작된 해이며 그 장소는 세브란스연합의학교 치과학교실이었음을 다시 선언하고자 한다. 이를 위하여, 샤이플리의 삶과 기록을 다시 정리하였다. 이미 2015년에 발간된 『연세대학교 치과대학 100주년사』가 이 작업을 수행한 바 있으나, 여기에선 윌리엄 샤이플리와 그의 사역 기간인 1915~1920년에 초점을 맞추었다.

(1) 증조부 자코브 셔이플르와 조부 존 샤이플리

윌리엄 샤이플리는 독일계 미국인이다.[30] 증조할아버지 자코브 셔이플르(Jacob Schaufele)는 독일 바덴뷔르템베르크주(Baden-Württemberg) 출신 공장 직공이었다. 마리아 지글(Maria Siegel)과 결혼한 자코브는 존(John)과 마리(Mary) 두 자녀를 데리고 1848년 미국 이민행을 택했고, 셔이플르는 미국식 철자인 샤이플리로 기록되었다. 윌리엄의 할아버지 존이 아직 열두 살 때였다.

영국으로부터 독립한 미국은 19세기 초 영토 확장을 꾀했으며 점차 그 영역을 서남부로 확장해 나아갔다. 한편, 막 스페인으로부터 독립한 멕시코는 북부 지역을 효과적으로 관리하지 못했고, 미국은 이 지역을 차지하고자 했다. 1836년 텍사스가 멕시코로부터 분리·독립하자 미국과 멕시코는 각각 텍사스 지역의 종주권을 주장하였으며, 그 결과 1846년과 1848년 멕시코-미국 전쟁이 벌어졌다. 전쟁에서 승리한 미국은 텍사스에서 캘리포니아에 이르는 엄청난 크기의 영역을 할양받았다.

영토 확장과 함께 1840년부터 1860년까지 미국은 유럽으로부터 다수 이민자를 수용하면서 급속도로 성장했다. 1845년 아일랜드 대기근으로 인하여 150만 명의 아일랜드인이 미국으로 이주하였다. 1848년 새크라멘토 근처 아메리칸강(江)의 지류에 위치한 존 서터(John Sutter)의 집에서 금이 발견된 것을 계기로 촉발된 캘리포니아 골드러시도 미국 이주를 불러오는 데 큰 영향을 미쳤다.

다수의 독일인도 이 시기 미국행을 택했다. 초기 독일계 이주민은 북동부 공업

도시로 향했고, 이후에는 중서부에 정착하게 된다. 1848년에 이주한 샤이플리 가족은 공업지대였던 펜실베이니아주로 향했고, 애덤스카운티(Adams County) 레딩(Reading)에 도착했다. 레딩은 레딩 철도(Reading Railroad)에서 이름을 가져온 도시로 펜실베이니아 중부와 서부를 연결하는 교통 도시였다. 펜실베이니아 북동부 석탄광에서 채굴된 석탄이 레딩을 거쳐 펜실베이니아 항에서 다른 도시로 수송되었다. 이 열차를 중심으로 물류를 확장한 필라델피아 레딩 철도(P&R)가 다른 도시와 철도를 계속 연결하였으므로, 레딩은 오랫동안 안정된 경제를 유지하는 도시가 되었다.

샤이플리 가족은 레딩 지역의 회사와 공장에서 일자리를 얻었다. 자코브는 1861년까지 레딩의 철강회사에 근무했다. 존은 레딩에서 학업을 마치고 21세가 되던 해 일용직 노동자였던 찰스 밥스트(Charles Bobst)의 딸 캐서린 밥스트(Catherine Bobst)와 결혼하였다. 존은 모자 직공으로, 캐서린은 경리로 브럼백 모직 공장(Brumbach's woolen mill)에서 일했다.

1861년 남북전쟁이 벌어졌다. 이전부터 생산구조와 문화적 차이가 있었던 자유주(free state)와 노예주(slave state) 간 갈등은 점차 격화되었고, 1860년 링컨 대통령 당선을 기점으로 폭발하게 되어 남부 여러 주가 미국연방으로부터 독립을 선언하였다. 북부는 남부를 진압하여 연방을 재통일하는 것을 목표로 하였다. 한편, 초기 잘못된 전략의 입안과, 주로 이민자로 구성되어 병력의 질이 낮았던 북부의 전술 수행 미비로 남부가 선전하였다. 더구나, 남부는 자신을 지켜야 한다는 목적의식이 명확했으며 수비전을 이끌면 되었던 반면, 북부는 침략 전쟁의 형태로 경계를 넘어야 했으므로 저항감도 상당하였다. 그러나, 인적, 물적 우세를 바탕으로 한 전쟁은 결국 북부의 승리로 끝났다.

자코브와 존은 노예 제도를 반대하는 공화주의자로 참전했다.[31] 1862년 입대한 자코브는 43세였으며, 버지니아주 피터스버그 근방에서 벌어진 전투에서 왼쪽 다리를 잃었다. 그는 뉴욕주로 후송되었고, 1864년 웨스트체스터의 데이비드아일랜드(Davids Island) 군병원에서 45세의 나이로 사망하였다.

존은 26세의 나이로 펜실베이니아 보충대 제3연대(3rd Pennsylvania Reserve

Regiment)에 입대하였다. 그가 속한 포토맥군(Army of the Potomac)은 북버지니아군과 끝까지 싸웠으며, 북버지니아군을 이끌었던 명장 로버트 리(Robert Edward Lee)에게 오랫동안 패배하였다. 7일 전투(Seven Days Battles), 제2차 불런 전투(Second Battle of Bull Run), 앤티텀 전투(Battle of Antietam), 프레더릭스버그 전투(Battle of Fredericksburg)에 존 또한 참가하였다. 7일 전투, 제2차 불런 전투를 승리로 이끈 리 장군이었으나 그를 상대한 조지 매클렐런(George Brinton McClellan) 소장과 앰브로즈 번사이드(Ambrose Burnside) 장군은 신중하게 전황을 이끌었고, 남북전쟁 중 단일 전투로 가장 큰 사망자가 발생한 앤티텀 전투에서 메릴랜드를 침공한 남군을 막아내는 데 성공하였다.

여세를 몰아 주도권을 잡으려던 북군은 버지니아주 프레더릭스버그를 공격하였으나 고지대에서 수비를 공고히 한 남군에게 엄청난 손실을 입었다. 이 프레더릭스버그 전투 와중, 1862년 12월 13일 외상을 입고 존은 오른쪽 다리를 잃게 되었다.

> 1862년 12월 13일 벌어진 프레더릭스버그 전투에서 입은 상처로 인해 나는 오른쪽 다리를 잃게 되었다. 용감한 동료 네 명이 한 손에는 소총을, 다른 손에는 자신들의 목숨을 쥐고 전장에서 나를 수송하려 했다. 동료들은 나를 놓지 않으려 했고, 남군은 항복을 명령했다. 한 사람이 붙잡혔고 나머지는 부상을 당했다. 나는 동료들에게 나를 두고 가라고, 나에 관해 집에 편지를 써 달라고 요청했고, 나의 고통이 시작되었다. 나는 전장에 5일 밤낮을 누워있었고, 땅에는 눈이 내렸다. 결국 나는 붙잡혔다. 앞서 말한 남군 친구, 스톤월 잭슨(Stonewall Jackson) 장군에게 나에 관해 탄원해 준 그의 도움으로 나는 총알이 닿지 않는 사격호로 이송되었고, 그곳에서 다시 리비 감옥으로 옮겨졌다. 6주 동안 갇혀 있다가 가석방되어 나는 피골이 상접한 상태로 메릴랜드주 애너폴리스로 돌아왔다. 진찰 후 의사는 3일밖에 살지 못할 것이라고 했지만, 신의 은총으로 나는 여기 남아 내 고통을 전한다.[32]

한동안 여러 직종을 떠돌던 존은 1863년 화이트너(C. K. Whitner)의 형제인 우체국장 조지에 의해 우체국 직원으로 임명되어 4년간 일했다. 민주당 행정부로 인하여 존은 사임했다가, 후에 우체국장 스테트슨(Casper Stetson)에 의해 다시 임명되었다. 평판이 좋았던 그는 소인(消印)과를 맡아 이후 21년 6개월 동안 직책을 성실하게 수행하였다. 그는 남북전쟁의 퇴역군인으로 북군의 남북전쟁 참전용사회 맥린 제16대에서 가장 인기 있는 회원 중 한 사람이었다.

존과 캐서린은 2남 5녀를 두었고, 첫째 아들 윌리엄 제이콥(William Jacob Scheifley)으로부터 치과 의료 선교사 윌리엄 샤이플리가 태어났다. 윌리엄의 큰고모 루시 애니(Lucy Annie)는 프레드 윌(Fred Will)과 결혼했으며, 필라델피아 앤드 레딩 철도 직원으로 일했다. 작은고모 캐서린(Catherine)은 찰스 처브(Charles Cubb)와 결혼하여 모자 공장 노동자로 일했다. 작은아버지 존 새뮤얼(John Samuel)은 식료품종업원으로 일했다. 고모 나오미(Naomi), 노머(Noma), 케이트(Kate)가 있었다. 캐서린은 1886년 50세의 나이로 사망했다.

(2) 부모 윌리엄 제이콥, 메리 제인과 윌리엄의 형제들

아버지 윌리엄 제이콥은 20세가 되던 해, 우체국에서 일하던 17세의 메리 제인 디펜더퍼(Mary Jane Diefenderfer)와 결혼하였다. 메리 제인의 아버지는 이른 나이에 돌아가셨고, 어머니 슬하에서 자랐다. 윌리엄 제이콥은 모자 제작 일과 담배상으로 생계를 꾸리는 한편, 신학을 공부하여 35세가 되던 1895년에 필라델피아 연합 복음주의 교회(Union Evangelical Church)의 목사가 되었다.

윌리엄 제이콥은 독실하고 희생적인 목사였으며, 메리도 사모(師母)로서 교회에서 활동적으로 일했다.[33] 부부에게는 1남 2녀의 자녀가 있었으며, 막내아들 윌리엄 제러마이어 샤이플리는 1892년 11월 30일에 태어났다. 누나 제니 메이(Jenny May)는 열 살 때 찰스 헤펠핑거(Charles Heffelfinger)와 결혼하였다. 누나 스텔라 메이(Stella May)는 열한 살 때 조지 샴(George F. Schaum)과 결혼하여 펜실베이니아로 떠났다. 이후 매형 중 한 사람도 목사가 되었고, 가족은 교회를 중심으로 삶을 꾸려나갔다.

(3) 윌리엄 제러마이어 샤이플리의 성장 과정

샤이플리[34]는 어린 시절부터 교회 안에서 성장하였고, 아버지의 영향을 받아 투철한 신앙을 통해 교회 일을 열심히 하였다. 아버지가 시무한 연합 복음주의 교회는 복음주의 협회(Evangelical Association)에 소속된 교회로써, 복음주의 협회는 19세기 초 펜실베이니아의 독일 출신 루터교 목사 제이콥 올브라이트(Jacob Albright)가 창시한 교파로서, 영국에서 감리교 운동을 시작한 존 웨슬리(John Wesley)로부터 영향을 받았으나 언어적 장벽으로 인하여 감리교와 연합하지 못하고 별도 모임을 시작한 것이 시초다. 협회는 펜실베이니아를 중심으로 세력을 확장하고 연합 복음주의 교회를 소속 교회로 두었으나, 1960년대 이후 감리교와 연합하였다.

그가 해외선교사 지원을 위해 보낸 편지를 보면, 아이였을 때부터 이미 종교적 확신을 지니고 있었다고 고백하고 있다.

> 10살 때 나는 내 짧은 생명이 주님으로 인한 것이라는 매우 깊은 신념을 지니고 하나님께 헌신하기로 했습니다. 그때엔 나의 혐오스러운 죄에 대한 회오(悔悟)와 정죄함을 알지 못했으나, 예수님과 더 친밀한 관계를 맺을 필요가 있다고 느꼈습니다. 나는 죄의 용서를 구하며, 내가 하나님의 자녀임에 관한 확신을 달라고 몇날 밤을 기도했습니다. 〈만복의 근원 하나님〉을 부르고 있던 어느 날 밤, 나를 찾아온 축복을 저는 절대 잊을 수 없을 겁니다. 나는 하나님을 찬양했고, 그런 행복은 살면서 다시 경험하지 못했습니다.
>
> 나는 기독교 가정에서 태어났고 최선의 기독교적 영향만 받아 왔기에, 죄 많은 경험을 알지 못했습니다. 당연히 성장하면서, 나는 넓은 세계와 접하게 되었고 꿈꾸지도 못한 많은 일을 배웠습니다. 자라면서 헌신이 약해진 적도 있었음을 고백합니다. 그러나 그것은 거의 모두에게 일어나는 일입니다. 나는 진정한 죄에 이르는 경험을 할 만큼 멀리 갈 수는 없었습니다. 그것은 주로 아버지의 영향 때문이었으며, 아버지로 인해 나는 교회의 일에 계속 열심히 참여했습니다.

샤이플리는 교회에서 성가대와 주일학교 교사로 섬겼다. 성가대에서는 테너 파트와 지휘를 맡았고, 몇 년간 주일학교 교사로 학생들을 지도하기도 했다. 주변인들은 그가 낙천적이고 활기차며, 매력적이고 세련된 사람이라고 평가했다. 학생들 또한 샤이플리를 따랐다.

필라델피아 중앙고등학교에 다닐 때부터 기독청년면려회(Young People's Society of Christian Endeavor) 활동에 참여했다. 1881년 프랜시스 에드워드 클락(Francis E. Clark) 목사가 메인주 포틀랜드에서 창립한 초교파적 복음주의 단체인 기독청년면려회는 빠르게 성장하여 전 세계로 퍼져나가 국제기독면려회(International Society of Christian Endeavor)로 성장하였다. 아시아에서도 중국 등에 조직되기 시작하였고 한국은 1913년경 새문안교회에서 처음 조직된 것으로 알려져 있다. 단체는 계몽운동, 문맹 퇴치, 금주·단연의 절제운동 등을 보급하는 데 힘썼다. 샤이플리는 기독청년면려회에서 청년면려회 및 금주위원회 회장, 청년면려회연합 자문위원을 맡았다.

샤이플리는 고등학교 2학년 때인 1907년 학생자원운동(The Student Volunteer Movement for Foreign Missions)의 영향을 받고 해외선교사가 되기로 결심하였다. 학생자원운동은 아서 피어선 박사(Arthur T. Pierson)와 대중설교자 드와이트 무디(Dwight L. Moody)가 설립한 단체로, 해외 선교로 학생들을 이끌기 위해 노력하였다. 1886년 7월 매사추세츠주 노스필스의 마운트 허몬 학교(Mount Hermon School for Boys)에서 한 달간 열린 대학생 여름수양회(Summer Conference for College Student)가 그 시초이며, 피어선 박사의 슬로건 "우리 모두가 모두에게로 가야 한다(All should go, go to all)"는 청년들에게 세계 선교를 향한 열망을 불러 일으켰다. 한국을 찾았던 많은 개신교 선교사들이 학생자원운동에 영향을 받아 자국을 떠났다.

1914년 9월 16일 해외선교로 보낸 샤이플리의 편지에는 학생자원운동이 자신에게 미친 영향이 잘 드러나 있다.

길지 않은 내 삶에 있었던 즐겁고 주목할 만한 경험을 여기서 언급하진 않겠습니다. 그러나, 이런 경험을 통해 저는 기독교 신앙을 키웠으며 선교 사역을 향한 열망은 더 강해졌습니다.

선교 사역을 향한 열망과 권고는 학생운동에서 말하는 바와 같기에 여기에서 권고와 사실을 나열하는 것은 반복이 될 뿐입니다. 나는 그때부터 선교사로 가고자 하는 남녀들과 만나며 열망을 키워왔음을 언급하고 싶습니다. 나는 소명을 거부할 어떤 합리적 이유도 지니고 있지 않음을 깨닫고 선교를 떠나는 일의 급박함을 더 강하게 느끼게 되었습니다. 또한, 나는 우리가 하나님을 섬길 장소를 찾을 의무를 지니고 있음을 매일 깨닫습니다. 중국과 그 땅을 섬기는 선교사들에게 치과적인 도움이 절실하다는 것, 내가 그 도움을 제공할 수 있는 조직의 일부로서 내 힘닿는 데까지 해낼 수 있다는 점에 나는 확신을 지니고 있습니다.

샤이플리는 필라델피아 치과대학(Philadelphia Dental College)[35]에 다닐 때에도 해외선교를 계속 꿈꿨다. 그는 3학년 때 교단에서 은퇴한 선교사로부터 중국 사람이 치과 의사를 필요로 한다는 이야기를 듣고, 연합 복음교회 총무에게 편지를 보내 치과 의료 선교사로 자원하였다. 그러나, 교회는 아직 치과 의사를 선교사로 임명할 만큼의 재정을 확보하지 못한 상태였다. 연합 복음교회 총무는 샤이플리에게 편지를 덥스(Dubbs) 박사에게 전달하겠다고 말했지만, 절차를 진행하지는 않았다.

복음교회는 샤이플리에게 중국 후난 지역에 일반 선교사로 갈 것을 권유하였다. 아직 치과대학 학생이었으며, 졸업 후 의과대학 진학 등을 고민 중이었던 샤이플리는 일반 선교사행을 택하지 않았다.

샤이플리는 치과 의료 선교사로 지원한 상태에서 1913년 6월 필라델피아 치과대학을 최우수학생으로 졸업했다. 그는 학교에서 매우 뛰어난 학생으로 평가받았다.[36] 진로를 고심하던 샤이플리는 1913년 12월 해리스버그에 치과를 개원했다.

학생자원운동과 관련이 있는 스미스(W. B. Smith)로부터 장로회 선교본부가 중국 파송 치과 의사를 요청했다는 소식을 듣게 된 것은 샤이플리가 개원한 지 2주후였다. 러셀 카터에게 보낸 1913년 12월 23일 편지에는 샤이플리의 선교를 향한 열망이 잘 드러난다.

> 현재 나는 해리스버그에서 진료를 하고 있습니다. 2주 반 정도 되었습니다. 개업을 시작한 이유는 선교위원회에서 내 직업과 관련된 업무를 요청하지 않은 상태에서 게으르게 남아 있을 수 없기 때문이었습니다. 갖춘 장비는 1,200달러 상당이며, 교육과 장비 구입으로 인한 부채가 1,200달러 정도 됩니다. 짧은 기간이었지만 매우 잘했다고 자평하며, 모든 것이 성공적인 개업을 향하고 있습니다. 그러나, 하나님께서 길을 여신다면 저는 헌신하고자 합니다. 나는 졸업할 당시보다 헌신이 더 많은 것을 요구한다는 사실을 알고 있으나, 어떤 희생도 그리스도에 값할 수 없습니다. 그리스도를 듣지 못하고 치과 의사가 매우 부족한 땅이 있음을 앎에도 미국에서 활동하는 것에 저는 만족하기 어렵습니다.
>
> 원하시면 어떤 정보라도 전하겠으며, 이 문제에 관해 성령의 인도를 따르겠습니다.

편지에 따르면 샤이플리가 개업한 곳은 펜실베이니아주 해리스버그 북 3번가 1624로, 평일 오전 8시 30분부터 오후 12시 30분까지, 오후 1시 30분부터 5시 30분까지 진료하였다. 주말에는 오전 8시부터 10시까지 진료하고 이외에는 예약을 받는 형식이었다.

샤이플리의 편지를 받고 카터는 바로 편지를 보냈다.

> 중국에 치과 의사를 필요로 하는 자리에 지원하는 귀하의 편지를 받았습니다. 중국의 최고위 관리조직인 중국위원회가 새로 제출한 명단을 3주 전에 전달받았습니다. 92명이 필요하지만, 확인 결과 명단에 치과 의사는 들어 있지 않았습니다. 시암(태국)과 라오스 선교회에서 치과 의사를 요청했으나, 선교본부 총무는 현재 이 지역에 선교사를 파송하기 어렵다고 판단했습니다. 현재 미국에서 치과 의사를 파송할 비용을 지원할 수 없기 때문입니다.

한국선교회의 명단도 도착했고, 서울 병원37에서 치과 의사를 요청하고 있습니다. 이 요청 또한 차후에 해결해야 할 것 같습니다. 선교사업과 치과 의사를 한국선교회에 보내려면, 이 문제에 관심을 지닌 분으로부터 기부를 받아야 합니다.

우리는 현재 귀하가 1,200달러의 부채를 지고 있다는 것을 편지에서 확인하였습니다. 이 부분으로 인해 선교 사역이 어려우시겠지요. 선교본부에서 이 사역을 지원할 사람이 있다면, 이런 부분을 호의적으로 고려할 것이라 확신합니다.

이런 답장을 보내게 되어 유감이나, 귀하에게 공정하기 위하여 우리는 상황을 정직하게 알리는 것이 낫다고 판단했습니다. 우리는 귀하의 이름을 명단에 올리고, 치과 의사의 파송이 가능해지면 바로 귀하와 상의하고자 합니다.

샤이플리의 해외선교사 지원은 이로써 두 차례 좌초되었다. 치과대학생 시절과 개업 초기. 시간이 지나면서 샤이플리가 선교사로 떠나는 것의 부담은 더 커질 터였다. 그러나 샤이플리는 좌절하지 않고 1914년 9월 16일, 미국 장로회 해외선교본부로 선교사 정식 지원서를 보냈다.

지원서

공개 제한

지원자가 답할 개인적인 질문. (윌리엄 제러마이어 샤이플리, 1914년 9월 16일)

미국 장로회 해외선교본부 | 156 5번가, 뉴욕

지원자가 답해야 할 개인적인 질문.

주의 - 이 질문들은 단순히 예비적인 것이며, 당신의 지원이 선교본부에서 결정되기 전까지는 어째든 현재의 일에 지장을 주지 않도록 해야 합니다. 막연한 용어는 피하고, 가능한 한 분명하게 답하시오.

---

1. **이름** 윌리엄 제러마이아 샤이플리

   부모의 성명과 주소, 부친의 직업

   부친 윌리엄 제이 샤이플리 목사, 목회자, 1039 Berwick St., Easton, Pa.

   모친 메리 제인 샤이플리

2. **주소** 1624 N. 3rd. St., Harrisburg, Pa.

   지원자의 임시 주소 –

3. **생일 및 출생지** 1892년 11월 30일. 펜실베이니아 주 레딩.

4. **교육 기관 및 졸업일** 필라델피아 중앙고등학교. 1906~1910

   필라델피아 치과대학. 1910~1913.6.5.

5. (a) **영어 이외에 배운 언어는?** 라틴어 4년, 그리스어 3년.

   (b) **영어 이외에 말할 수 있는 언어는?** 없음.

6. **피아노 혹은 오르간을 연주할 수 있습니까?** 아니오.

   노래를 지휘할 수 있습니까? 예.

7. **회계에 대한 지식이 있습니까?** 아니오.

8. **당신의 전공 이외에 일을 했던 적이 있습니까?** 예.

   (a) **선교부 혹은 교회 사역의 경우 : 시기와 장소**

   필라델피아, 1905~1913.

해리스버그, 1913년부터 현재까지.

(b) 교사라면, 학교 이름과 근무 기간, 가르친 학년 및 과목 –

(c) 의사라면, 병원 경험이 있습니까? 그렇다면 장소와 기간은? –

개업을 했습니까? 그렇다면 장소와 기간은?

펜실베이니아주 해리스버그, 1913년 12월 1일부터 현재까지.

(d) 사업에 종사했다면, 회사의 명칭과 주소 –

9. 당신의 부모는 교회에 출석합니까? (작고 시 생전에 출석했습니까? 예

그렇다면 교파는? 연합 복음교회.

아니라면 그 이유를 간단히 설명하시오.

10. 당신이 교회에 다니게 된 시기와 장소는? 펜실베이니아주 셰넌도어, 1912년 11월.

11. 지금 다니는 교회는? 펜실베이니아주 해리스버그 해리스가(街) 연합 복음교회

(당신이 지금 교회를 정기적으로 잘 다니고 있다는 내용이 담긴, 당신이 다니는 교회의 장로회에서 작성한 편지가 필요합니다.) 이 우편물에 동봉하였습니다.

12. 당신이 장로교회의 선교사와 진정으로 협력하는 것을 방해할 어떤 견해를 갖고 있습니까? 없습니다.

13. 당신이 성경 공부를 하는 습관은 어떻습니까?

나는 성경 공부에 특별한 계획을 세우지 않았으며, 주일학교에서 해주는 청년면려회 강의와 관련된 부분을 공부했습니다. 하지만 내가 성경을 창세기부터 요한계시록까지 통독한 적은 없습니다.

14. 실제 교회 사역에 참여했던 경험은 무엇입니까?

1. 청년면려회의 회장
2. 주일학교 관리 보조
3. 교사 보조
4. 구제 선교 사업
5. 주일학교 교사
6. 주일학교 교사양성반의 교사
7. 청년면려회 연합회의 자문위원

15. 얼마 동안 해외 선교사가 되기를 원했습니까? 약 7년

16. (a) 혹시 선호하는 선교지가 있습니까? 중국.

(b) 그 이유는?

1. 은퇴 선교사로부터 [치과 의사의] 필요성을 알게 되었기 때문에.
2. 아마도 내가 속해 있는 교단이 그곳에서 활동하고 있고 내가 더 중국에 대해 들어왔기 때문에.
3. 그런 새로운 나라(republic)에서 [치과 의사가] 즉시 필요하다고 느끼기 때문에.

(c) 만일 당신이 선택한 선교지로 파송될지 여부가 확실하지 않다고 판단이 된다면, 선교본부가 당신에게 가장 적당하다고 여기는 선교지로 기꺼이 가겠습니까? –

17. (a) 해외선교사가 되려는 당신의 결심에 가족들이 찬성합니까? 예.

(b) 당신은 친척들과 떨어져야 하는 것을 충분히 고려했습니까? 예.

18. 만일 하나님의 뜻이라면, 당신은 지금 일생을 해외 선교 사역에 종사하겠다고 신청하는 것입니까? 예.

19. 당신은 선교사로 활동하면서 가족과의 이별, 아이들의 불충분한 교육 기회 등 고난과 희생이 선교 사역에 필연적으로 발생함을 알고 있습니까? 이런 일의 가능성에 관한 충분한 지식과, 그리스도를 위한 끊임없는 용기를 통해 이런 문제에 맞설 준비가 된 상태에서 선교사 임명을 요청한 것입니까? 예.

20. 그럼에도, 선교본부가 승인한 신체 및 여타 결격 사유 이외의 이유로 5년 이내에 선교사직을 사임하게 되었으며 선교본부가 공평한 처분으로 판단한다면, 비용을 환불할 것을 약속합니까? 예.

21. (a) 모든 형태의 선교 사역에서 선교사의 가장 중요한 임무는 그리스도가 우리 구주이심을 알게 하는 것임을 믿습니까? 예.

(b) 어떤 것이든 다른 어떤 임무가 당신에게 부여되더라도 당신의 선교사 사역의 주된 사업으로 그러한 노력을 다할 것을 약속합니까?

22. 당신이 임명되는 경우 언제 떠날 수 있습니까? 지금으로서는 약 1개월 후에.

23. (a) 결혼했습니까? 아니오. 했다면, 언제?

(b) 자녀가 있습니까? – 있다면, 나이는? –

(c) 결혼 후 지금 별거 혹은 이혼 중이든지, 혹은 과부 혹은 홀아비라면 사실과 상황을 적으시오. –

(d) 미혼이면 결혼을 계획하고 있나요? 아니오.

그렇다면 배우자의 이름과 주소를 적으시오. –

배우자가 선교사 결심에 찬성합니까? –

24. (a) 부채가 있습니까? 아니오.

(b) 부양가족이 있습니까? 아니오.

25. 당신은 완전 금주자이며, 아편, 코카인 혹은 다른 마약을 전혀 하고 있지 않습니까? 예.

26. 선교 사역에 있어 당신의 견해를 분명하게 밝힌 후 비록 당신의 견해에 반할지라도 다수의 결정에 흔쾌히 따르겠습니까? 예.

27. 해외 선교지의 새롭고 생소한 환경에 순조롭게 적응할 수 있는 성격을 지니고 있습니까?

스스로 판단하기에 그렇다고 생각합니다.

28. 사진을 동봉하시오.

29. 당신의 교회 경험과 선교 사업에 나서려는 동기를 설명하는 편지를 따로 작성하시오. 이것은 중요합니다. 이 우편물에 동봉했습니다.

30. "당신은 구약과 신약이 하나님의 말씀이며, 신앙과 행동의 무류(無謬)한 유일 법칙임을 믿습니까?" 예.

31. "당신은 성서가 가르치는 교리를 담은 우리 교회의 신앙고백을 진심으로 수용합니까?" 예.

32. "당신은 미국에서 장로교회의 치리와 계율에 찬성합니까?" 예.

33. 담임목사, 교사 등을 포함해 당신에 관해 더 정보를 얻을 수 있는 6명 이상의 이름과 주소를 적으시오.

이름 쿠퍼(A. W. Cooper) 목사(사회 생활에 관한 보증인)

주소 2nd & Douglas St., Reading, Pa.

이름 베이트먼(S. E. Bateman) 박사(교수 및 의사)

주소 648 N. 52nd St., Phila, Pa.

이름 스미스(J. A. Smith) 씨(이전 기독교 및 사회 활동 동료)

주소 5317 Kershaw St., Phila., Pa.

이름 덤(Eliz. Dum) 씨(주일학교 교사)

주소 1935 N. 4th St., Harrisburg, Pa.

이름 브리저(J. F. Briser) 박사(전 교수)

주소 Phila. Dental College, Philadelphia, Pa.

이름 낭게서(J. J. Nungesser) (현재 사회 및 기독교 사업 동료)

주소 Publisher of United Evangelical Publishing Co, 1825 N. 2nd St. Harrisburg, Pa.

이름 리히텐마크러(A. B. Lichtenmachrer) 박사(전 주치의)

주소 (about) 2435 N. 7th St., Philadelphia, Pa.

윌리엄 제이 샤이플리, 치과 의사

지원자의 서명

현 주소 1624 N. 3rd St., Harrisburg, Pa.

날짜 1914년 9월 16일

모두 답했으면, 윌리엄 거텔리어스에게 제출하시오.

218 East 15 St., N. Y. C.

지원서에 동봉한 선교 지원 동기에 관한 편지에서 샤이플리는 치과 의료선교와 관련한 수행 계획을 언급하고 있다.

> 나는 거텔리어스 박사의 계획이 최신 치의학의 근본 원리를 담고 있으며, 선교회에서 발생할 수 있는 응급 상황에 잘 대비하고 있으므로 이 위대한 활동을 시작하는 가장 합리적인 방법이라는 점을 언급하고자 합니다. 그 계획은 몇 가지 중요한 문제를 다루고 있으므로 이 실험적 사역에 적용될 수 있는 유일한 방법이 분명합니다. 그 중 하나는 선교사에게 이득을 준다는 것입니다. 다른 하나는 자립 선교를 가능케 하여 선교회의 부담을 없앤다는 것입니다. 또한, 선교업무 수행에 있어 드는 비용과 시간에 관한 고려 없이 최상의 결과를 가져올 수 있다는 점입니다. 무엇보다도, 치과 교육을 크게 자극하고 중국 사람들에게 큰 효과와 함께 그리스도 왕국의 성장에 최선을 가져와 선교의 효율을 높일 것입니다.

1914년 샤이플리의 서신은 같은 해 제출된 연합 복음교회 선교사 거텔리어스 박사의 중국 치과 의료 선교 계획에 의해 촉발된 것으로 보이며, 이 선교 계획에는 치과 교육에 관련된 내용이 포함된 것으로 짐작할 수 있다. 서신 내용으로 미루어 볼 때, 중국에 치과 교육 기관을 설립하고 치과 의료 선교사를 교육자로 파송하여, 교육 기관의 사례로 선교사의 생활 비용을 충당하는 계획으로 파악된다. 안타깝게도, 거텔리어스 박사의 계획이 정확히 무엇인지는 기록이 남아 있지 않았다.

그로스(H. F. Gross) 의사를 통한 샤이플리의 건강진단서도 1914년 9월 16일 장로교 해외선교본부에 도착하였다. 건강진단서에 기록된 샤이플리의 상태는 180cm, 67kg의 마른 체형으로 갈색 눈, 갈색 머리카락에 안경을 쓰고 있다. 6개월 전 식중독 치료를 받은 것 외에는 전반적으로 양호한 상태다. 소심하고 조심성이 있는 성격으로, 1,000달러 비용의 생명보험에 가입한 신중한 사람이다. 기후 때문에 문제를 겪지는 않을 것으로 예상되나, 11년 전에 예방접종을 받은 것이 마지막이므로 해외선교를 위한 천연두, 장티푸스 등의 예방접종이 필요하다.

한편, 샤이플리는 선교사 지원을 위해 총 7명의 추천서를 북장로교회에 제출하는데, 추천서에 표현된 내용으로 샤이플리가 어떤 인물이었는지 살펴보는 것은 흥미로울 것이다.

성격

훌륭하고(3인) 호감이 가며(2인). 다른 사람과 협력을 잘함(5인). 항상 활력 있고(4인), 활동적이며(4인), 낙천적(5인)임. 신중하고 자신이 손해를 보더라도 양심적이며 견실함(3인). 매력적(4인)이며 세련된(4인) 성품을 지녀 매우 설득력이 있음.

업무습관

짧은 시간에 집중해서 훌륭한 성과를 얻는 최상의 습관을 지니고 있음.

재정 관리

돈의 가치를 알아 검소하고 절약하며, 사용에 있어서 신중하고 조심성 있으며 알뜰함.

지도력

남에게 의지하기보다는 지도자(2인)이며, 테너가수로서 노래와 악기에 능숙함(3인).

성격

결코 포기하지 않는 강인함을 지녀 주위에 감동을 줌. 지적으로 똑똑하고 현명하며(5인), 수행 능력이 뛰어나고 독창적(1인).

종교적 성품

훌륭하고(2인), 소명감이 있어 견실하며, 열정적임. 주위 사람들에게 친화력이 있으며 헌신적이고, 관찰자적 역할도 함. 항상 기도하고 성경을 읽으며, 영적 교감을 추구.

가족 관계

아버지는 독실하고 희생적인 구식의 목사임. 어머니도 열정적이며 활동적임. 매형도 목사임. 가족 모두 매우 존경할 만하며 주위에 호감을 줌. 가족 관계는 화기애애해서 부모가 샤이플리와 떨어져 있는 것을 서운해 할 것.

직무 관련

치과 의사로서 자질은 훌륭함(2인). 반에서 최우수학생이었고, 치과 의사로서의 미래도 가장 유망하였음. 그가 유망한 치과 의사로서의 기대를 포기하고 선교사가 되겠다고 한 것에 놀라움과 기쁨을 느낌. 그가 사역에 나선다면 가장 유능한 일꾼이 될 것이고, 그를 확보하는 교회는 그를 임명함으로써 좋은 보답을 받을 것임. 1년 간의 치과 개업을 성공적으로 해왔으며 해외선교에서도 자신의 건강과 진료 능력을 발휘할 수 있을 것임. 치과 의료 장비는 최고이자 최신식이며 업무를 매우 철저하고 신중하게 함.

선교사로서 자질

육체적, 정신적, 도덕적으로 적합함. 하지만 일반선교사역을 즉시 감당할 정도로 훈련되어 있지는 않음. 인간의 성격에 대한 일반적인 지식이 상당하며 항상 지역 교회 사업에서 성공적이었음.

그러나, 요건을 모두 갖춘 것으로 보이는 샤이플리의 중국 치과 선교 지원은 일단 철회되었다. 총무비서 4인이 투표하여 3인이 샤이플리의 선교사 임명을 찬성하였으나, 샤이플리가 아직 어리고 부채가 있으며, 일반사역의 경험이 없으며, 자금 마련의 조건이 붙어 있어 이런 문제가 먼저 해결되어야 한다고 판단했기 때문이다.

지원자 기록 1915년 2월 15일

이름 윌리엄 제러마이어 샤이플리, 치과 의사

주소 1624 N. 3rd St., 해리스버그, 펜실베이니아 주

공식 지원일 1914년 9월 26일 연령 22세

공개 제한 편지 발송일 1914년 11월 30일 출발 가능: 약 1달(10월, 11월)

부인 이름

주소 –

받은 추천서 14년 12월 9일 쿠퍼 목사
14년 12월 14일 베이트먼 박사
14년 12월 16일 낭게서 씨
13년 12월 8일 스미스 씨
14년 12월 5일 리히텐마크러 박사
14년 12월 16일 덤 씨, 브리저 박사

여성 선교본부 -

장로회의 추천 -

교회 추천서 조지 샴 목사, 14년 9월 26일

의료 증명서 그로스 의사, 14년 9월 26일

선호 선교지 중국 사역 종류 치과

총무 투표 및 의견 S.

B. 찬성

H. 찬성, 하지만 (1) 어리고 (2) 부채가 있으며 (3) 성경 공부가 필요함에 유의할 것

W. 찬성, 하지만 기금 준비 후

(4) 에비슨과의 만남, 샤이플리의 선교사 임명

한편, 1914년 11월 20일, 거텔리어스 박사는 화이트 목사에게 편지를 보냈다. 그는 편지에서 샤이플리와 같이 중국에 가지 못한 것이 아쉬우나 샤이플리는 능력이 있으므로, 그와 관련된 지원서 및 서류를 에비슨 박사에게 전달해달라고 부탁하였다. 화이트 목사는 1914년 11월 24일, 에비슨이 샤이플리의 지원 서류를 받게 될 것이고, 서울의 세브란스병원이 북장로교 선교회에서 치과 의사를 파송할 수 있는 유일한 곳이므로 에비슨이 샤이플리나 다른 사람 중 적임자를 희망한다고 답장을 보냈다.

1914년 12월 안식년을 맞아 미국으로 간 세브란스의학교 교장 에비슨은 부인과 함께 샤이플리의 치과와 그의 약혼녀 래플리의 가정을 방문했다. 루스 래플리(Ruth E. Lafley)는 당시 20세로, 유치원 교사 훈련을 받고 있었다. 아버지 존 래플리(John Lafley)는 독일 출신의 신발 상인, 어머니 매기(Maggie)는 펜실베이니아 출신의 여성이었다. 3남 1녀 중 셋째였던 루스는 1913년 중앙고등학교를 졸

업하고 1915년 프뢰벨유치원학교를 이수했다. 루스의 오빠 존(John)과 레이턴(Layton)은 점원으로 일했다.

에비슨이 화이트 목사에게 보낸 1914년 12월 23일 편지에는 샤이플리와 래플리에 관한 에비슨의 평가가 담겨 있다.

> 부인과 나는 샤이플리를 기차역에서 잠깐 면담했으며, 해리스버그에 있는 그의 치과도 방문하였습니다.
>
> 또, 샤이플리의 약혼녀 가정을 방문하여 부모를 만났습니다. 면담을 통해 우리는 샤이플리 선생이 대학의 자리에 적당하며, 선교적 측면에서 우리의 힘을 더할 것이라고 판단하였습니다. 또, 약혼자 래플리 양은 사역에 있어 매우 촉망되고 바람직한 사람입니다.
>
> 샤이플리의 치과에는 장비가 충분하고 그가 사려 깊은 진료를 할 것을 증명하고 있습니다. 나는 전문가적 관점에서 샤이플리가 괜찮다고 생각합니다. 그는 교육에 관심을 두고 있으며, 해외 선교를 나가지 않는다면 치과대학에서 가르치는 것을 고려하고 있습니다. 그는 교회 청년면려회의 회장으로, 재선되어 2년째 섬기고 있습니다. 그는 명석하며, 그리스도의 이름 아래 동포를 향한 봉사의 마음으로 가득 차 있습니다. 래플리 양도 훌륭하며, 그와 함께 사역에 삶을 바칠 마음을 품고 있고, 유치원에서 훈련을 곧 마치게 되므로 조선의 어린이들을 돕는 데 자신의 능력을 활용할 수 있을 겁니다.
>
> 따라서 우리는 샤이플리와 래플리를 사역에 임명하는 것이 매우 만족스러우리라 생각합니다. 내가 알기로 샤이플리 선생은 준비가 되자마자 사역으로 바로 떠날 용의가 있으나, 물론 그의 개업을 정리하고 실제 준비를 하는 데 충분한 시간이 필요할 것입니다. 관련 문제가 확정되기 전까지는 진료 관련 업무에 변화를 가져오는 것이 어려울텐데, 환자에 영향을 미칠 것이며 이후 예약을 잡을 수 없어 업무에 피해를 끼칠 것이기 때문입니다. 그는 나에게 편지를 보내, 장비를 유리하게 구입할 기회가 있는데 여기 남는다면 장비가 필요하겠지만, 조선에 가게 된다면 필요 없을 것이므로 자신과 래플리 양의 사역 가능성에 관해 어떻게 생각하는지에 관해 물었습니다. 내 자신은 그들의 임명에 호의적입니다만, 선교본부의 의견에 관해 언급할 위치에 저는 있지

않습니다. 만약 본부가 어떤 판단이나 임명 가능성에 관한 고려를 하는 부분에 있어 샤이플리와 저에게 알려주시면 큰 도움이 될 것입니다. 귀하께서 월요일 전에 사무실에 돌아오지 않으리라고 생각해서, 나는 이 편지가 크리스마스 전에 귀하에게 닿을 수 있도록 서두르고 있습니다. 가능한 정보 및 샤이플리의 문서를 검토한 귀하와 다른 동료들의 관점을 크리스마스 전에 알려주신다면 매우 감사하겠습니다.

편지를 받은 화이트 목사는 에비슨에게 샤이플리를 적임자로 추천한다는 답장을 보냈다.

세브란스병원으로 파송되는 것에 관한 샤이플리의 생각이 담긴 편지는 '샤이플리가 화이트에게 보낸 1914년 12월 26일 편지'와 '샤이플리가 리드에게 보낸 1914년 12월 31일 편지'이다. 샤이플리는 편지에서 "내가 최상의 적임자라면 내 인생과 개업의 세세한 부분까지 포함한 공평한 협의가 이루어져야 한다고 생각합니다"라고 적었다. 협의의 내용은 래플리와의 결혼, 개업의 정리, 치과 의료 선교사로서 책임자 역할을 맡을 수 있는 연령인지의 문제, 연합 복음교회에서 북장로교로 교파를 바꾸는 문제 등이었다. 이에 관하여 샤이플리는 다음과 같이 제안하였다.

에비슨 박사께 보낸 편지에서 나는 부모님의 반대에 대해 적었습니다. 오늘 래플리의 아버지는 하나님이 우리를 더 넓은 봉사지로 인도하신다면 우리가 가기를 원한다고 결국 결정하였습니다. 래플리의 부모님은 9월 이전에는 동의하지 않으실 텐데, 그녀가 6월 이전에는 유치원 교사 과정을 끝낼 수 없고 여름의 더운 기후는 새 환경에 적응하기에 최상이라고 말하기 어렵기 때문입니다. 그들은 내가 봄철에 파송되어 한 번도 혼자 여행을 해보지 못한 딸이 낯선 사람과 함께 떠나는 것에 반대할 것입니다. 딸이 결혼한 뒤에 그런 여행을 떠나는 것이 어떤 기분일지 부모만이 이해할 수 있을 것입니다. (중략)

그래서 이곳에서의 나의 밝은 미래 때문에 서울에서의 사역과 관계된 기도나 생각에서 상당한 고뇌를 하고 있음을 아실 것입니다.

내 의지를 넘어 하나님께서 길을 여신다고 느낀 지 2주밖에 되지 않았습니다. 매일 헌신의 이상적인 삶 쪽으로 균형이 기울고 있으며, 이곳의 경제적 전망은 점점 매력을 잃어 갑니다. 제가 여기에서 성공할 능력이 있다면 하나님께선 더 고귀한 사업으로 부르신 이유를 더 많이 가지고 계시겠지요. (중략)

소속 교회의 선교본부와 이번 주에 협의했습니다. 사실, 우리 선교본부의 중국 책임자가 내게 편지를 보냈지만 나는 우리 선교본부 및 예일병원과의 협상에 동의하지 않았습니다. 내 앞에 놓였던 모든 장애물이 없어지고 있으며, 귀 선교본부와 후속 협상을 끝내기 전까지 움직이지 않기로 했기 때문입니다. 또한, 나는 우리 교회의 사역이 재정적으로 열악해서 그들이 교회를 위해 나를 붙잡아 두는 것 이상으로 진정 어떤 계획을 세운다고 생각하고 있지 않습니다. 하나님의 진정한 교회는 교파의 장벽에서 자유롭기에 특정 교파의 이익을 위하여 선교지를 빼앗아가서 망치는 일을 허용하지 않습니다. 이를 언급하는 것은 어떤 사람이 나에 관해 문의하는 경우 나는 서울과 관련된 문제 이외의 것에는 아무런 관심을 두고 있지 않다는 것을 알리기 위함입니다. (후략)[38]

(전략) 에비슨 박사가 서울에서 사역하는 것을 고려하는지 물었을 때 내가 그에게 보낸 편지의 내용에 대한 오해가 있는 것 같습니다. 편지에 적은 관점을 언급하는 것은 모두가 내 행동을 공정하게 받아들이기를 원해서입니다. 이런 부분이 선교본부와의 협의에서 충족되어야 한다는 것은, 내가 에비슨 박사에게 말한 것처럼 내가 자리를 필요로 하거나 원해서가 아닙니다. 고귀한 사역에 참여하길 원함에 있어 이런 문제를 약간 염려하는 것을 나무라시지는 않을 겁니다. 지금 저는 많은 기재를 사서 진료실을 개선하려는 시기에 있습니다. 내 개업은 크게 성장했으며, 나는 이 문제를 곧 결정해야만 한다고 느끼고 있습니다. 몇 달 여기 더 머무른다고 하여 흔들리지는 않을 겁니다. 떠난다면 도움이 필요하겠지만 사람을 훈련 시키지는 않을 겁니다. 내가 막 졸업했거나 다른 사람 밑에서 일하던 것과는 달리 결정이 나에게 더 많은 것을 의미한다는 것을 알아주셨으면 합니다. 나는 결혼하고자 하며, 협의가 몇 달 지연되는 것은 바람직하지 않아 보입니다. 나는 관련하여 관심을 보여준 귀하에게 감사드리며, 나를 위해 만들어진 자리를 원하는 것이 아니라 그 자리에 맞는 사람이 되고자 함을 확인시켜 드리고자 합니다.[39]

에비슨은 샤이플리를 세브란스병원의 치과 의사로 임명하는 것에 관한 구체적인 방침을 결정하였다. '화이트에게 보낸 1914년 12월 26일 편지', '에비슨의 편지, 샤이플리 선생에 관하여, 1914년 12월 30일'을 보자.

> 현재 샤이플리가 나이가 어려 처음에는 학생 시절의 판단에 어느 정도 의존하겠지만 1~2년 정도 더 경험하면 능숙해질 것입니다. 그의 부채는 모두 그의 진료실 장비 구입 때문에 초래된 것인데 모두 새것이고 실제로 우리가 치과 설비를 위해 구입하기를 원하는 것들이기에 우리의 장비 기금으로 그것들을 감당할 수 있습니다. 그의 급료는 세브란스와 선교본부 사이의 협의로 모두 해결되었습니다. 따라서 우리는 그가 임명될 것이라는 기대로 일을 진행할 것이며, 그것이 그가 준비할 수 있는 유일한 길입니다.[40]
>
> 샤이플리가 새 학기부터 일을 하기 위해서는 가능한 8월 1일에는 출발하고, 늦어도 8월 말 혹은 9월 1일에는 한국에 도착해야 합니다. 샤이플리 선생은 가능한 한 빨리 그의 임명에 관해 명확하게 알 필요가 있으며, 그래야 그의 개업과 관계된 일을 조정할 수 있습니다.[41]

연합 복음교회의 니벨 목사는 '1914년 12월 31일 화이트 목사에게 보내는 편지'에서 샤이플리의 파송에 관해 다음과 같이 적고 있다.

> 우리의 선교지에는 아직 치과 의사가 필요하지 않아 샤이플리에게 지원하라고 요청하지 못했습니다. 기회가 있었다면 우리는 그를 지원자로 고려했을 것이며, 우리 교단의 사역 대열에서 그를 잃게 되는 것이 유감스럽습니다. (중략) 나는 샤이플리 박사를 귀하 교단의 선교 사역을 위한 지원자로 추천하는 바입니다.

샤이플리는 연합 장로교회에서 북장로교로 교적을 옮겼다. 북장로교 선교본부는 래플리의 서류 또한 요청하였다. 래플리는 1915년 6월 4일 프뢰벨유치원학교를 졸업하고 베서니선교유치원에서 조수로 근무하기 시작했다. 유치원 원장은 선교회를 후원하는 여성들이 7월 허드슨에서 개최하는 회의에 래플리가 참석하도록 추천하였다. 래플리가 선교에 자원하였음을 기도모임에서 듣고 이들이 관심을 가졌기 때문이다.

샤이플리는 화이트 목사에게 선교본부의 결정에 관한 정보를 부탁하였다. 화이트는 샤이플리에게 래플리 양의 서류를 받았고 모두 호의적이므로 목요일에 공식 임명될 것이 예상된다는 답변을 보냈다.

1915년 2월 15일 자로 샤이플리와 래플리는 북장로교 선교본부로부터 한국선교회로 임명받았다. 1915년 2월 17일 해외선교본부는 샤이플리에게 한국선교회를 위한 채비 목록과 장티푸스 예방접종 증명서, '신임 선교사를 향한 조언' 소책자, '개인 기록 양식'을 전했다. 선교본부의 결정은 '1915년 2월 18일, 브라운이 한국선교회로 보낸 선교본부 결정 제262호'로 조선에 전해졌다.

윌리엄 샤이플리 박사 및 루스 래플리 양의 임명

한국 선교회 귀중

친애하는 형제들에게

우리는 샤이플리 선생과 래플리 양을 선교사로 임명해 한국 선교부로 배정한 것을 알리게 되어 기쁩니다. 샤이플리 선생은 치과 의사로서 필라델피아 치과대학에서 교육을 받았습니다. 그는 에비슨 박사에 의해 서울 세브란스연합의학교의 치과학 교수로 선택되었으며, 그의 지원은 존 세브란스와 더드리 알렌 부인이 떠맡을 것입니다. 정확한 출발 일자를 정하지 못했지만, 여름의 어느 날이 될 것입니다. 한국 선교에 유능한 치과 의사가 합류하는 일이라 확신하기에 대단히 만족스럽다는 점을 전합니다.

아서 제이 브라운 드림

'화이트가 샤이플리에 보낸 1915년 4월 14일자 편지'는 샤이플리의 파송에 관해 다음과 같이 언급하고 있다. 이제까지 장로교 선교본부는 매년 80~100명의 새로운 선교사를 전 세계에 파송해 왔으나, 제1차 세계대전이 발발해서 페르시아 서

쪽을 비롯하여 아프리카, 시리아, 멕시코 등에는 선교사 파송도 불가능하고, 선교지가 실질적으로 폐쇄되었다. 그래서 1915년에 파송될 선교사들은 총 24명인데, 샤이플리도 그 안에 포함되어 있었다.

4장

샤이플리의 선교 사역

4

샤이플리의 선교 사역

샤이플리는 사역을 떠나기 전 4월, 충수돌기염 수술을 받고 5월 13일에 퇴원하였다. 이어 래플리와 장티푸스, 천연두 예방접종을 받고 여권을 발급받았다. 여름, 샤이플리와 래플리는 결혼식을 올리고, 8월 7일 증기선 텐요마루(天洋丸)를 타고 조선으로 떠났다.

윌리엄 제이 샤이플리의 미국 여권 신청서 1915년 6월 28일

미국 여권 신청서, 1795-1925.

아메리카 합중국 | 펜실베이니아주 도핀카운티

나, 윌리엄 제러마이어 샤이플리는 미국 태생 및 충실한 국민으로서, 워싱턴의 국무부에, 아내 루스 마가렛 , 다음과 같은 미성년자들 [1___ 년 ___ 월___ 일 __________ 에서 출생한 ________, __________ ________에서 출생한 ________]과 함께 나의 여권을 신청하는 바입니다.

나는 1892년* 11월 30월 펜실베이니아주 레딩에서 태어났습니다.* 나의 부친은 미국 출생 시민입니다. 나는 미국에 거주하고 있으며, 본적지는 펜실베이니아주 레딩이고, 그곳에서 치과

의사의 직업을 갖고 있습니다. 잠시 해외로 나가 그곳에서 미국 시민으로서 거주하고 의무를 다 할 목적으로 8년 이내에 귀국할 예정입니다. 이하의 목적으로 다음과 같은 국가를 방문하는 데 여권이 필요하다는 것을 엄숙하게 선서합니다.

(국가명) 일본 (방문 목적) 여행 및 연구

(국가명) 한국 (방문 목적) 여행 및 교육+진료

(국가명) 중국 (방문 목적) 여행 및 연구

충성의 서약

관련하여, 나는 해외 및 국내의 모든 적에 대해 미국의 헌법을 유지하고 옹호하며, 진실한 믿음과 충성을 지니며, 어떠한 정신적 문제 혹은 회피의 목적이 없이 자유의사로 이러한 의무를 받아들인다는 것을 맹세코 엄숙하게 선서합니다.

윌리엄 제러마이어 샤이플리

(신청자 서명)

1915년 6월 28일 내 앞에서 선서함

프랭크 Sno------

펜실베이니아주 해리스버그의 지방법원의 부서기

* 미국에서 출생한 사람이 출생지에 살고 있으면 신청서와 함께 출생증명서를 제출해야 한다.

(뒷면)

신청자의 인상착의

나이	22 세	**구강**	
신장	6 피트______인치	**Eng. 턱**	
이마		**모발**	갈색

눈	갈색	안색	흼
코		얼굴	

신원 증명

나, 조지 샴은 미국 출생 시민이고 펜실베이니아주 해리스버그에 거주하며 위의 윌리엄 제러마이어 샤이플리를 ____ 년 동안 알고 지냈고 그가 미국 출생 시민임을 알고 있으며 진술서에 언급된 사실들이 내가 알고 믿는 한 틀림없다고 엄숙하게 맹세합니다.

조지 샴

그린가 1608

(증인의 주소)

1915년 6월 28일 내 앞에서 선서함

프랭크 Sno------

펜실베이니아주 해리스버그의 지방법원의 부서기

지원자는 여권을 다음의 주소로 우송해 주기를 원합니다:

2100 N. 5th Street

펜실베이니아주 해리스버그1.1. 세브란스연합의학교 치과학교실

(1) 세브란스연합의학교 치과학교실

샤이플리 부부가 서울에 도착한 것은 1915년 8월 31일이었다. 서울역에 도착하자마자 샤이플리는 서울 거점 회의에 참석하여 일 년간 할 일을 배정받았다. 9월 1일, 샤이플리는 대학에서 치과로 사용할 공간으로 설계한 도면을 전달받아 중국인 목수에게 설명하였다. 세관과 여러 번의 연락을 취하여 겨우 진료실을 꾸미기

에 충분한 치과용 기자재를 구할 수 있었다. 샤이플리 부부는 한국말을 배우기 시작하였다. 선교사 연례회의에 참석하고, 다른 부서와 협력하면서 치과 진료실 기구를 정리해 나갔다. 11월이 되어서야 샤이플리는 정식으로 진료를 시작할 수 있었다.

샤이플리 부부는 세브란스연합의학교 및 병원 관계자, 여러 한국인이 참석한 가운데 교실 개설을 기념하는 종이테이프를 잘랐다. 1915년 11월 1일, 세브란스연합의학교 치과학교실 및 세브란스병원 치과가 열리는 순간이었다. 우리나라 치과 최초로 개설된 치과학교실이자, 종합병원급에서 최초로 독립 운영된 치과 진료실이었다. 아시아에서 해외선교와 연결된 치과로서도 처음이었다.

한대위의 치의학교 개설안을 통감부가 무효화한 이후 에비슨은 선교본부에 치과학교실을 맡을 치과 의사를 요청해 왔다. 전술한 것처럼 에비슨은 의학교 안에 내과, 외과 등 분과를 설치하는 한편, 치과 및 약학과를 설립하고자 했다. 선교본부는 에비슨의 요청에 따라 샤이플리를 세브란스병원의학교 치과학교실, 세브란스병원 치과 초대과장으로 파견하였다. 샤이플리에게 부여된 임무는 구강진료, 교육, 한국인 치과 의사 양성이었다. 샤이플리는 치과학교실에서 미국의 치의학문과 진료기술을 소개하는 한편, 세브란스연합의학교 학생들에게 치과학을 강의하였다. 치과학교실 설립은 치과 의사 교육, 수련 및 치의학 연구의 토대가 되어 치의학이 전문적으로 발전할 수 있는 바탕을 마련하였다.

반면, 조선총독부의원 치과가 1911년 3월 외과 산하로 부설되었다. 조선총독부의원에는 부속강습소가 있었으며, 이것이 1916년 4월 1일 경성의학전문학교로 승격되었다. 경성의학전문학교에서 나기라 다쓰미(柳樂達見)가 조교수로 임명되어 치과학을 강의하였으나, 치과학교실이 개설되지는 않았다. 조선총독부의원 치과는 1926년 경성제국대학 부속병원 치과가 되었으나 치과학교실이라는 명칭 대신 치과진료부라는 명칭을 사용하였다.[42] 치과학교실이 치과 의사 교육과 치의학 연구에 강조점을 둔다면, 치과진료부는 진료 업무 수행이 주 기능이다. 이는 이미 미국에서 치과학 및 치과계가 전문화의 길을 밟고 있는 것과 달리 일본에선 아직 의학에서 벗어나지 못한 것과 관련되어 있다.

11월 15일, 샤이플리의 총독부 치과 의사 면허 5호 등록이 공고되었다. 샤이플리는 일본 치하 한국의 의료 제도에서 치과학교실과 치과 진료를 체계화하기 위해 노력하였다.

(2) 한국인의 구강보건 상태와 미국식 치의학 교육

샤이플리는 한국인들이 치과에서 진료를 받지 못하는 이유를 다음과 같이 기록하고 있다.

> 윌리엄 샤이플리: 세브란스연합의학교 치과학교실(Severance College Dental Department):
>
> 몇 년 동안 적임자를 구한 끝에 1915년 11월 1일 위의 치과학교실이 시작되었다. 내가 치의학을 선교 사역과 직접적으로 연결하는 임무를 수행하고 있다는 것에 엄청난 책임감을 느낀다. 내가 아는 한, 이것은 최초의 시도이다.
>
> 조선에서 이 사역의 미래가 우리의 노력에 달려있을 뿐 아니라, 다른 지역에서 이 사역을 수행하는 데에 어떤 영향을 미칠 것이다. 잘 쳐 보아도, 우리 일은 실험이다.
>
> 조선인들을 연구하여, 우리는 사역을 방해하는 세 가지 조건을 확인하였다. (가) 평균적인 조선인의 재정 상황. 아주 간단한 시술을 제외하면 그들은 받을 수 없다. (나) 치아와 인접 조직의 중요성에 관한 교육 부족. (다) 치의학이 환자의 건강을 지키기 위한 정상적인 관리 과정을 다루는 전문분야라는 인식의 결핍. 대신에 사람들은 땜장이도 할 수 있는 직업이라는 생각에 사로잡혀 있다.
>
> 우리 업무를 과학적으로 검토하기 전에 알아야만 할 것들이 있다. (가) 환자의 식이가 지닌 특징과 이것이 정상 분비물에 미치는 영향, 구강 기관의 사용, 미사용, 남용의 정도를 알아야만 한다. (나) 정상 치열의 표준을 결정해야 한다. 이것은 각 치아가 맹출하는 평균 시기를 나타내는 표를 만드는 것을 포함한다. (다) 환경과 사람들의 습관을 조심스럽게 연구해야 한다. 이런 부분에 영향을 받아 생기는 악궁 기형이 여럿 있

다. (라) 졸업자가 졸업 후 기구를 갖추어 수행할 수 있는 범위를 정해 업무 범위를 제한해야지, 부적절한 방식으로 진료를 수행하도록 지도해선 안 된다. 간단한 시술을 과학적으로 수행하는 것은 상당한 경비 지출을 요구한다. 과학적 시술이란 우리가 직접 다루는 기관과 환자 전신 건강의 안녕에 필요하다고 알려진 조건에 따라 진료를 수행하는 것을 의미한다. 우리의 궁극 목표는 지켜질 수 있는 한 가장 철저한 교육을 제시하는 것이다. 모든 제한은 의료과오를 예방하기 위해서만 가해질 것이다.

의과대학의 일부로서 우리는 여러 이점을 누리고 있다. 일반 의학과 교수가 학생들을 여러 분야에 있어 충분히 교육할 것이다. 이것은 치과학교실이 치과를 전문적으로 다룰 수 있게 해준다. 모든 의학교 학생은 치의학을 가깝게 접하게 되며, 이것은 여러 공동체를 통하여 일반인에게까지 치과 교육이 이루어질 수 있음을 의미한다.

치과 교육에 있어 가장 중요한 부분 두 가지는 기공실과 학생 진료실이다. 교육과정에서 둘을 포함하지 않은 강의는 드물다. 시술 강의에 많은 시간을 들여 기공실이나 진료실에서 학생들이 업무를 수행하지 못하도록 하는 교사는 거의 없다. 일부 전문분야는 졸업후 과정에서 더 철저히 다루어진다. 진료실을 개선하고 기공 자료를 준비하는 데 상당한 시간을 들여야 한다.

방금 말한 업무의 개략에 더하여 어학 공부에 필요한 시간이 필요하다는 부가적인 사실에 비추어 보면 외국인을 위한 사업 교육을 의미한다.

교육에 할애할 수 있는 시간이 왜 그렇게 제한될 수밖에 없는지 누구나 즉시 알 수 있을 것이다. 토요일과 일요일을 제외하고 매일 오후 3시부터 5시까지가 이 사업을 할 수 있는 한계이다. 끝나는 데 며칠이 드는 큰 치료를 수용하는 것은 필연적으로 제한된다. 수복이 꼭 필요해 보이는 부분임에도 더 큰 도움의 요청들이 있어 예약을 오래 기다릴 수 있는 상황이 아니라면 치료하지 않고 놓아두거나 임시처치만 한다. 조만간 다양한 치과적인 상태를 고치는 것의 중요성과 그 방법에 관한 일반 상식이 담긴 책을 출간할 수 있게 되기를 희망한다. 서울로 상경하여 완전한 치료를 받기 위해 충분한 기간 체류하는 것이 대단히 힘들기 때문에 내가 알고 있는 약간의 지식이 이렇게 고생하고 있는 많은 이들에게 매우 도움이 될 것이다. 개인의 전신 건강에 영향을 미치기에 알려져야 할 내용들도 있다.

치의학이 지역사회에서 가치 있게 여겨지려면 조직이 필요하다. 사람들이 아프거나 불편할 때만 병원을 찾도록 한다면, 우리는 전문가가 아니라 통상적인 의사가 수행하는 치과 업무의 범위로 우리를 제한하게 된다. 발치, 간단한 드레싱, 구강 양치액의 사용 등 말이다. 올바른 발치법이 구강외과의 중요한 부분이 된다면, 우리 업무는 전문 분과가 될 수 없을 것이다.

나는 우리가 필요로 하는 도움 중 일부만을 언급하겠다. 우리는 우선 교육자 지원을 확보해야 한다. 미국의 공공 학교가 낸 임상 치의학의 결과는 이 방법의 가치를 증명하는 데 충분하다. 우리 사역과 맞는 당국의 노력에는 어떤 종류이든 협력해야 한다. 우리는 식자층 및 여러 기관의 지도자로부터 공감과 지지를 얻어야 한다.

이런 모든 필요를 우선하는 것은 우리의 모든 노력을 안내하고 이끌어 이 사역에 임하는 우리의 진정한 목표를 향한 시야를 놓치지 않게 하시는 우리 주님의 성령이다.[44]

즉, 샤이플리는 가난하고 구강건강에 관한 지식이 부족한 한국인을 치료하는 일본인 치과 의사나 입치사의 상업적 관행을 비판하고, 올바른 치의학적 접근과 진료 문화를 이 땅에 세울 필요성을 주장하고 있었다. 미국의 임상 치의학을 도입하는 것이 샤이플리의 해법이었다.

20세기 초 미국 의학교육은 큰 변화를 맞이하고 있었다. 19세기까지 의학에선 여전히 신대륙이었던 미국에서 의사는 크게 두 가지 경로로 교육이 이루어졌다. 하나는, 이미 지역에서 자리를 잡은 의사가 자신의 교육 기관을 만들어 도제식 임상 교육을 제공하는 것이었다. 다른 하나는, 독일 및 여타 유럽 국가로 유학을 다녀온 의사가 대학을 중심으로 과학·실험 교육을 제공하는 것이었다. 두 교육 모형은 계속 경쟁해 오던 중, 필라델피아 지역의 독지가였던 존스 홉킨스(Johns Hopkins)가 세계 최고의 병원 및 의과대학을 세우겠다는 목표를 세우면서 종합의 계기를 마련한다. 1889년 설립된 존스홉킨스 병원과 의과대학은 임상 교육과 과학 교육을 결합한 형태의 교육을 제공해야 한다고 믿었으며, 이것은 초대 학장을 맡은 '명의' 윌리엄 오슬러(William Osler)를 포함한 네 명의 의사, 윌리엄 웰치(William

Henry Welch), 윌리엄 할스테드(William Stewart Halsted), 하워드 켈리(Howard Atwood Kelly)가 노력한 결과물이기도 했다.

한편, 20세기 초 미국에 난립하던 의학교육 기관을 평가하여 교육 수준을 관리해야 한다는 의견이 대두되었다. 이것은 이미 개원한 임상의사의 입장에서 너무 많은 의학교육 기관이 난립하면서 의사의 질이 유지되지 않는다는 불만에서 나온 것이었다. 이에, 카네기 재단은 미국의 교육개혁가였던 에이브러햄 플렉스너(Abraham Flexner)에게 의뢰하여 미국과 캐나다의 의과대학을 방문하여 평가해 달라고 요청하였으며, 플렉스너는 155개 의과대학을 평가하는 보고서를 제출하였다. 현재까지도 의학교육의 형태를 규정하고 있는 『플렉스너 보고서』였다. 그리고, 의과대학 평가를 위해 플렉스너가 기준으로 삼았던 것이 존스홉킨스 의과대학이었다.

플렉스너는 제대로 된 의사를 배출하기 위해선, 의과대학은 학사학위를 이미 취득한 학생을 모집해야 하며, 대학은 2년의 기초의학 교육과 2년의 임상의학 교육을 제공해야 한다고 주장하였다. 이것은 존스홉킨스의 모형을 그대로 미국 전체 의과대학에 적용한 것이었고, 플렉스너의 보고서가 강한 규범의 역할을 했기 때문에 미국의 의과대학 수는 20년 뒤인 1929년 76개로 감소하는 결과로 이어졌다.

치의학 교육도 이런 영향을 벗어날 수 없었다. 당시 난립하고 있던 치의학 교육기관을 평가해야 한다는 요청이 제기되었고, 초기 이 역할을 했던 것은 1909년 설립된 미국 치의학교육평의회(Dental Education Council of America)였다. 이후 생화학자 윌리엄 기즈(William Gies)가 플렉스너와 같은 역할을 맡아 1926년 『기즈 보고서』를 발표하게 되었고, 치의학 또한 종합대학에 소속되어 대학에서 의학과 동등한 수준에서 교육되어야 함과 2년의 대학 교육 이후 적어도 3년의 임상 교육을 필요로 한다고 발표하였다.[45]

샤이플리는 1913년 치과대학을 졸업하였으므로 『기스 보고서』에서 제시한 치의학 교육의 기준을 따른 학제를 적용받은 것은 아니다. 플렉스너의 영향은 그 당시 의과대학에 국한하였으므로, 플렉스너 모형이 샤이플리의 치의학 교육에 관한 형태에 직접적인 영향을 주었으리라고 생각하는 데에도 한계가 있다. 그러나, 20

세기 초 미국에서 의사와 치과 의사의 위치 변화는 의학교육과 면허 제도에 크게 기인하고 있었으며, 변화의 시기에 치과대학을 졸업하였으며 선교사 파송 외에 의과대학 진학 및 치과대학에서 교육자로 일하는 것을 염두에 두고 있던 샤이플리가 새로운 치의학 교육의 바람을 몰랐다고 보는 것도 이상하다. 더구나, 당시 훌륭한 치의학 교육을 제공하고 있다는 자부심을 지녔던 필라델피아 치과대학 졸업생인 샤이플리로서는, 미국에서 나타나고 있는 치의학 교육의 흐름을 선교지에 적용하고자 노력했다고 보는 것이 타당하다.

이것은 일본이 독일의 의학 제도 및 교육을 그대로 수용하면서 실험의학의 흐름을 그대로 이어가고 있었던 것, 따라서 진료에서 과학적 추론을 강조하고 임상 경험을 그다지 부각하지 않았던 것과 비교할 수 있다. 치의학 또한 마찬가지였으며, 더구나 일본의 치의학은 별도의 학문으로 분리되기보다는 의학의 한 분과로서 인식되고 있었기에 교육적 한계도 있었다. 반면, 샤이플리가 제시하고자 했던 미국의 임상 치의학은 치과 진료의 범위와 질을 명확히 하는 한편, 공중의 구강 문제를 해결하는 데 초점을 맞추고 있었다.

(3) 치과학교실의 치의학 교육

선교본부는 샤이플리에게 치과학교실을 통해 의과대학 학생에게 치과 과목을 가르치는 한편, 교실에서 현지인을 교육하여 치과 의사를 길러낼 수 있는 환경을 조성할 것을 요청하였다. 샤이플리는 치과학교실 초대교수 및 과장으로 1915년 11월부터 1920년 10월 말까지 약 5년간 사역하였다.

사역 전반부, 샤이플리는 의과대학 4학년 학생 및 졸업후 치과 의사 수련교육생을 위한 교육체계를 세우고 충실히 이행하였다. 그러나 후반부에 샤이플리는 일제 총독부의 식민지 법령과 교육정책, 세브란스연합의학교 통제로 여러 좌절을 겪게 되었고, 업무를 조정하여 장기적인 대책을 마련해야 했다. 그는 치과학교실 설립 목적에 맞게 교육의 토대를 마련하는 한편, 시대적 어려움으로 인하여 자신과 교실에게 주어지는 시련 앞에서 인내하면서 선교적 사명을 감당해야 했다.

1910년 일제가 조선을 강제점령했고 세브란스연합의학교에도 어려움이 생기기 시작했다. 1913년, 교육 연한이 일본식으로 4년제로 바뀌었고, 졸업과 동시에 수여 받던 의사면허증도 시험을 치러 합격해야만 주어지게 되었다. 조선총독부의원 부속강습소 졸업생 전원은 시험 없이 의사면허증을 받았으며, 이들은 정부 관리나 군인으로 쉽게 취직할 수 있었으므로, 세브란스연합의학교에는 상당한 차별이 가해졌던 것이다. 일제 당국의 입장에선 기독교 선교사가 운영하며 조선인을 교육하던 세브란스연합의학교가 그다지 좋아 보이지는 않았을 것이다.

1911년 10월 사립학교 규칙이 공포되었으며, 사립학교 설치인가, 교과 과정, 교과용 도서, 교원 자격 등에 조선총독부 인가가 필요해졌다. 1915년 3월 개정 사립학교 규칙과 전문학교 규칙이 공포되었고, 이 조항들은 사립학교를 옥죄었다. 교과서는 총독부가 편찬하거나, 총독부의 검정·인가를 받은 것이어야 했다. 따라서, 세브란스연합의학교가 이전에 편찬한 한글 교과서는 사용할 수 없게 되었고, 일본어 의학 교과서만 교재로 사용해야 했다. 또한, 모든 강의를 일본어로 진행해야 한다는 의무규정이 추가되었다. 세브란스연합의학교의 교수는 서양 선교사들이었으므로, 이를 수행하는 것은 매우 곤란한 상황이었다. 유예기간을 두었으므로 당장 문제가 되지는 않았으나 향후 큰 문제가 될 것은 분명하였다. 따라서, 세브란스연합의학교는 일본인 교수를 몇 명 추가하여야 했다.

당연히, 세브란스연합의학교 치과학교실이 제공하던 의과대학 학생 강의에도 난점이 발생하였다. 치과학 강의는 세브란스연합의학교 4학년 학생에게 매주 1시간씩 진행되었는데, 강의 내용은 구강 병리, 치과적 질환의 중요성, 발치 등 술식의 개념 정리와 실습이었다. 샤이플리는 발치, 드레싱, 구강 양치 등을 일반의사가 수행할 수 있는 진료로 보고, 이와는 별도로 전문적 치과 진료를 분리하고 있었다. 일반의사가 기초적인 진료를 수행해야 치과 의사가 전문적인 치과 진료에 힘쓸 수 있는 시간이 생길 것이라고 본 것이다. 따라서, 그는 일반의사가 일반인에게 기초 치과 진료와 함께 구강 지식을 전달하여 치과 및 구강건강에 관한 인식을 향상시킬 필요성을 주목하고 있었다.

샤이플리는 치과학 강의를 위해 매주 수업 개요를 만들어 제공해 왔다. 그러나,

서울에 도착하면서부터 한국어를 배우기 시작한 샤이플리가 바로 일본어까지 배워 강의를 하는 것은 어려웠다. 통역하는 사람은 강의 주제도 이해하지 못하여 별로 도움이 되지 않았다. 샤이플리는 통역 없이, 한자를 칠판에 적고 기초 개념을 천천히 번역하면서 강의해 나갔다. 또, 강의에 있어 샤이플리는 앞에서 임상 시범을 먼저 보인 다음, 학생들이 실습할 수 있도록 했다. 의과대학 4학년생들이 강의와 함께 임상실습을 통해 치과 술식을 배워, 자신에게 배우지 않았던 선배의사들이 하지 못했던 치과 치료 영역 일부를 감당할 수 있기를 바란 것이다. 학생들이 수업 내용을 잘 이해했는지 확인하기 위해 가끔 복습 시험을 보았다. 참고용 교과서로는 『치과진단학』[46]을 사용하였다.

세브란스연합의학교는 1917년 3월 재단법인 설립절차를 밟았다. 5월 14일, 학교설립 허가가 이루어져 교명을 사립 세브란스 연합의학전문학교로 개칭하였다. 이런 상황을 1917년 6월 4일에 기록한 보고서에 샤이플리는 적고 있다.

> 올해의 일은 상당히 불규칙했다. 집을 짓는 일 때문에 12월 전까지 일정을 지키는 게 어려웠다. 이후 몇 달 동안 나는 밀린 개인 진료를 하느라 바빴다. 그리고 달마다 몇 가지의 일이 생겨, 다른 여러 일에 지장을 주었다.
>
> 3월 1일까지 한국인 발치·치료실에 주의를 기울이는 것은 불가능했다. 나는 매우 어려운 증례를 제외하고는 모두 조수에게 치료를 맡겨야 했다. 하지만 조수가 일을 잘 할 수 있을 정도의 충분한 경험과 지식을 갖고 있지 못했기 때문에 매우 불만족스러웠다. 3월 이후 나는 모든 증례를 검토하고 있으며, 이 치료실을 내 조수들과 4학년 학생들에게 임상을 가르치는 데 사용했다. 이 치료실 외에, 나는 특수 치과 치료실에서 진료할 환자들을 선택했는데, 여기에서 조수들은 임상 훈련을 받는다. 이 새로운 치료실을 미국 대학의 관습을 따라 진료소라고 불렀다. 금년에 우리는 일반 치료실에서 819명의 유료 환자를 보았다. 작년에는 101명의 유료 환자를 치료했는데, 치료실을 4개월밖에 열지 못했기 때문이다. 그래도, 평균 환자 수는 상당히 증가한 것이다. 작년에는 65명, 금년에는 95명의 무료 환자를 진료했다. 무료 환자의 비율이 상당히 감소했다. 한국인들에게 치료나 발치에 대해 10전 이상의 진료비를 받는 것이 불가

능했는데, 3월 이후로는 기본 진료비를 10전으로 했다.

3개월 동안 진료소 일은 그럭저럭 진행되었다. 이 일에 다소의 시간을 할애했지만, 올가을에 새로운 장비가 추가되면 더 많은 시간을 할애해야 할 것이다. 그 동안 36건의 수술을 마쳤다. 나는 이 시기에 했던 충전이나 치관 작업은 수술에 포함하지 않았다. 좋은 치료실이 만들어져야 하지만 나도 이 일을 감독할 시간이 있어야 하며, 그렇지 못하면 일이 불완전하게 진행되어 조수들이 제대로 배우지 못할 것이다. 특수 치료실의 2명과 일반 치료실의 1명을 감독하는 것이 쉬운 일처럼 보이지만, 때로 내가 그들 일을 도와야 하므로 상당한 시간이 소요된다.

연중 조수들에게 주당 평균 3시간을 교육했다. 1명은 1년 동안 나와 함께 있었고, 다른 사람은 3월에 합류했다. 후자는 관립병원에서 일본인 치과 의사 밑에 3년 반 동안 있었고, 치과를 상당히 배웠다. 그는 일본말을 매우 잘하므로 내게 상당한 도움이 되었고 치과 일에서도 조수 일을 하게 했다. 한국인들은 기술이 좋기에 청결과 치료를 배울 수 있다면 훌륭한 치과 의사가 될 것이다. 따라서 그들을 가르치는 것은 우리의 의무다. 전에 말한 것처럼, 이 일을 위해선 누군가 시간을 들여야 한다. 이런 부분을 가르치지 않고 순전히 기술만을 가르친다면, 환자에게 득이 되긴커녕 오히려 해를 끼칠 것이다. 나는 9월 이후 하루 2시간 임상을 감독하려 한다. 그렇게 되면 나의 개인 진료는 오후로 바꾸어야 한다.

4월 1일부터 나는 4학년 학생들에게 주당 1시간 강의를 했다. 관립학교 교수처럼 주당 네 시간 강의하지 않은 것이 얼마나 다행인지 모른다. 강의하면서 썼던 통역이 너무 끔찍해서, 네 시간 강의했다면 미쳐버렸을지도 모른다. 강의 주제를 이해하지 못하는 사람을 쓰는 것은 무척 어렵다. 나는 이 방법을 단념하게 되었고, 통역이 잘 되었다면 했을 강의의 주별 개요를 작성해 나누어주었다. 강의 시간에 임상 시범을 보이며, 학생들이 이것을 잘 이해하는지 알고 싶어 가끔 복습용 시험을 볼 예정이다. 무엇을 말하는지 모르는 통역을 쓰는 것보다 한자로 천천히 번역하면서 강의하기가 더 쉽다.

이런 강의와 매일의 임상 실습을 통해 이 강의에서 꽤 많은 치과 수술을 가르칠 것이고, 나이 든 사람이 할 수 없는 많은 것들을 환자들에게 해줄 수 있을 것이다. 이것은 치과 지식을 전파하는데 좋은 수단이다. 총독부는 치과학을 의학교육의 한 분야로 만들고자 한다. 평균적인 치과 졸업자는 일반 의학을 잘 모르기 때문에, 그에게 온 환자 모두를 지식을 통해 치료할 수 있게 하는 것은 효용성이 떨어진다고 생각한다. 이런 내 생각으로 인해, 또 총독부가 두 의료 영역을 실제로 연결했기 때문에, 나는 우리 교실에 의과대학 졸업자만 받는다. 의학 교과 과정에 치과학 강의가 늘어나고 졸업후 과정이 치의학에 생길 것을 바란다. 이 계획은 일부 일본 대학의 예를 따른 것이다. 이것이 우리에게 가능한 유일한 방법으로, 선교사나 선교본부를 괴롭히지 않으면서 재정과 상관없이 별개의 치과학교실을 운영할 수 있게 될 만큼 사람 수를 늘리게 될 것이기 때문이다.[47]

1917년 가을, 샤이플리는 장비를 확충하여 진료 의자를 4개로 늘렸다. 그는 2명의 한국인 조수, 2명의 의과대학 학생이 계속 진료하도록 하는 계획을 세웠다. 하지만, 다른 사람들을 참여시키는 것에는 어려움이 있었다. 당시 총독부 규정하에서 조수에게 치과 의사 면허를 부여할 수는 없었다. 유일한 방법은 훈련생을 도쿄로 보내 시험을 치르게 하는 것이었지만, 1920년 일본 치과 의사 시험이 변경될 예정이었으므로 이는 현실적이지 않았다. 따라서 샤이플리는 적당한 훈련을 시키고 한정 면허(입치영업면허)를 부여하는 방법을 고민하였다.

한편, 일본어로 강의해야 한다는 총독부의 독촉장을 받고 샤이플리는 부담을 느꼈다. 혼자서 환자 진료, 강의, 사택 건축, 진료실 정비, 각종 회의, 선교사 진료, 주일 성경공부까지 다 해야하는 상황이었기 때문이다. 열병으로 잠시 쉬었더니 더 많은 일이 쌓였다. 각각을 제대로 수행하려면 더 많은 시간이 필요했다. 업무량이 너무 과중한 상태였지만, 샤이플리는 1917년 가을부터 일본어를 충실히 공부했다. 그리고 기도하였다.

하나님이 이끄신 곳에 내가 있고, 현재 상황에서 최선을 다하도록 도와주심을 느낍니다. 나는 어떠한 실패나 나에 대한 과도한 요구에 대해 걱정할 수 없습니다.

그런 걱정은 나의 일이 아니며, 나의 직무는 최선을 다하는 것입니다. 주 그리스도의 봉사를 함에 있어 앞으로의 세월이 더욱 유용하고 성공적이며 더 유능해지기를 희망하며 기도합니다.[48]

1918년 4월 세브란스 이사회 연례회의에서, 일본어로 능숙하게 강의를 해야 하므로 1년 동안 개인 진료를 빼 줄 것을 요청하였다. 하지만 이사들은 관점이 달랐고, 그가 선교사의 치과 진료를 계속하는 한편 치과 전체의 감독을 담당하여 다른 치과 의사를 더 고용할 수 있기를 바랐다. 이런 결정이 그에겐 현실적으로 느껴지지 않았다.

가을 초 장비가 늘었고, 4대의 진료 의자에 의자당 약간의 장비를 갖출 수 있었다. 당시 2명의 한국인 학생 조수와 2명의 의과대학 학생을 일과의 임상 시간에 두려고 계획하였다. 의과대학생 중 한 명은 환자의 과거력을 기록하고, 다른 한 명은 그만큼의 일을 배정하고자 했다. 의과대학생이 기공 일을 약간 수행할 수 있도록 계획했지만, 실행에 옮기지는 못했다.

조선에서 치과 시술과 관련된 총독부 규정 때문에 전문 학생을 가르치려던 계획도 포기했다. 이 규정으로 우리가 이전에 세운 계획을 지속하는 것은 어리석은 일이 되었다. 나는 지난 2년 동안 조수 역할을 한 사람에게 개인적인 증명서를 주었으나 그것이 그에게 어떠한 도움이 될지 알 수 없다. 면허받은 치과 의사를 양산하는 방법은 지역 경찰 당국에 매우 의존적이며, 개업 중인 사람의 수와 같은 지역의 조건에 따라 치과 의사 허가가 주어지는 여부가 결정된다. 1920년, 일본 시험 제도가 변경될 예정이며, 우리가 세웠던 계획, 즉 학생을 어느 정도 훈련시킨 다음 일본에 가서 도쿄 치과대학의 관련 과정을 수강한 후 시험을 보는 것은 이제 적절하지 않다. 총독부가 이곳에 치의학교를 열기 전까지는, 조선인이 치과 진료를 수행하기 위한 면허를 확보하는 방법은 일본의 인정받는 학교에 가서 공부하는 길 밖에 없다. 일본에 갈 여유가 없는 사람은 그가 적당한 진료의 절반을 수행하는 데 필요한 장비를 구입할 여유도 없다고 생각하는 것은 충분히 타당하다. 면허를 받은 졸업자의 수가 충분해지기 전까지는 부분적인 훈련을 받은 사람이 공백을 메꿀 수 있을 것이다. 충분히 훈련을 받은 사람이 진료를 하게 되면 이런 면허[49]는 만료되어야 할 것이다. 따라서, 이 면허는 5년마다 갱신해야 한다. 이것은 우리 기관이 일반의사가 하는 것 외의 범위에서 치의학을 훈련시키는 계획을 세우지 못하게 만든다. 학생들이 진료를 관찰하여 점차 약간의 기공 일을 돕게 만들 수 있으나, 이것은 희망에 찬 학생들이 무언가를 망쳐서 벌을 주는 것을 의지를 발휘하여 막는 일을 제외하고는 임상가로서 특별한 노력을 기울이는 것을 의미하진 않는다.

일본 시험 제도 개정에 관한 공지를 받기 전, 나는 이곳의 치과적 상황에 관한 보고서를 작성해 에비슨 박사에게 보내 이사들과 논의할 것을 청했다. 당시 우리는 의과, 치과 졸업생에게 특별 과정을 마련하고자 했다. 많은 수가 치과 진료와 관련된 특수 훈련을 받길 원했기 때문이다. 이 보고서와 관련하여 나는 선교사들의 치과적 상황을 다룬 개인적인 편지를 보냈으나, 에비슨 박사로부터 답변이 올 만큼 충분한 시간이 지나진 않았다. (중략)

가을에 일본어 공부를 시작했고 몇 달 동안 매우 충실히 지속했다. 이사회는 최근 이와 관련해 내가 해오던 일을 중단하게 했고 더는 어학 공부를 계속할 수 없다. 새 임무 때문에 어학 공부는 완전히 불가능해졌다.

가을에 성경공부반을 시작하여 이어가던 중 12월에 한강 교회에 사역이 생겼다. 하지만, 기대하지 않았던 요청과 다른 피할 수 없는 상황이 생겨 한강 교회 사역에는 참석할 수 없었다. 몇 주간 주중에 전혀 쉬지 못했고 내가 이해할 수 없는 언어로 진행되는 회의에 앉아, 마찬가지로 내가 쓰지 못하는 언어로 질문을 받고 제언을 해야 하는 상황에 있기에는 너무 피곤했다. 내가 할 수 있는 일이 있음에 감사해야 하나, 내 복음 사역이 아무것도 아닐까 봐 두렵다. 이것은 조선인과의 접촉이 너무 줄었기 때문이다. 한강의 새 교회가 자리 잡았고 멋진 건물이다. 나는 쿤스 씨가 감당하기에 어려운 빚이 있음을 알고 있으며 건축 관련해 어느 정도 감독해야 한다고 생각하지만, 조선인에 관한 지식이 짧아 이 문제에 관해 신경 쓸 수 있다 해도 무엇을 할 수 있을지 모르겠다. 아주 드물게 예배에 참석할 뿐이다.[50]

샤이플리는 일본어 공부 대신 선교사와 가족의 진료에 힘쓰라는 이사회의 결정을 받아들고 선교지에서 자신의 쓸모가 끝났다는 말을 들은 것 같다고 여긴다. 샤이플리는 아시아 치과 선교에 관한 자신의 계획을 진전하면서 해당 지역에 치의학 교육 시설을 설립하고, 현지인 치과 의사를 길러내는 것이 가용한 선교 전략이라고 믿었기 때문이다.

그러나, 샤이플리는 이사회의 결정에 따라 일본어 공부를 그만두었으며, 1918년 1월 26일 치과학교실 조수로 채용한 일본인 치과 의사 미시나 게이키치(三品敬吉)가 강의를 담당하게 하였다. 미시나 선생은 미국에서 10년 동안 살았고, 오하이오주 웨슬리안대학교에서 3년 동안 공부한 뒤 웨스턴리저브대학교에서 치의학을 전공하였다. 더구나, 교회에서 추천받은 인물이었으므로 세브란스 연합의학전문학교에서 일하는데 적임이라고 생각했다.

1918년 7월 당시 치과학교실에 관한 세브란스 이사회의 계획과 그에 관한 샤이플리의 생각은 다음과 같다.

> 세브란스 이사회의 결의는 치과학교실에 관한 다음 계획을 의미합니다.
>
> 1. 외국인 과장 1인
> 2. 교육: 미시나 선생이 의과대학에서 주당 1시간 강의, 일과시간 학생진료실의 임상지도는 적은 보수를 받는 한국인이 담당
> 3. 선교사 진료실: 2명의 미국인 치과 의사 중에 한 사람은 수술을, 다른 사람은 보철치과를 담당. 기공 조수 혹은 장비 담당 조수, 졸업생 간호사(미국에서 수술 집도의를 위해 진료 보조가 하는 일을 담당).
>
>   인력: 샤이플리 선생은 수술을 담당, 현재 미시나 선생은 보철 치과 담당(일부 환자들은 인종적 편견 때문에 미시나의 치료를 거부하겠지만, 그런 사람들은 도움이 필요하지 않을 것임).
> 4. 다른 개인 진료: 일부 이사들은 우리가 선교사가 아닌 사람들의 치료를 거부해서는 안 된다고 생각하고 있음. 이것은 다른 미국 대학 졸업자를 필요로 하며, 한 명이

더 확보되면 이 문제에 대해 반대하지 않을 것임.

5. 조선인 진료: 총독부로부터 면허를 받은 한국인이 담당해야 함. 이 부문에 필요한 인원은 환자 수와 수입이 보장되면 증가할 것임.

6. 아마도 미국 선교본부의 재정적 책임이 얼마나 될지 궁금할 것입니다. 이 계획을 위해 선교본부는 최소한 2명의 미국인 치과 의사를 지원해야 합니다. 계획의 나머지 부분은 필요에 맞는 지원의 여부에 따라 결정되어왔으나, 의과 치료에 근접한 수준의 치료를 제공할 수 있는 기부가 이루어지길 바랍니다. 미국인 치과 의사 2명의 급여가 미국에서 제공되지 않는다면 선교사 진료비가 매우 비싸질 것이고, 따라서 이들은 다른 곳에서 진료를 받을 수밖에 없습니다. 세브란스의 역할에 그림자가 드리우는 셈입니다. 게다가, 솔직히 말해 개업을 하는 것과 전혀 차이가 없는데다 걱정되고 만족시키기도 어려운 추가적인 책임을 져야 하는 업무에 인생을 허비할 생각은 없습니다.

조선 교육 연합위원회가 의사회의 요청을 긍정적으로 받아들인다면 나에게 배정될 일이 있겠지만, 이사회 요청에 반하는 결정이 내려진다면 나는 이곳에서 할 일이 없습니다. 외국 환자를 진료하는 것, 일반 치과 업무 관리 외에 외국인의 필요가 없기 때문입니다. 개인 진료가 없다면 관리 일도 큰 의미는 없겠지요. 이것은 관리국의 명확한 결정 때문에 발생한 상황이며, 시간, 경비, 노력의 불필요한 소모를 막기 위해 우리 모두가 그 의미를 깨달아야 한다고 생각합니다.[51]

1919년 3.1 운동에 세브란스 연합의학전문학교 및 병원의 교수, 학생, 교직원이 대거 참여하였다. 이에 1919년 6월, 세브란스병원을 경찰 통제하에 두는 법령이 발효되었다. 이렇게 일제는 교육제도를 관리하는 한편, 교육 시설을 통제하여 선교사에 의한 한국인의 직접 교육을 억제하였다. 즉, 20세기 전 세계의 표준이 되는 미국식 의학, 치의학 교육은 세브란스 연합의학전문학교를 통해 주어지고 있었으나 일본은 치안[52]의 방식을 통해 자신들이 구축한 의학교육을 강제하였다.

(4) 치과 훈련

세브란스연합의학교는 1914년부터 인턴 수련제도를 실시하였다. 총독부 결정으로 일본 학제를 따라 재학기간이 4년으로 고정되었으므로, 충분한 임상실습을 쌓기에 불충분하다고 판단되었기 때문이다. 학생들은 졸업 후 1년 동안 인턴으로 원하는 과를 순회하면서 실습하였다. 샤이플리는 치과대학이 없는 상황에서 치과의사를 양성하기 위해 의과대학 졸업생에게 2년간 임상 및 기공 수련 교육을 제공하는 계획을 세우고, 이를 치과학교실 졸업후 과정으로 정립하여 치과 의사 수련제도를 마련하고자 했다.

우리에겐 좋은 조수를 구하는 것이 문제가 되어 왔다. 나를 도와 온 학생 한 명이 일할 만한 능력이 있어 보여 그를 조수로 뽑고자 했으나, 그가 질병을 앓게 되어 철회했다. 여러 지원자 중에 우리는 치의학을 공부하기를 원하는 의과대학 졸업생 한 명을 뽑았다. 나는 그가 가능한 한 전체 과정을 가르치고, 점차 그에게 조선인 환자의 일을 배정해 주겠다고 제안했다. 또한 나는 그와 영어와 한국어를 서로 가르쳐 줄 수 있을 것으로 기대하고 있다. 그가 영어를 더 배운다면 훨씬 빨리 습득할 수 있을 것이고, 나 또한 한국어 습득의 필요성을 더 분명히 느낄 것이다. (중략)

5. 일본 제국의 관립 학교에서 운영하는 교과 과정은 선교본부의 능력을 훨씬 능가하는 것이다. 조만간 이곳에서도 이와 동일한 과정이 운영되어야 한다는 결론은 타당하다. 인정 받은 학교의 졸업장을 지니지 못한 사람에게 부과되는 시험은 위에 언급한 기관의 교육 과정에 따른 것이다. 인정받은 학교의 졸업장은 관립 학교가 주는 것과 동일한 가치를 가져야 하는 것은 당연하다.

한국과 관계된 상황을 요약해 보면, 앞서 언급한 필요에 따라 모든 의과대학생을 훈련하여 이들이 선교병원의 필요를 채우고, 치의학의 가치에 관한 더 넓은 관점을 지닐 수 있는 기초를 세우는 데 우리의 모든 노력이 집중되어야 한다. 또한, 우리는 조수들을 훈련시켜 총독부 시험을 치르게 하고 이들을 중요하게 여길 병원에 취업시키거나 이들이 성공할 수 있는 지역사회에 개업하도록 해야 한다.[53]

1914년 1월 제정된 「조선의사시험규칙」에 따라 세브란스연합의학교 졸업생은 의사면허시험을 치렀다. 이런 상황은 의학교가 총독부 인정을 받게 된 1923년까지 유지되었다.

한편, 1913년 「조선치과의사규칙」이 공포되어 문부성이 지정한 치의학교 졸업자, 치과 의사시험에 합격한 자, 외국 치의학교 졸업자, 외국 치과 의사 면허 취득자로 치과 진료 자격이 한정되었다. 하지만 1921년까지 「조선치과의사규칙」이 제정되지 않았으며, 1922년까지 조선에 치의학교 또한 설립되지 않았다. 다시 말하여, 1910년대 조선에서 치의학교를 다니거나 치과 의사 자격을 얻기 위한 시험을 보는 것은 불가능했다. 즉, 총독부의 「조선치과의사규칙」은 조선에 거주하는 일본인 치과 의사의 신분을 보장하기 위한 것이었을 뿐, 식민지에서 한국인 치과 의사를 양성하기 위한 것이 아니었음을 알 수 있다.

1906년 일본에 「치과의사법」이 제정되면서 일본 본토에선 입치영업자[54]의 영업이 금지되었다. 그러나 식민지 조선에서 이들의 영업은 합법적이었다. 1913년 「입치영업취체규칙」이 제정되어, 일본에서 이주해 온 입치영업자가 일본인 치과 의사의 의권을 침범하지 않는 선에서 입치업을 할 수 있도록 보장받은 것이다. 규칙에 따라, 조선에서 치과업에 종사하기 위해서는 공·사립 치과 의료기관의 조수나 보조원으로 취업하여 잡무를 보면서 치과학이나 치과기공술을 5년 이상 배운 사람만이 입치영업면허를 받을 수 있었다. 입치영업자를 관리하는 것은 지방경찰서였다.

치과 의사가 증원되지 않는 상황에서, 총독부는 구한말 항일 의병을 소탕하고 러일전쟁을 치르기 위해 보냈던 치과군의관 중 전후 잉여병력을 지방 관립병원인 자혜의원의 절반 정도에 배치하였다. 일본이 수립한 기관이었으므로, 자혜의원 치과는 외과 소속이었다. 치과 담당자 대부분은 검정고시 출신이거나 입치업을 하던 무자격자였다. 대구 자혜의원 치과부의 가네코 히데시(金子英志)가 도쿄 치과대학을 졸업한 유일한 자격 치과 의사였다. 이것은 총독부가 지니고 있던 식민지 의료를 향한 기조, 즉 천황의 자혜(慈惠)를 통한 치료라는 접근법을 현실화한 것이었다. 그러나 이것으로 전체 의료 수요를 감당할 수 없었으므로 일본인 치과 의사와 입치영업자의 이윤 추구를 위한 진료를 허용하였다. 어디에도 한국인 치과 의사 또는 치과종사자를 양성하여 한국의 구강건강을 향상시키려는 계획은 찾을 수 없었다.

세브란스 이사회와 샤이플리는 이런 상황을 파악하지 못한 채로 의과대학 졸업자의 치과조수 수련을 계획하였다. 그러다 보니, 1916년 6월 보고서에선 세브란스연합의학교가 총독부 지정을 받아 일본 관립 치과대학과 동일한 위치에 놓이는 치과대학이 될 수 있고, 세브란스에서 치과 수련을 받으면 총독부가 주관하는 치과 의사시험을 치를 수 있다는 낙관적 견해가 드러난다. 이런 생각은 의학교에 치과학 강의를 늘리고 치과학교실에 졸업후 과정을 설치하는 것을 기대하고 있는 1917년 6월 보고서에도 이어지고 있다. 이런 제반 상황을 깨닫고 난 후에 작성된 1918년 6월 보고서에도, 여전히 세브란스 이사회는 이전의 계획, 의과대학 졸업생을 위한 특별과정 설치를 고수하고 있음이 드러나 있다.

또, 샤이플리는 당시 일본의 치과 제도와 미국의 치과 제도가 지닌 차이를 구분하지 못했고, 이로 인해 총독부가 치의학 교육을 의과대학생에게만 제공하고자 한 계획을 오해하였다. 그는 이 계획이 치의학을 의학교육의 한 분야로 만드는 것이라고 생각하였으나, 이것은 독일식 치의학을 수용한 일본이 치의학에 접근하는 당연한 태도였다. 일본은 메이지유신 과정에서 근대 의학을 수용하고자 했으며, 이는 독일 유학을 다녀온 군의관들의 손으로 이루어졌다. 따라서, 이들이 수용한 것은 독일의 군진의학 및 의료제도였다. 독일은 당시 치의학을 별도 전문분야로 분리하는 대신, 의학 중 구강과(stomatology)로 구분하여 운영하였으므로 이런 방침은 일본에서도 반복되었다. 1913년 「치과의사규칙」을 공포하여 치의학교와 치과의사면허제도를 만들었으나, 일본은 여전히 의학과 치의학을 별도의 전문직 체계로 인식하지 않았다.

샤이플리가 공부했던 20세기 초 미국의 경우, 치과는 이미 별도의 전문분야로 인식되고 있었으며, 대학은 치의학 전통의 기공 교육에 더하여 의학적 지식을 교육해야 한다고 생각했다. 즉, 의과대학이 실험의학과 임상의학을 결합하고 있었던 것과 같이, 치과대학 또한 치과 기공에 더하여 병리학적 연관성과 보건학적 접근에 관한 교육의 필요성을 점차 깨닫고 있었다. 물론, 이런 교육이 체계적으로 이루어지기 시작한 것은 『기즈 보고서』 발표와 미국치과 의사협회의 노력으로 사설 치과대학들이 종합대학에 편입된 이후였으나, 그 이전에도 치의학이 자신의 내용을 구성하여 별도의 전문지식으로 자리 잡을 필요가 있다는 요청은 계속 제기되고 있었던 것이다. 당장 샤이플리 본인만 해도 선교의 사명을 감당하지 않는다면, 치과대학 졸업 이후의 진로에서 의과대학에 다시 진학하여 의학적 지식을 익히고, 치과대학 교육자로서 활동하겠다는 계획을 세우고 있었다.

이런 상황에서, 샤이플리는 일본의 「치과의사규칙」이나 총독부의 태도를 의학에 기초한 치의학의 발전으로 이해하고 있었던 것 같다. 세브란스연합의학교 치과학교실 또한, 이런 방향에 맞추어 치과 의사 조수 수련 계획을 체계화하였다. 치과 의사 수련을 위해선 치의학 이론 교육, 치과 기공 및 임상 실습이 필요했다. 이를 위하여 샤이플리는 선교본부에 교수요원을 충원할 것, 기공 및 임상 실습이 가능한 특수진료실을 설치할 것을 요청했다. 구강 분야의 수술과 이론을 강의하고, 임상 및 기공을 감독할 교수를 보강하고자 한 것이다. 그리고 이 교육을 통하여, 각 지역의 자혜의원에 필적할 선교거점 병원의 치과 진료 역량을 강화하고자 했다.

> 지방의 모든 작은 관립병원은 전문의사 중 치과 의사를 두고 있다. 이것은 우리의 선교거점 병원에 배치한 한국인 의사 중 한 명이 치과 수련을 받았다면, 상당한 도움을 받게 됨을 의미한다.
>
> 표본, 교육 자료 모형, 증례 기록 등을 수집하는 것은 미래의 교육을 발전시키는 데 큰 도움이 될 것으로, 우리의 규칙적인 일과 중 하나로 자리 잡았다.[55]

1916년, 샤이플리는 의과대학 졸업자 중 한 명을 치과수련의로 뽑았다. 추측건대, 1917년 직원명단에 임상교원으로 기재된 최주현(C. H. Chio)일 것이다. 그는 1914년 의학교를 졸업하였다. 샤이플리는 그에게 치의학 전반을 교육하고 점차 한국인 환자를 배정하고자 했으며, 조수로서 수련을 마치고 나면 총독부 시험을 치러 치과 의사로 만들 계획을 세우고 있었다.

1917년, 최주현은 2년차 조수로 일했다. 또, 유칠석(C. S. Ryu)도 치과수련의로 합류하였다. 유칠석은 1916년 의학교 졸업자다. 1917년 3월, 다른 조수 한 명이 합류하였다. 그는 관립병원에서 일본인 치과 의사 밑에 3년 동안 있었던 사람으로 치과에 관한 상당한 지식이 있었고 일본어를 잘했다. 일본어를 하지 못하는 샤이플리에게 그는 큰 도움이 되었던 것 같다.

샤이플리는 주당 평균 3시간 정도의 교육을 시행하였으며, 이들이 훌륭한 치과 의사가 될 것이라고 기대하였다. 치과 조수를 잘 가르치기 위해 샤이플리는 자신의 진료 나절을 바꾸고, 새로 마련된 진료소에서 한국인 환자들을 보도록 했다. 최주현은 수련을 마치고 수련 증명서를 받았다. 그러나, 이것은 샤이플리가 개인적으로 발행한 것이었으며, 총독부는 이를 인정하지 않았다. 최주현은 치과 의사 자격 취득에 실패하자 군산에서 일반의로 개업하였다.

샤이플리는 한국에서 치과 조수 훈련을 제공하려는 여러 시도를 했으나, 결국 이들이 치과 의사가 될 수 없음을 깨달았다. 총독부는 도쿄 치과대학의 치과 교육과정만 인정했으며, 일본 본토에서 면허 시험도 치러야 했다. 점차, 치과 의사 조수들은 수련을 포기했다.

그러나 샤이플리는 치과학교실의 발전을 완전히 포기하지 않았으며, 교수진과 치과 의사를 보강하여 치의학교로 자리매김해야 한다는 처음의 계획을 견지해 나갔다. 그는 선교본부에 치의학교 설립의 가치를 알리고, 이를 통해 여러 지원을 받아내야 한다고 생각했다. 샤이플리는 에비슨 박사에게 이런 뜻을 전하며, 마지막까지 최선을 다하였다.

5장

샤이플리의 진료와 연구

5

샤이플리의 진료와 연구

(1) 진료 실적과 장비

샤이플리 과장 시기(1915~1920) 세브란스병원 치과진료실 진료실적은 다음과 같다.

년도	총환자수	유료환자	무료환자	비고
1915.11.1~ 1916.3.31	한국인 166명	101명 (발치 90명, 치료 41명)	65명 (발치 46명, 치료 29명)	진료비는 일반병원의 수가에 준함
	외국인 60명			총수입 : ¥ 114
1916.4.1~ 1917.3.31[56]	샤이플리 개인 131명	46명 (기록된 수)	65명 (기록된 수)	550번 이상의 수술, 방사선 기계 설치 후 진단 (총독부 치과는 방사선 기계를 1924년 10월에 설치)
	치과 총 환자 849명	819명 (수술 36명)	95명 (기록된 수)	특수진료소 완비, 하루 신환 30명 가량 진료비는 발치가 10전
1918.6.~ 1919.6	1,627명	1,420명	207명	총수입 ¥3,422 - 지출 ¥2,377 = 실수익 ¥1,045
1919.6~ 1920.3	2,069명	1,983명	86명	총수입 ¥5,524 - 지출 ¥4,488 = 실수익 ¥1,036 샤이플리 진료실적 ¥ 3,690

세브란스 치과진료실의 진료실적(1915~1920)

1915년 11월 1일부터 일을 시작하여 1916년 3월 31일까지 첫 회계연도로 기록되었다. 이 시기 진행한 치과 진료를 보면, 주로 구강위생 관리, 치과 질환 관련 통증 완화, 잇몸병 치료, 발치, 간단한 충전 업무를 수행하였다. 166명의 한국인을 치료하였고, 그중 무료 환자는 65명으로 약 39%를 차지하였다. 샤이플리는 60명의 외국인 환자를 대상으로 300개의 치아를 치료했다. 1916년 3월 31일까지 114엔의 수익을 얻었다. 그 밖에 확보한 비용은 80엔으로, 다음 회계연도에 계상하기로 하였다. 한국인 진료비는 병원 일반 수입으로 계산하였다.

1916년 4월 1일부터 1917년 3월 31일까지 일반진료실에서 819명의 유료 환자를 치료하였다. 무료 환자는 95명(12%)으로 비율이 상당히 감소하였다. 일반진료실에는 한국인 조수가 근무하고, 한 달에 한 명씩 학생을 배정하여 임상 실습을 진행하였다. 샤이플리는 이 진료실에서 발치를 모두 하고, 구강의 병적 상태를 잘 보여주는 환자를 증례로써 다루려는 계획을 가지고 있었다. 그러나 그는 너무 바빴고, 1917년 3월 1일까지 일반진료실의 발치 등 치료를 관리하지 못했다. 매우 어려운 증례를 제외하고 조수들이 진료하였다. 하지만 조수들은 경험이 부족하여 만족스러운 진료를 수행하지 못했다. 결국 3월부터 샤이플리나 모든 환자의 검진을 맡았고, 일반진료실은 조수와 4학년 학생의 임상 교육에 활용하였다.

1916년 3월부터 11월까지 샤이플리는 특수진료실, 즉 진료소를 정비하였다. 샤이플리는 특수진료실에서 진료하면서 조수들에게 실제 훈련을 제공하고자 했다. 그러나 샤이플리는 집 건축과 여러 회의, 선교 사역으로 인하여 진료 일정을 잡는 것에 어려움을 겪었다. 11월에 진료를 다시 본격적으로 시작하면서 샤이플리는 특수진료실에서 550례의 수술을 시행하였다. 치과 방사선 촬영도 열심히 했으며, 샤이플리가 사용한 것은 1913년 세브란스병원에 들어온 방사선 촬영기였을 것으로 보인다. 또, 기록에 포함하지 못했으나 입원한 환자 다수를 검진하고 치료하였다. 32명의 병원 고용인, 학생, 간호원을 검진, 치료하거나 자문하였다. 무엇보다도 외국인 선교사의 치과 진료가 급하여 샤이플리는 업무가 과중함을 토로하였다. 이들이 서울에 개업한 다른 일본인 치과 의사나 한대위 등을 찾아가지 않았는데, 이는 비용 문제 때문이었을 것으로 보인다. 그는 아시아 치과 선교를 자원했을 때부터 교육 선교병원을 마음에 두고 있었으므로, 자신이 교육보다 진료를 많이 하는 것을 부담스럽게 여기고 있었다. 게다가, 이런 형편이었으므로 그는 학생들의 강의와 임상 실습, 조수의 개인 지도, 환자 진료를 모두 다 해내야 하는 육체적, 정신적 어려움에 처해 있었다.

1916년 4월, 세브란스 이사회는 세브란스병원 치과에서 일할 두 번째 치과 의사를 요청하였다. 이것이 인력 부족을 완전히 해결할 수는 없으나, 적어도 상황의 변화는 가져올 것으로 기대되었다. 한편, 샤이플리는 자신의 개인 진료 비용을 중국과 같이 시간당 10엔으로 측정하고자 하였다. 1917년 3월부터 샤이플리가 모든 환자를 검진하였으므로, 세브란스병원 치과의 기본 진료비는 10전으로 결정되었다. 이것은 치과 재정을 확충하여 샤이플리가 계획하던 교육과 치과 확장을 실행하기 위함이었다. 다행히, 치과 예산이 매년 500엔씩 줄어들고 있어서 재정적 상황에선 희망을 품을 수 있었다.

1917년, 세브란스연합의학교가 전문학교로 승격하였고 새로 교칙을 제정하게 되었다. 새 교칙에서 수업 시간은 오전 8시 45분부터 오후 5시까지로 정해졌다. 새 학년은 4월 1일에 시작하여 세 학기로 운영되었다. 1학기는 4월 1일부터 6월 30일까지, 2학기는 7월 1일부터 12월 31일까지, 3학기는 1월 1일부터 3월 31일까지로 정해졌다. 1916년부터 1918년까지 치과진료실 진료 실적은 위 학기를 따라서 보고되었다.

1917년 4월 1일부터 1918년 3월 말까지 진료통계는 1918년 6월 샤이플리의 개인보고서에 기록되어 있지 않다. 1917년 가을 진료 장비가 추가되어 치과 진료 의자 4대와 의자당 장비를 구비하였고, 2명의 한국인 치과 조수, 2명의 의과대학 학생이 임상 시간에 일하였다.

1918년 4월 1일부터 1919년도 3월 31일까지 5년 중 진료실적이 가장 많다. 샤이플리가 진료에 전념하고 미시나 또한 진료에 참여했기 때문이다. 총 수익 3,422엔 중 외국인 210명의 진료 수입이 2,904엔을 차지하였다. 진료실 유료환자 1,189명의 총수익은 518엔이었다. 지출 내역으로 봉급이 1,735엔으로 가장 많고, 새로운 장비 및 가구 구매에 150엔, 교육 기재, 서적, 잡지 구매에 각각 50엔을 지출하였다. 치과의 순수익은 1,045엔이었다.

1919~20년도 예산을 보면, 미시나 선생 봉급이 2,400엔, 조수 봉급이 387엔, 소모품 및 기타 용품 1,000엔, 신간 서적 50엔, 잡지 21엔, 새 기자재 700엔으로 총합 4,558엔을 책정하였다. 이에 더하여 선교사 진료를 도울 외국인 치과 의사, 장비, 재료를 선교본부에 요청하였다.

1919년 4월 1일에서 1920년 3월 31일까지 진료통계를 보면, 총환자 수는 2,069명이었다. 외국인이 267명, 한국인 및 일본인 87명, 진료실 유료환자 1,983명, 무료환자 86명이었다. 총 수익은 5,524.5엔으로 샤이플리가 3,690.95엔, 미시나가 950엔, 진료실이 883.55엔의 수익을 올렸다. 총지출은 4,488.75엔으로 봉급 및 차(Wagon) 경비로 2,838엔, 소모품 및 장비 1,037.57엔, 처방 172엔, 기타 440엔을 지출하였다. 순수익은 1035.75엔이었다.

1919년 12월 샤이플리는 미시나를 비롯하여 치과 조수들, 기공사 이 씨가 상당한 실력 향상을 이루어 기쁘다고 기록하였다. 무엇보다, 치과를 개설한 이래 처음으로 모든 종류의 치과 치료를 제공할 수 있어서 자랑스러워했다.

> 일부 직원들이 주목할 만한 실력 향상을 이루고 있어 사역에서 용기를 얻는다. 미시나 선생은 지난 분기 일을 잘 해냈고, 임상 진료도 훌륭한 상태를 유지하고 있다. 가장 큰 진전은 치과를 개설한 이래 처음으로 모든 종류의 치과 치료를 제공할 수 있게 된 점이다.
>
> 기공실에서 일하는 이 씨 또한 최근 3개월 사이에 큰 진전을 이뤘다. 그가 해낸 몇몇 기공 작업은 매우 예술적이며, 개인 진료에서 내 오른팔 역할을 하고 있다. 다른 조수들도 [진전을 보이고] 있으며, 이런 점들이 가장 고무적이다.[57)]

샤이플리가 과장 역할을 수행하면서 세브란스병원 치과는 환자 수가 해마다 크게 증가하였다. 기자재 면에서도 조선에서 가장 뛰어났다. 1914년 총독부 치과는 4개의 목재 치과 진료의자와 풋페달 엔진(dental foot pedal engine)으로 시작한 것과 비교하여, 샤이플리는 미국산 최신 치과 기자재를 도입하였다. 또한, 세브란스병원 치과는 구강병 진단과 치료에 방사선 사진을 활용하였다. 다수의 한국인과 선교사 및 선교사 가족을 진료하였으나, 진료수익의 상당 부분을 충당한 것은 외국인 개인 진료였다. 초기에는 무료환자의 비율이 높다가, 환자 수가 증가하면서 무료환자의 비율은 줄어들게 되었다. 진료비는 중국 등에 준하여서 받았다.

샤이플리의 월급은 세브란스 가문이 샤이플리의 사역 시작부터 끝까지 감당하였다.

(2) 직원

1917년 교직원 명단을 보면, 치과학 교수로 샤이플리가, 수련의 겸 조수로 최주현, 유칠석이 기록되어 있다. 샤이플리의 개인 보고서를 보면 특수진료실에서 두 명, 일반진료실에서 한 명의 조수가 일했음을 확인할 수 있다.

1918년, 환자 수가 증가하여 정규 치과 의사인 미시나 게이키치를 조수로 고용하였다. 일본 정부가 한국에 오는 일본인에게 본국보다 높은 월급을 주었으며, 이때 비교적 낮은 액수의 봉급자는 월급의 50% 가량을, 고수입자는 33% 가량을 인상하여 지급하였다. 이 관례에 따라, 미시나는 월봉 200엔에 채용되었다.

1919년 교직원 명단은 다음과 같다. 샤이플리 과장은 주로 치과 수술 및 15개국에서 온 외국인을 담당하였다. 조수 미시나는 의학전문학교 강의, 기공 작업을 통한 치과치료, 외국인 대상 진단, 충전, 발치 등 진료를 담당하였다. 기공 학생 이씨는 전 경신학교 학생으로 기공 작업에 진전을 보이고 있었다. 그는 치과 의사를 도와 기공 작업을 했다. 치과 의사와 입치영업자 사이 업무영역에 중복이 있던 일본과 달리, 치과 의사와 기공사 간 분업을 수행하던 미국의 방식을 따른 것이다. 차씨도 근무했다고 기록되어 있다.

한편, 미시나가 개인 사정으로 1920년 6월 사직하게 되면서 치과에는 그를 대신할 한국인 치과 의사가 필요해졌다.

(3) 임상지부

세브란스병원과 치과학교실은 개설 초기부터 소래, 원산, 평양, 운산 등에 임상지부를 설치, 진료를 수행하였다. 조선 말기 알렌, 에비슨 등은 소래, 원산 해수욕장으로 휴가를 떠났을 때 지역 주민에게 진료를 제공하였다. 1914년 경원선이 부설되자 원산 해수욕장은 금강산, 삼방 스키장과 더불어 관광지가 되었다. 1920년 8월, 샤이플리도 소래를 방문하여 성인 50명과 어린이 12명의 치과 치료를 수행하였다. 이런 임상지부는 의료 선교사의 휴양지나 미국인이 운영하는 광산지역에 설립되었다.

미국인은 조선의 광산업에 다수 진출하였다. 이는 1875년 7월, 알렌이 주한미국공사로 근무하면서 운산금광의 운영권이 모스(Morse)에게 넘어간 것이 시초였다. 그러나 모스가 금광 채굴 비용을 감당하지 못하였으므로, 알렌는 파셋(J. S. Fasset)과 헌트(L. S. J. Hunt)를 끌어들였다. 모스로부터 권리를 양도받은 파셋과 헌트는 1897년 9월 29일, 동양합동광업회사(Oriental Consolidated Mining Co.)를 설립하였다. 웨스트버지니아주의 인가를 받았으며 본사는 뉴욕에 있었다.

처음 니답리광(泥踏里), 대암광(大巖), 교동광(橋洞)에서 시작한 채굴은 니답리광에서 금맥이 발견되면서 광산 탐사가 활발하게 이루어졌고, 당시 조선 전체 금 생산량의 1/4를 채굴하였다. 1910년대 운산금광의 수입액은 4천9백만 원 가량으로 조선 정부 예산과 거의 맞먹는 수준이었다.

의료 선교사들은 이 지역으로 이동진료를 나왔고, 점차 세브란스병원의 임상지부로 자리 잡았다. 예를 들어, 1903년에는 70명의 미국인, 70여 명의 일본인, 700여 명의 중국인, 2,000여 명 이상의 한국인 노동자가 저임금을 받고 근무하였으므로, 의료적 필요도 상당하였을 것으로 보인다.

(4) 연구

샤이플리는 한국에 치의학이 자리 잡기 위해 공중보건적 접근이 필요함을 인식하고 있었다. 이것은 그가 단지 치과 치료만을 제공하거나 치과 기술을 전하는 데 그치지 않고, 한국에 치의학적 토대를 마련하려는 계획을 세우고 있었음을 보여주는 강력한 증거다.

앞서 인용한 글[58]에서 언급한 것과 같이, 샤이플리는 식생활, 치아 발육상태, 생활환경과 습관을 연구해야 한다고 주장하였다. 이것은 자신의 출신 지역인 미국에서 쉽게 관찰되는 구강질환과 한국에서 범발하는 구강질환의 양상이 다를 수 있다는 생각에서 나온 것이며, 이미 샤이플리가 구강병리의 문화적, 사회경제적 영향을 인식하고 있음을 보여준다. 또한, 그는 한국인의 성장과 습관을 조사하고자 했다. 치아의 맹출 시기 및 순서, 치열이나 악궁의 기형 등을 연구하는 것은 그가 외과학에 토대를 둔 학술적 접근법을 이해하고 있었음을 의미한다. 비록 실현되지는 못했더라도 한국 치의학을 만들기 위한 토대작업을 그가 계획하고 있었다는 것이다.

이러한 연구를 통해, 샤이플리는 치과적 질환이나 구강건강에 관한 상식을 담은 책자를 출간하기를 바랬다. 이것을 통해 사람들이 치과의 필요성을 인식[59]해야 자신이 수행하는 치과 진료의 유용성이 받아들여지고, 자신이 가르쳐 내보내는 치과의사들이 사회에서 그 가치를 인정받을 수 있다는 생각을 샤이플리는 품고 있었다. 더불어, 아직 구강질환에 대한 잘못된 인식을 지닌 사람들에게 도움이 될 수 있을 것이었다.

한편, 그가 의과대학 학생들을 대상으로 하는 치과학 교육에 신경을 쓴 것에도 주목할 필요가 있다. 전술한 것처럼, 1910년대 총독부가 제정한 치과의사 규칙에는 치의학교 설립에 관한 내용이나 치과의사 시험의 시행령이 담겨 있지 않았으므로, 조선에 치과 의사 수가 늘어나 치과적 필요를 모두 감당하는 것은 불가능한 일이었다. 오히려, 총독부가 입치영업자를 통한 상업적 치과술의 확대를 용인하는 태도만 보였으므로, 제대로 된 치의학의 정립은 요원한 상태였다. 사람들이 구강병을 치료받는 것이 아니라 그저 없어진 치아를 만드는 것만 유행처럼 좇는 상황이 벌어지고 있었다.

따라서, 샤이플리는 일반의사가 구강 예방 관리 및 치료를 수행할 수 있어야 한다고 생각하였다. 간단한 발치, 소독 후 드레싱, 구강 양치액 활용 등을 일반의사가 올바른 방식으로 수행하면 치과 의사는 전문의로서 더 어려운 치료만 감당하면 된다고 생각했던 것이다. 그가 가르쳤던 학생들이 이후에 이런 치료를 얼마나 수행했는지에 관한 기록은 없으나, 알렌이 업무 초기에 치과 진료도 수행했던 것처럼 의학교 졸업자들 또한 샤이플리와 치과학교실로부터 배운 치과 업무를 담당했으리라는 것은 당연해 보인다. 물론, 그가 식민지 조선과 총독부의 의료제도에 관한 인식을 충분히 갖추지 않은 상황에서 이런 계획을 세웠으므로 치과 의사의 전문 진료 수행은 현실적으로 어려움이 있었으나, 그가 치의학의 전문화와 의뢰를 통한 치과 전문분야 확립이라는 착상을 실현하고자 했음은 여기에서 명확히 확인할 수 있다.

즉, 5년이라는 짧은 시간에 샤이플리가 직접 수행한 연구 실적은 많지 않다. 더구나, 선교본부나 세브란스 이사회는 샤이플리가 선교사 대상 진료에 진력하기를 원했으므로, 그가 연구 활동까지 진행하는 것은 물리적으로 불가능한 상태였다. 그러나, 그가 남긴 기록으로 볼 때, 샤이플리는 한국인의 구강 특성과 문화적 조건을 확인하여 한국 치의학을 수립하려는 계획을 가지고 있었음과, 치의학을 전문분야로 구분하는 한편 일반인의 구강 인식 향상을 목적하여 단순한 발치, 보철 기술이 아닌 치의학의 학문적·전문가적 양상을 정립하고자 했음을 확인할 수 있다. 따라서, 샤이플리가 세운 세브란스연합의학교 치과학교실을 한국 치과학의 출발점으로 받아들이는 데에는 별다른 문제가 없어 보인다.

(5) 외국인 선교사와 가족의 관리

샤이플리의 업무 중 큰 부분은 외국인 선교사와 가족의 진료였으나, 여러 지역에서 사역하는 선교사들의 특성상 진료를 완전히 마무리할 때까지 서울에 머무르는 것은 어려움이 있었다. 게다가 그 수도 많았으므로, 샤이플리 혼자서 진료하는 것은 불가능했다. 이 문제를 해결하기 위해 샤이플리는 외국인 선교사와 가족의 구강 상태 및 치과 진료 필요도를 조사, 선교본부에 문제점을 보고하고자 했다.

샤이플리는 조선에 온 첫 분기, 1915년 11월부터 1916년 6월까지 60명의 선교사,

300개의 치아를 치료했다. 그가 치료한 어린이 8명 중 7명이 불규칙한 치열로 조속한 교정 치료가 필요한 상태였다. 성인의 50%는 구강 농양으로 고통받고 있었다.

당시 미국은 초등학교, 군대, 함대, 여타 기관에서 집단 치과 치료 및 구강 관리를 수행하고 있었다. 아직 구강병리와 치의학이 충분히 발전하지 않은 상태였으므로, 당시 구강병이 전신질환과 긴밀한 관계가 있다는 국소감염설(focal infection theory)은 생각보다 쉽게 퍼졌다.[60] 이런 배경을 바탕으로 샤이플리는 선교본부가 구강병 예방과 치과 치료의 필요성을 연구할 필요성을 주장하였다. 집단 예방 및 치료사업을 통해 구강병을 줄이는 것이 다른 감염성 질병의 예방접종만큼 중요하다는 것이었다. 1916년, 샤이플리는 밀스 박사(Ralph G. Mills)와 이런 문제를 상의하였다고 적고 있다.

> 이런 문제 외에도 나는 치과적 문제에 관한 선교사들의 필요를 표현해야만 한다고 생각한다. 나는 60명의 선교사를 대상으로 300개의 치아를 치료했는데, 이런 평균 수치는 다른 사람들이 보고한 것에 비하면 적다. 내가 치료한 어린이 8명 중 7명은 현재 혹은 곧 불규칙한 치열에 대한 치료가 조속히 필요하다. 성인의 50%는 농양으로 고생하고 있다.
>
> 미국의 공립학교, 육군, 해군 등 여러 기관이 치과 치료를 기관의 정책으로 가져가면서 큰 가치를 만들어냈음을 증명했다. 따라서, 선교본부 또한 조사할 가치가 있을 것이다. 나쁜 진료나 치아에 관한 관심 부족이 여러 전신질환과 관련되어 있음은 당연하다. 우리는 이런 사항과 관련하여 실험을 수행한 여러 기관의 보고서를 참조하기만 하면 된다. 이런 형태의 질병을 예방하는 것은 장티푸스 예방접종만큼 중요하다. 따라서 선교활동과 관련하여 더 조사할 필요성이 있다. 이 조사는 우리가 현재 생각하는 것보다 이것이 훨씬 가치 있는 문제임을 증명하게 될 것이다.
>
> 다음 몇 가지 조건은 현재 치과 업무를 매우 어렵게 만들고 있다.
>
> 1. 대부분의 선교지부와 치과 진료실 간 거리.
> 2. 치료 기간에 사역 계획이 중단되어 선교사가 이를 확보하기로 결심하기 어려움.
> 3. 동부의 개업의와 선교사 간 협조 부족. 이것은 선교사에게 부적절한 걱정과 불편을 끼치고, 최선의 치료를 막곤 한다.

> 4. 선교사가 받아야 할 진료의 비용이 선교사의 봉급을 벗어남. 한국의 진료 비용은 아시아 어느 지역보다 저렴하나, 여전히 선교사들은 받을 수 있는 치료를 비용 문제로 받지 못한다.
>
> 5. 선교사들의 치아를 돌볼 인력의 부족.
>
> 나는 이런 문제들을 밀스 박사에게 이야기했다. 그는 연구부가 이 문제를 조사할 가치가 있다고 생각하는 것 같다. 나는 정확한 통계가 있어야 한다고 생각하므로, 이를 좋은 제안으로 여겼다.[61]

샤이플리는 통계를 위해, 1916년부터 선교사의 구강 상태 정보 수집을 위해 설문을 발송하였다. 결과는 빠르게 모이지 않았던 것 같다.

> 작년에 모든 선교사에게 설문을 보냈다. 선교사의 치과적 상태에 관한 정보를 수집하고자 했다. 설문지는 의학교의 모든 진료부에 돌려 제안사항을 확인하였고, 연구부의 이름으로 발송하였다. 설문 응답은 지금까지 수집된 것보다 더 놀라운 정보를 보여주어야 한다. 그렇지 않다면, 우리는 치료 받는 것을 얽매는 어려움을 그저 상상할 수밖에 없다. 이 나라에 치과 의사 10명이 있다 해도, 사람들은 완벽한 치과 진료를 받기 위해 어느 정도 시간과 불편을 감수해야 한다는 것을 알아야만 한다. 그렇지 않으면 불평은 계속될 수밖에 없다. 불완전하고 성급한 진료가 현실적인 비용이나 조금 더 높은 비용으로 이루어지고 있다면, 진료비를 높이는 것이 유일하게 가능한 변화일 것이다.[62]

1918년 4월 1일, 세브란스 이사회가 샤이플리에게 선교사와 외국인 진료에 주력할 것을 요청하였다. 그는 선교사 진료를 더 많이 담당하게 되면서, 한국의 선교사들이 처한 치과적 어려움을 당대 미국인들의 구강보건상황과 치과계 동향과 비교하여 자세하게 기록하였다.

내 삶의 많은 부분을 차지한 일과 관련하여 알게 된 다음 사항에 관하여, 나는 얼마나 많은 사람이 이에 친숙한지 궁금하다.

1. 미국의 위인 중 한 명은 치아 농양으로 인한 병 때문에 사망했다. 그의 치아는 뛰어난 기공 치의학의 관점으로 관찰했을 때 위험해 보이지 않았다. 그러나, 치료가 불가능할 정도로 전신질환이 진전된 뒤에 치아를 찍은 방사선 사진에서 문제가 드러났다.

2. 미국의 군대 지원자들을 떨어뜨리는 질병 목록 중 치아 질환이 두 번째로 많다.

3. 부모가 취학 아동에게 전문 치과 치료를 받게 할 경제적 여유가 없는 경우, 무료로 치료해주는 치과병원을 운영하는 도시들이 급속히 늘어나고 있다.

4. 미국의 가장 큰 자선기관 두 곳은 아동 치과 치료에 전념하고 있다.

5. 한 대형 보험 회사는 1916년에만 약 2,700개의 치과 방사선 사진에 관해 보고한 치과 진단의를 고용, 모든 사업가가 피고용인의 치아 건강이 지닌 가치를 깨우치도록 하고 있다.

6. 어떤 전문가는 6,000개 이상의 방사선 사진을 자신의 임상 관찰과 함께 보고했다. 그가 보고한 구강 건강의 가치와 실활 치아 치료의 평균 실패율은 설득력이 높다.

7. 여성을 대상으로 치아 침착물을 제거하고 치아 광택을 내는 일을 교육하는 특수학교가 여럿 설립되었다. 졸업생들은 치위생사라고 불리며, 치아를 청결히 하는 일 이외에 치아 위생을 지도하는 교사로서 공립학교에 없어서는 안 될 존재가 되었다.

8. 미군은 군인 500명당 1명의 구강외과 의사를 두고, 연결하여 기지 병원에 몇 사람을 더 보강하였다. 구강외과 의사는 연대 군의관과 같은 역할을 수행하며, 군인이 가능한 한 치아 건강을 잘 유지하도록 돕는다. 기지 병원은 완벽한 치료 시설을 갖추고 이동 장비들로는 할 수 없는 특별한 치료를 담당한다. 치무병과의 군대 내 서열은 의무병과와 같다.

나는 미국 내 치과 진료에 관한 사실과 비교해 한국 내 선교사들이 처한 상황을 간략하게 설명하고자 한다.

1. 많은 선교사가 체계적이고 철저한 치과적 관리를 받을 수 있었다면 효율성과 건강이 상당히 높아졌을 것이다.

2. 나는 선교지에 새로 부임하거나 다시 사역에 나선 선교사 여럿을 도착 즉시 만나 조심스럽게 질문을 던졌다. 이들 중 방사선사진 없이도 치아 건강이 명확히 문제가 있는 경우가 아닌 한, 누구도 전체 방사선 촬영[63]을 포함한 철저한 치과 검사를 받지 않았다. 구강 건강을 확립하기 전까지 선교 사역을 떠나선 안 되었을 선교사도 있었다.

3. 선교사 자녀들은 서울에 살지 않는 한 필요한 치과 치료를 받을 수 없다(나는 서울에서 진료하는 유일한 치과 의사가 아니므로, 이 말은 들리는 것처럼 이기적인 것은 아니다). 그 결과, 여럿이 평생 치과적 기형을 지니고 살아야 하며 이런 것이 건강을 해치기까지 한다.

4. 누구도 분명하게 선교사들의 치료 임무를 부여받은 사람이 없고 현재 의료진으로는 이 일을 해낼 수 없다.

5. 선교사 가족을 치료하는 데 필요한 체계를 확립하고 유지하는 데 필요한 예산과 장비 비용을 선교사들은 부담할 수 없다. 동양의 다른 지역과 비교하여 합리적인 비용을 청구해도 이를 감당하지 못한다.

6. 선교사들은 병가를 받아 미국으로 돌아가는데, 전체 검진을 정기적으로 받을 수 있다면 이 수는 줄어들 것이다.

따라서 나는 미장로교 조선선교회가 외국 선교본부와 선교사들에 관한 전후(戰後) 콘퍼런스에서 이 문제를 다룰 것을 제안한다. 이 문제를 논의하는 데 많은 시간을 들이기는 어렵겠지만, 나는 논의될 다른 어떤 문제만큼 이것이 선교사의 건강과 효율성에 중요하고 기초적인 부분이라고 생각한다.[64]

이와 같이 샤이플리는 미국의 치과적 상황을 계속 추적하는 한편, 이를 식민지 조선에 거주하는 외국인 선교사들의 치과적 상황과 비교하였다. 현대적 관점에서 의료인류학적 관찰에 해당하는 이런 기록은, 샤이플리가 처했던 특수한 상황에서 나온 것이다. 그는 선교지에서 치의학 교육사업을 수행할 것이라 믿으며 조선행을 택했으나, 그가 주력했던 것은 선교사와 외국인의 치과 치료였다. 치과 치료를 수행하면서 샤이플리는 단지 환자의 치아 상태를 개선하는 데에만 관심을 두지 않고, 이것을 문화적, 제도적으로 접근해야 할 필요성을 깨닫고 있었다. 이를테면 1919년 12월, 샤이플리는 선교사의 치과에 관한 태도 변화 및 당시 유행하던 국소감염설에 관하여 언급하고 있다.

> 연합위원회 회의와 북감리교 콘퍼런스가 있던 이번 가을, 나는 추가 업무가 밀려들어 힘겨웠다. 지난 몇 달, 선교사 치료와 관련하여 특별히 관심을 가졌던 두 가지 사항이 있다. 첫째, 선교사들이 이전보다 더 치과적 건강에 신경을 많이 쓴다는 것, 둘째, 미국의 많은 사람들로 하여금 몸의 모든 질환이 치아로부터 왔다고 믿게 하여 '두려움'을 심어준 언론 활동에 대해 선교사들이 보수적인 태도를 취한다는 것이다. 전자로 인하여 치료자는 증례 전체를 최선을 다해 연구하여, 가능한 완벽한 치료를 향하도록 노력하게 만든다. 전문직 외부의 관점에서 이것은 치과 의사에게 당연한 일로 보일 것이다. 그러나, 얼마나 많은 증례가 부분만 다루어지는지 안다면 놀랄 것이다. 가장 나쁜 부분만 고치면 된다는 옛 생각이 여전히 미국을 지배하고 있다. 후자로 인하여 우리는 치과 진료를 일반 의과 진료의 통합된 부분으로서 수행하는 것을 당연하게 만든다. 예컨대, 얼마 전에 치과 질병으로부터 발생한 것으로 보이는 몇 가지 증상이 환자에게 나타난 증례가 있었다. 내 검진과 의학부가 협력하여 원인이 다른 곳에 있음을 발견했고, 환자는 오늘날 신문이 실어나르는 글에 따르면 발치했어야 할 세 개의 건강한 어금니를 보존하였다.[65]

이 글에서, 샤이플리는 미국과 한국에 거주하는 사람의 치과적 문화 차이를 살피고 있다. 특히, 샤이플리는 전체론적 치과 진료(holistic dental practice)의 필요성과 치아 보존에 관한 자신의 신념을 드러내고 있으며 이것은 그가 치의학에 관해 가지고 있었던 생각을 잘 보여준다.

샤이플리는 치과 진료가 국소적인 치아 질병의 치료가 아니라고 믿었다. 그것은 인력의 측면에도 마찬가지로 적용되었고, 외국인 치과 의료 선교사 한두 명이 파송된다고 하여 해당 지역의 치과적 문제가 해결되지 않는다는 생각으로 연결되었다. 치과 진료가 구강 부위의 전체적인 문제를 다루어야 하는 것처럼, 치과 사역 또한 현지의 치과 의사를 길러 내 직접 자신의 문제를 해결해야 할 수 있다고 믿었던 것이다.

한편, 그는 치의학이 의학과 분리되는 별도의 전문분야임을 확신하고 있었다. 당시 국소감염설에 경도되었던 의사들은 치아를 발치하면 심지어 정신질환까지 치료될 수 있다고 믿었으며, 환자의 모든 치아를 발거한 후 틀니를 해야 한다고 권했다. 치과 의사는 여기에 반발했지만, 자신들의 주장을 효과적으로 사회에 전달하지 못했다. 이런 상황에서, 샤이플리는 의과와 협진을 통해 증상을 명확히 구분할 수 있으리라고 확신했으며, 이를 임상 진료로도 구현하였다. 당시 치의학의 지위는 모호하였다. 미국에서 치의학은 전문화의 길을 걷고 있었으나, 기준에 미달하는 치과 교습소가 난무하며 사회적 물의를 빚고 있었다. 한편, 독일, 그리고 독일의 의료제도를 수입한 일본은 치의학을 의학과 독립된 하나의 학문으로 구분하지 않고 의학의 한 분과로 여겼다. 이런 상황에서 치의학이 자신의 전문성을 드러내는 방법은 물론 학문적 발전도 필요했으나, 임상적 증명이 무엇보다 중요했다. 일반의사가 할 수 없는 일을 치과 의사가 할 수 있음을 스스로 믿고, 타인에게 보여주어야 했던 것이다. 샤이플리는 그 믿음을 지키고, 이를 식민지 조선에 구현하고자 했다. 비록 그가 현지의 의료제도에 관하여 충분히 파악하지 못해 혼란을 겪었다 해도, 치의학을 별도의 분과로서 관철하고자 했던 그의 노력은 결코 빛이 바래지 않을 것이다.

6장

샤이플리의 삶과 사역 의의

6

샤이플리의 삶과 사역 의의

(1) 사역 중, 샤이플리의 삶과 가족

1915년 조선에 도착한 샤이플리 부부는 에비슨 박사 부부와 함께 지내며 도움을 받았다. 첫해 겨울, 샤이플리 부부는 한국어 일상 회화를 배웠다. 샤이플리는 치과 진료, 교육을 계획하고 아내 루스 샤이플리는 유치원, 부녀자교실 교육, 외국인 학교 음악 교육에 참여했다. 그해 12월, 샤이플리는 몸이 약해졌다. 크리스마스 휴가로 3일 동안 청주를 여행했다. 밀러(Mr. Miller), 팁튼(Dr. Tipton)과 함께 전도지를 나누어 주며 시골길을 몇 킬로미터나 걸었다.

즐거운 여행으로 건강이 다시 회복되는 듯했으나, 1916년 3월 초에는 발열로 앓아 누웠다. 샤이플리가 오랫동안 아파 루스는 남편을 돌보는 데 많은 시간을 할애하였다. 샤이플리는 몸도 아프고 일도 많았기에 한국어 공부에 충실하지 못했다. 4월 1일, 새학기부터 일이 정상화되었다. 1916년 4월 중순, 샤이플리 부부의 집 건축을 시작했다. 건축이 끝날 때까지 언더우드 부부와 함께 지냈다. 샤이플리는 쿤스(Mr. Koons)의 요청으로 가능한 자주 교회(Duke Sam church)에 참석했다. 1916년 6월에는 남대문교회에 출석하여 영어성경반을 지도했다. 샤이플리는 영어성경반을 통해, 주중의 일을 감당할 힘을 얻었다. 장래를 촉망받는 한국 젊은이들과 교제하는 것도 기쁨이었다.

1917년, 샤이플리는 적당한 휴식과 규칙적인 운동을 갖고, 걱정을 줄이면서 건강을 되찾았다. 일본어 공부를 시작했다.

1918년 1월 26일, 샤이플리 부부는 아들을 얻고 윌리엄 제러마이어 샤이플리 2세로 이름하였다. 아들이 태어났기에 루스는 한국인 유치원 일에 참석하기 어려워졌고, 외국인 유치원 수업에만 참여하였다. 미시나 선생이 의과대학생 강의를 맡았고, 최주현이 치과 의사자격시험을 칠 방도가 없음을 알게 된 샤이플리는 자신이 생각했던 교육 치과 의사로서의 쓸모가 끝났다고 생각했다.

1918년 여름, 샤이플리는 미국 공안위원회와 징병위원회를 통해 시민권 및 병적 등록을 재승인받아야 했다. 1917년 미국이 독일에 선전포고를 하면서 전시 상황에 돌입했기 때문이다.[66] 1918년 7월 18일, 샤이플리는 브라운 박사에게 치과 의료선교 지원이 어렵다면 조국을 위한 소임을 다하기 위해 치과 의사 예비 장교단으로 입대할 생각이 있다는 편지를 보냈다.

1919년 2월 3일, 샤이플리는 미국 여권 신청서를 제출했다. 1920년 11월에 시작하는 안식년을 준비하기 위함이었다. 미국의 치과 의사 졸업후 교육 과정과 최신 정보, 새로운 장비로부터 멀리 떨어져 있는 자신의 고독함을 줄이기 위해 샤이플리는 많은 책을 읽고 기공실에서 여러 작업을 하며 시간을 보냈다. 한편, 샤이플리는 소래포구와 같은 임시진료소에서 선교사나 가난한 한국인을 치료하는 일에 더 많은 보람을 느꼈다.

1920년, 샤이플리는 안식년에 돌아가서 대학원 공부를 하기로 했다. 1920년 4월 9일, 선교본부는 샤이플리의 교육에 60달러를 지급하기로 결정했다. 1920년 4월 이후 샤이플리는 치과 부문 총괄 감독을 중단했다.

1920년 2월 26일, 세브란스의학전문학교 교장 에비슨은 서울에서 3~5년 단기로 선교 역할을 감당할 치과 의사를 찾는다는 편지를 보냈다. 샤이플리의 후임으로 몇 달 뒤 치과 의료 선교사 맥안리스(Dr. James A. McAnlis)가 온다는 결정이 내려졌다. 샤이플리는 맥안리스 선교사에게 조언을 남기고자 했다.

1920년 6월, 샤이플리는 연례 선교 회의에 참석한 뒤 7, 8월에 소래 해수욕장과 미국인 광산을 방문했으며, 소래 해변에서 50명의 성인, 12명의 아동을 치료하였다. 이후 한국을 떠나기까지 그는 다른 사람이 일을 할 수 있도록 부서를 정돈하는 데 시간을 들였다.

1920년 10월 2일, 샤이플리는 엠프레스오브아시아호를 타고 일본 요코하마에서 출항하여 1920년 10월 11일 밴쿠버에 도착하였다. 대학원 입학을 위해 1921년 8월까지 선교본부로부터 휴가를 받은 상태였다.

1920년 12월 9일, 샤이플리는 사역의 요구에 부응하기 위한 육체적, 기질적 한계를 피력하며 선교본부에 사직서를 보냈다. 선교본부는 뉴욕에 체류하고 있던 에비슨에게 자문을 구하고, 샤이플리의 사직을 받아들이기로 했다.

> 샤이플리 선생이 "사역의 요구에 부응하는데 육체적, 기질적으로 적당하지 않다"며 사직서를 보내왔습니다. 지금 뉴욕에 체류 중인 올리버 에비슨 박사에게 자문을 구한 뒤, 선교본부는 그의 사직을 받아들여야 한다고 느껴 다음과 같이 결정했습니다.
>
> "조선선교회의 치과 의사 샤이플리와 부인의 사임을 12월 3일 샤이플리 선생의 편지에서 언급한 바를 따라 수용함. 퇴직 수당 및 자녀 수당은 그들이 도착한 10월부터 4개월까지로 의결되었음."[67]

(2) 1921년 샤이플리의 세브란스치과학교실 복귀 요청과 좌절

1921년 3월, 세브란스연합의학전문학교 치과학교실에 샤이플리의 후임으로 부츠가 도착하였다. 그가 일을 시작했지만, 에비슨은 샤이플리에게 편지를 보냈다. "후임을 구하기 어려운 상황이고, 본인이 세브란스 치과 과장에 적합한 사람이 아니라는 샤이플리의 생각에 동의하지 않으니 다시 오라"는 내용이었다. 이에 샤이플리는 "필요하다면 개업을 처분하고 몇 개월 내로 한국으로 돌아갈 수 있다"는 답장을 띄웠다.

1921년 5월, 에비슨은 샤이플리의 복귀를 선교본부에 요청하였다. 하지만 6월에 샤이플리는 개업후임자를 구하지 못해 당장은 한국으로 돌아갈 수 없다고 답했다. 7월에는 세브란스치과학교실에 오기로 한 캐나다의 톰슨 박사가 천연두를 앓아 임명이 무기한 연장되었다. 한편, 1920년 초 세브란스에서 몇 개월간 외국인 진료를 담당했던 맥안리스는 한국으로 오는 중이었다. 미시나는 8월 31일 사임하기로 했다.

에비슨은 다시 샤이플리에게 귀환하여 한국 전체의 필요성에 부응하는 큰 계획을 실현해주었으면 하는 바람을 알려왔다. 그것은 바로 세브란스에 치과의학교를 설립하려는 계획이었다.

1921년 7월 초, 에비슨은 총독부에 치과의학교 설립청원서를 제출하였다. 1921년 7월 5일자 매일신보와 동아일보에서는 「齒科醫專門學校 에비슨씨가 50萬圓을 내어 설립한다고 해」, 「齒科醫專申請」이라는 머리기사로 다음과 같은 내용을 일제히 보도했다. "에비슨이 조선에 치과의학교가 없음을 유감으로 생각하여, 50만원의 자금으로 3개년의 치과의학교를 설립하려 한다. 학생은 조선인을 본과생으로 하고, 일본인은 청강생으로 입학시키고자 한다."

1921년 7월 18일, 샤이플리는 개업을 처분할 방법이 생겼으니, 세브란스병원에서 급박하게 사람을 요청하면 다시 정보를 달라는 편지를 뉴욕선교본부에 보냈다. 사역을 마치고 미국으로 돌아간 뒤에도, 세브란스 치과학교실을 치과의학교로 발전시키는 사업에 계속 마음을 두고 있던 샤이플리의 헌신적인 자세를 확인할 수 있는 부분이다.

그러나 총독부는 에비슨의 치과의학교 설립 청원을 보류하였다. 총독부로서는 "미국인이 대학의 설립에 선수를 친 것은 조선 민중에 대한 일본의 위신과 면목을 떨어뜨리는 일"이기 때문에, 에비슨과 미국 의료 선교사가 정규 치과의학교를 설립하지 못하도록 법적인 제재를 가했다.

결국, 이런 정치적 상황으로 인하여 샤이플리의 재임용은 좌절되었다. 그러나, 그의 꿈은 조선 땅에 남았고, 이후 연세대학교 치과대학으로 발전하였다.

(3) 귀국 이후

1920년, 귀국한 샤이플리는 해리스가 연합복음교회(Harris Street United Evangelical Church)의 여선교회가 주최한 연례 감사예배에서 '한국의 자각(The Awakening of Korea)'이라는 제목으로 강의하였다. 샤이플리와 루스는 한복을 입고 예배에 참석했다.

1921년, 샤이플리는 해리스버그에 개업하여 치과 의사로서의 삶으로 돌아갔다. 치과는 페인슈메이커빌딩(Payne-Shoemaker Buidling)에 위치했고 해리스가 연합복음교회와 협력관계를 유지하였다.

1926년, 한국에서 사역하고 있던 부츠(Dr. John L. Boots)와 맥안리스가 치과 건물을 신축하고자 할 때, 샤이플리는 미국치과 의사협회 자문위원으로 신축을 도왔다.

1928년, 평생 거주하게 되는 해리스버그 5가 2412 N.의 빌라로 이사하였다.

1929년, 해리스버그 낙관주의자 클럽(Harrisburg Optimist Club)[68]에 가입하였다. 그는 이후 낙관주의자 클럽, YMCA, 주일학교 교장 등 청년을 지지하고 지원하는 일에 적극적으로 참여하였다.

1930년, 해리스버그 뉴하이라이즈 빌딩(New Highrise Building) 9층으로 치과를 이전하였다.

1931년 7월, 매릴랜드 오션시티에서 휴가를 보냈다. 1932년 여름에는 퍼딕스(Perdix)에 있는 별장에 머물렀다는 기록이 남아 있으며, 이후에도 퍼딕스 별장을 계속 유지하였다.

1935년, 해리스가 연합복음교회의 주일학교 교장으로 선출되었다. 그해 샤이플리 부부는 퍼딕스의 별장에서 결혼 20주년을 축하하는 파티를 열었다.

1937년, 도핀카운티에서 열린 템플대학교 동창회에 참석하였다. 샤이플리가 졸업한 필라델피아 치과대학은 1863년 해럴드 패거트(Dr. Harold Faggart)가 설립한 미국에서 두 번째로 오래된 치과대학이었다. 필라델피아 치과대학은 1907년 템플대학교와 합병하여 종합대학의 일부가 되었다. 필라델피아 치과대학의 이름은 샤이플리가 졸업하던 시점인 1913년까지 유지되다가, 템플대학교 치과대학(Temple University School of Dentistry)로 개칭하였다. 2006년, 템플대학교 치과대학은 기부자 모리스 콘버그(Maurice H. Kornberg)를 기념하여 콘버그 치과대학(Kornberg School of Dentistry)로 개칭하였으며, 샤이플리 또한 템플대학교 동창의 일원이 되었다. 템플대학교는 자랑스러운 동창의 한 명으로 샤이플리와 그의 사역을 기억하고 있다.

1940년, 펜실베이니아 도핀카운티 치과 의사회 부회장으로 선출되었다.

1941년, 해리스버그 폴리클리닉병원(Polyclinic Hospital)의 자문위원으로 선출되었다. 폴리클리닉병원은 1909년에 설립된 병원으로, 현재 피츠버그대학교 의료원(University of Pittsburg Medical Center)에 소속되어 있다.

한편, 제2차 세계대전이 한창이던 미국은 군 징집을 계속 확대하였다. 1940년에는 21세에서 35세 사이 모든 남성에게 징집 등록을 요구하였으며, 90만 명의 병력을 훈련시켜 12개월 동안 복무하도록 했다. 1941년 8월 18일, 복무 기간이 18개월로 늘어났다. 1941년 12월 19일 진주만 폭격이 있자, 미국은 징집 대상을 18세에서 64세 사이 모든 남성으로 확대하고 복무 기간도 24개월로 확장했다. 제2차 세계대전 기간 4,900만 명이 징집 등록에 응했다. 샤이플리도 예외는 아니었으므로, 1942년 4월 27일 펜실베이니아 몽고메리에서 징집 등록증을 작성하였다.

1944년, 해리스버그 중앙 YMCA의 와이즈맨클럽(Y's Men's Club)에서 조선의 일본 지배에 대하여 강의하였다. 이것은 그가 여전히 조선의 상황에 관심을 두고 있었음을 보여준다.

1946년, 킹스턴국립은행(Kingston National Bank)의 관리위원회 위원으로 선출되었다. 같은 해 샤이플리는 와이즈맨클럽 세계동향위원회 회장으로 선출되었다.

1947년 5월 20일, 아버지 존 샤이플리 목사가 87세를 일기로 사망하였다. 존 목사는 샤이플리의 집에서 오랫동안 앓다가 천국으로 떠났다.

1958년 3월 19일, 샤이플리는 몇 달간 앓다가 지역 병원에서 하나님의 품으로 돌아갔다. 그는 미국치과 의사협회, 펜실베이니아치과 의사회, 해리스버그 629 공제회, 해리스버그 스코틀랜드인 교구, 젬보 전당(Zembo Temple of the Shrine)[69] 및 젬보 오찬 모임의 회원이었다. 교회에선 주일학교 교장, 집사회를 맡았다. 장례식은 3가와 매클레이가 사이에 위치한 장례식장에서 3월 22일 열렸고, 그의 시신은 해리스버그 공동묘지에 매장되었다.

부인 루스 샤이플리는 1983년 만 90세를 일기로 사망하였다.

한국에서 1918년 태어난 윌리엄 제러마이러 샤이플리 2세는 제2차 세계대전에 참전하였고, 1951년 텍사스로 이주하였다. 포트 아서에 위치한 텍사스사(Texas Co.) 연구소에서 부관리자로 일했다. 샤이플리 2세는 1974년 사망하였으며, 자녀로 윌리엄 클레이턴(William Clayton), 존 찰스(John Charles), 마사 앤(Martha Ann)을 두었다.

1892년 11월 30일	미국 펜실베이니아 레딩 출생
1913년	미국 필라델피아 치과대학 졸업
1915년 8월 30일	북장로교 치과 의료 선교사로 내한
1915년 11월 1일	세브란스병원 내 치과학교실 개설
1920년 12월 6일	사임하고 귀국, 미국 펜실베이니아주 해리스버그 개업
1926년	미국치과 의사협회 자문위원을 맡아 부츠와 맥안리스의 치과건물 신축안을 도움
1940년	펜실베이니아 도핀카운티 치과 의사회 부회장 역임
1941년	폴리클리닉병원 자문위원 역임
1946년	킹스턴국립은행 관리위원회 위원 역임
1958년 3월 19일	만 65세로 사망

W. J. Scheifley (1892.11.30.~1958.3.19.) 약력

(4) 샤이플리 사역과 한국 치의학

그렇다면, 샤이플리의 사역이 한국 치의학에 미친 영향은 무엇인가?

1) 교육

무엇보다, 그가 사역을 떠난 목적, 즉 치의학 교육을 통한 현지 치과 의사 양성에 주목할 필요가 있다. 20세기의 의료선교는 주로 해당 지역에 의료인 선교사를 파견하여 현지의 의료적 필요를 해결하는 것에 초점을 맞추고 있었다. 물론, 세브란스연합의학교의 사례와 같이 의과대학이 설립되고 이를 통해 현지에서 의학교육을 수행한 사례도 많이 있었다. 하지만 치의학에서는 흔치 않은 일이었으며, 더구나 20세기 초, 치의학이 아직 전문 분야로 자신의 입지를 완전히 구축하지 못한 상황에서 치의학 교육을 시행하려던 샤이플리의 계획은 놀라운 것이다.

의과대학 졸업생의 치과조수 수련을 통한 치과 의사 양성 노력은 일본 총독부의 치과 의사 관련 규정에 가로막혀 좌절되었다. 그러나, 샤이플리의 계획은 이후 세브란스의학전문학교 치과학교실이 최대의 한국인 치과 의사 수련 기관으로 성장할 수 있는 발판이 되었다.

샤이플리가 처음으로 치과 수련을 마친 의사를 배출했던 시점인 1918~1919년은 제1차 세계대전을 전후하여 만주를 둘러싸고 미국과 일본이 치열한 이권 대립을 벌이면서 양국의 관계가 급격히 냉각된 시기였다. 또한, 3·1 운동을 전후하여 총독정치에 비판적인 선교사들에게 직접적인 탄압이 가해지고 있었다. 이러한 시기에 샤이플리는 치과학교실의 발전에 필요한 비용을 자신의 봉급에서 빼서 지불하려고 할 만큼 열성적이었으며, 조수의 교육에도 힘을 기울였다.

샤이플리가 견지한 낙관주의와 개인적 헌신에도 불구하고, 그는 치의학교나 졸업후 치과 수련 과정 확립에 대한 실제적 성과를 얻지 못하고 사역을 끝마치게 되었다.

하지만, 샤이플리의 계획과 그 실천은 시대를 앞선 것이다. 중국 최초의 치의학교인 서중국연합대학교(華西協合大學) 구강학대학의 예를 보자. 1907년 캐나다에서 온 린제이(Dr. Lindsay) 선교사가 사천(四川)에 런지 치과(Renji Dental Clinic)를 개업했으며, 1912년 확장하여 중국 최초의 치과병원으로 성장하였다. 1914년, 의료 선교사들이 중심이 되어 서중국연합대학교를 설립하였다. 1917년, 런지 치과병원과 린제이 선교사는 서중국연합대학교에 치과학교실을 개설하였다. 이것이 중국에 생긴 최초의 근대 치의학 교육 기관이었으며, 1921년 제1회 졸업생을 배출하였다. 이 시점에서 치의학교실은 치과대학이 되었다가 1928년 의학부와 결합, 서중국연합대학교 의학, 치의학대학이 되었다. 이 학교는 1953년, 사천의과대학 구강학병원으로 이름을 바꾸게 된다.

샤이플리가 사역을 결정하게 된 1914년에 중국을 포함한 아시아 지역의 치의학 교육에 관한 계획은 아직 실현되지 않은 상황이었으나, 그가 선교본부 브라운 박사와 논의하던 내용을 보면 사천에서 치의학 교육에 관한 논의가 있었음을 확인한 것으로 짐작된다. 그 또한 처음에는 중국을 사역지로 생각하고 있었으며, 가서 치의학 교육 기관에서 사역하고자 했기 때문이다.

그러나, 조선으로 사역지가 변경되는 과정에서 샤이플리는 여전히 치의학 교육 기관의 필요성을 확신하였으며 이를 세브란스연합의학교에서 구현하고자 했다. 중국보다 훨씬 인력이나 자원에서 열악한 상황에서 혼자 고군분투해야 했던 샤이플리가 현지 치과 의사를 길러내는 데 실패한 것은 그의 잘못은 아닐 것이며, 오히려 그의 노력은 중국 최초의 치의학 교육 기관이었던 서중국연합대학교 치과학교실과 정확히 보조를 맞추고 있었다. 즉, 샤이플리는 비록 지원 결핍 때문에 그의 사역 기간에 결과를 맺지는 못했으나, 한국 최초의 치의학 교육 기관의 기초를 만들어 낸 것이다.

2) 진료 및 연구

세브란스병원 치과는 미국의 최신식 치과 진료 장비, 엔진을 갖추었으며 미국의 임상 치의학에서 나온 진료를 제공하였다. 이후 독일 의료제도를 받아들여 이를 구현하던 일본의 의사, 치과 의사가 미국의 임상의학을 따라가고자 했던 역사를 생각할 때, 세브란스병원 치과는 그 당시 가장 선도적인 치과 진료를 수행하는 기관으로 볼 수 있다.

또한, 샤이플리는 치과학교실을 운영하면서 한국인의 구강과 식습관 등 생활환경을 연구하고자 했다. 선교사들의 구강 상태 또한 면밀히 추적하였으며, 그가 사역하던 시기에 미국에서 벌어진 치과적 논쟁에도 관심을 기울여 이것이 선교사들에게 미치는 영향을 확인하였다. 샤이플리는 의과대학생들에게 치과학 과목을 통해 구강질환과 간단한 치과 치료법을 교육, 당장의 간단한 구강적 치료 필요는 의사들이 담당할 수 있게 하는 한편 사회와 의학계의 치과에 관한 인식을 높이고자 했다. 이를 통해, 샤이플리는 조선에서도 치의학이 전문화될 수 있을 것이라고 믿었다.

즉, 샤이플리는 식민지 조선에서 최선의 진료를 제공한 의료인이자, 치의학의 전문화를 위해 노력한 치과 의사였다. 혼자서 이 모든 일을 감당할 수 없었던 것이 유일한 한계였던 샤이플리는 오로지 하나님의 나라가 치의학을 통해 선포되는 것을 소망하며 그가 사역을 마치게 되는 시점까지 진력하였다. 그의 구상은 세브란스의학전문학교 치과학교실에서 후임으로 일하게 되는 부츠와 맥안리스 선교사에 의해 실현되었고, 점차 연세대학교 치과대학 및 치과대학병원이라는 한국의 치의학을 견인하는 교육, 진료 기관이라는 열매로 한국 땅에서 비옥한 결실을 맺었다. 샤이플리의 기도와 헌신으로 인하여, 한국에는 최초의 근대 치의학 교육, 진료 기관이 자리 잡았다. 그가 조선으로 건너와 사역을 시작한 1915년은 한국 치의학의 출발점으로 기억될 것이다.

7장

윌리엄 샤이플리의 개인 및 공식 보고서

7

윌리엄 샤이플리의 개인 및 공식 보고서

(1) 윌리엄 샤이플리, 개인 보고서, 서울, 1917년 6월 4일

지난 1년 동안 내가 했던 일들을 보고서로 작성하는 것은 사실 참으로 속상한 일이다. 그러나, 몇몇 실패, 해야 할 일들, 올해 노력과 경험의 결과를 토대로 내가 바라는 몇 가지 사항들을 포함하여 작성하니, 이 보고서를 너그러이 받아주었으면 한다.

작년 우리 집 건축이 끝나 현재 우리는 매우 편안하게 살고 있다. 집에서 큰 기쁨을 얻고 있기에, 이를 가능하게 해준 분들께 감사드리고자 한다. 집을 짓는데 유일하게 아쉬웠던 것은 내가 건축 경험이 거의 없었고, 따라서 집 짓기에 더 경험이 많은 사람들은 그냥 넘기지 않았을 일들도 그냥 넘겼다는 점이다.

작년보다 올해를 훨씬 행복하게 만든 이유 중 하나는 건강이 좋아졌다는 점이다. 최근 몇 년 동안 건강이 나빠져서 내가 신경질적으로 되는 것을 극복하는 것은 쉬운 일이 아니었다. 적당한 휴식을 취하고, 규칙적인 운동을 하면서 근심 걱정을 멀리하였더니 결국 건강을 예전처럼 되찾을 수 있었다.

올해의 일은 상당히 불규칙했다. 집 건축 과정은 12월까지 잡아 놓은 일정에 상당한 지장을 주었다. 이후 몇 달 동안 나는 밀린 개인 진료를 하느라 바빴다. 그리고 달마다 몇 가지의 일이 생겨, 다른 여러 일에 지장을 주었다.

3월 1일까지 한국인 발치·치료실에 주의를 기울이는 것은 불가능했다. 나는 매우 어려운 증례를 제외하고는 모두 조수에게 치료를 맡겨야 했다. 하지만 조수가 일을 잘할 수 있을 정도의 충분한 경험과 지식을 갖고 있지 못했기 때문에 매우 불만족스러웠다. 3월 이후 나는 모든 증례를 검토하고 있으며, 이 치료실을 내 조수들과 4학년 학생들에게 임상을 가르치는 데 사용했다. 이 치료실 외에, 나는 특수치과 치료실에서 진료할 환자들을 선택했는데, 여기에서 조수들은 임상 훈련을 받는다. 이 새로운 치료실을 미국 대학의 관습을 따라 진료소라고 불렀다. 금년에 우리는 일반 치료실에서 819명의 유료 환자를 보았다. 작년에는 101명의 유료 환자를 치료했는데, 치료실을 4개월밖에 열지 못했기 때문이다. 그래도, 평균 환자 수는 상당히 증가한 것이다. 작년에는 65명, 금년에는 95명의 무료 환자를 진료했다. 무료 환자의 비율이 상당히 감소했다. 한국인들에게 치료나 발치에 대해 10전 이상의 진료비를 받는 것이 불가능했는데, 3월 이후로는 기본 진료비를 10전으로 했다.

3개월 동안 진료소 일은 그럭저럭 진행되었다. 이 일에 다소의 시간을 할애했지만, 올가을에 새로운 장비가 추가되면 더 많은 시간을 할애해야 할 것이다. 그동안 36건의 수술을 마쳤다. 나는 이 시기에 했던 치아 수복이나 크라운 치료는 수술에 포함하지 않았다. 좋은 치료실로 거듭나야 하는데 나도 이 일을 감독할 시간이 있어야 하며, 그렇지 못하면 일이 불완전하게 진행되어 조수들이 제대로 배우지 못할 것이다. 특수 치료실의 2명과 일반 치료실의 1명을 감독하는 것이 쉬운 일처럼 보이지민, 때로 내가 그들 일을 도와야 하므로 상당한 시간이 소요된다.

연중 조수들에게 주당 평균 3시간을 교육했다. 한 명은 1년 동안 나와 함께 있었고, 다른 사람은 3월에 합류했다. 후자는 관립병원에서 일본인 치과 의사 밑에 3년 반 동안 있었고, 치과를 상당히 배웠다. 그는 일본말을 매우 잘하므로 내게 상당한 도움이 되었고 치과 일에서도 조수 일을 하게 했다. 한국인들은 기술이 좋기에 청결과 치료를 배울 수 있다면 훌륭한 치과 의사가 될 것이다. 따라서 그들을 가르치는 것은 우리의 의무다. 전에 말한 것처럼, 이 일을 위해선 누군가 시간을 들여야 한다. 이런 부분을 가르치지 않고 순전히 기술만을 가르친다면, 환자에게 득이 되긴커녕 오히려 해를 끼칠 것이다. 나는 9월 이후 하루 2시간 임상을 감독하려 한다. 그렇게 되면 나의 개인 진료는 오후로 바꾸어야 한다.

4월 1일부터 나는 4학년 학생들에게 주당 1시간 강의를 했다. 관립학교 교수처럼 주당 네 시간 강의하지 않은 것이 얼마나 다행인지 모른다. 강의하면서 썼던 통역이 너무 끔찍해서, 네 시간 강의했다면 미쳐버렸을지도 모른다. 강의 주제를 이해하지 못하는 사람을 쓰는 것은 무척 어렵다. 나는 이 방법을 단념하게 되었고, 통역이 잘 되었다면 했을 강의의 주차별 개요를 작성해 나누어주었다. 강의 시간에 임상 시범을 보이며, 학생들이 이것을 잘 이해하는지 알고 싶어 가끔 복습용 시험을 볼 예정이다. 무엇을 말하는지 모르는 통역을 쓰는 것보다 한자로 천천히 번역하면서 강의하기가 더 쉽다.

이런 강의와 매일의 임상 실습을 통해 이 강의에서 꽤 많은 치과 수술을 가르칠 것이고, 나이 든 사람이 할 수 없는 많은 것들을 환자들에게 해줄 수 있을 것이다. 이것은 치과 지식을 전파하는데 좋은 수단이다. 총독부는 치과학을 의학교육의 한 분야로 만들고자 한다. 평균적인 치과 졸업자는 일반 의학을 잘 모르기 때문에, 그에게 온 환자 모두를 지식을 통해 치료할 수 있게 하는 것은 효용성이 떨어진다고 생각한다. 이런 내 생각으로 인해, 또 총독부가 두 의료 영역을 실제로 연결했기 때문에, 나는 우리 교실에 의과대학 졸업자만 받는다.

의학 교과 과정에 치과학 강의가 늘어나고 졸업후 과정이 치의학에 생길 것을 바란다. 이 계획은 일부 일본 대학의 예를 따른 것이다. 이것이 우리에게 가능한 유일한 방법으로, 선교사나 선교본부를 괴롭히지 않으면서 재정과 상관없이 수련받은 많은 사람이 별개로 치과학교실을 운영할 수 있게 되기 때문이다.

지방의 모든 작은 관립병원은 전문의사 중 치과 의사를 두고 있다. 이것은 우리의 선교거점 병원에 배치한 한국인 의사 중 한 명이 치과 수련을 받았다면, 상당한 도움을 받게 됨을 의미한다.

표본, 교육 자료 모형, 증례 기록 등을 수집하는 것은 미래의 교육을 발전시키는데 큰 도움이 될 것으로, 우리의 규칙적인 일과 중 하나로 자리 잡았다.

작년에 모든 선교사에게 설문을 보냈다. 선교사의 치과적 상태에 관한 정보를 수집하고자 했다. 설문지는 의학교의 모든 진료부에 돌려 제안사항을 확인하였고, 연구부의 이름으로 발송하였다. 설문 응답은 지금까지 수집된 것보다 더 놀라운 정보를 보여주어야 한다. 그렇지 않다면, 우리는 치료 받는 것을 얽매는 어려움을 그저 상상할 수밖에 없다. 이 나라에 치과 의사 10명이 있다 해도, 사람들은 완벽한 치과 진료를 받기 위해 어느 정도 시간과 불편을 감수해야 한다는 것을 알아야만 한다. 그렇지 않으면 불평은 계속될 수밖에 없다. 만일 거의 원가 혹은 이보다 약간 더 높은 진료비로 불완전하고 성급한 진료가 이루어지고 있다면 이에 대해 가능한 유일한 해결 방안은 진료비 부분일 것이다.

이사회는 치과에서 일할 두 번째 치과 의사를 요청했다. 선교사들의 필요가 매우 중요한 근거가 되었음을 이해한다. 만일 기관이 개인 진료를 발전시키기를 원한다면, 누군가가 전적으로 그 일에 집중해야 한다. 당연히 학생들에 대한 몇 시간의 임상 강의는 가능하지만, 교육과 개인 진료 일은 여러 사람이 감당해야 할 정도로 크다. 나는 한 명이 더 오면 모든 선교사의 치과 치료를 할 수 있다고 이해받는 것이 마뜩잖다. 내가 교육 일에 매이면 도움을 조금밖에 줄 수 없을 것이고, 한 사람이 나머지를 다 하기에는 일의 양이 너무 많기 때문이다. 한국에 오기 전, 나는 본국의 교수처럼 몇 명의 환자만 진료하게 될 것으로 이해했다. 나는 서울에 일본인 및 외국인 치과 의사가 있으며, 그래서 선교사들이 치료를 받을 수 있으리라고 보았다.

나는 방사선 촬영, 치료 업무와 같은 특수 업무가 몇 시간 내 몫으로 할당되고, 치료가 완료될 때까지 동시에 1~2명의 환자를 볼 것으로 생각했다. 선교거점에서 떨어져 있는 보통의 선교사들을 돌보는 데 서둘러야 한다고 생각하지 않았다. 나는 중국에서처럼 개인 치료에 시간당 10엔을 받아야 한다고 생각한다. 이러한 방법은 나의 진료 부서를 발전시키는 데 충분하다고 생각되었다. 물론 선교지로 오기 전에 우리가 이해했던 것이지만, 여기에서 나는 잘못된 판단을 하게 되었다. 치과 재정을 확충할 정책을 도입하는 데 다행스러운 점은 필요한 치과 예산이 매년 500엔의 비율로 줄어든다는 점이다.

하지만 여전히 모든 업무를 담당하고 많은 환자를 보려고 시도하는 것은 여러모로 실패를 의미한다고 생각한다. 그것은 비정상적인 계획을 의미하며 이런 방식은 나의 모든 일을 망칠 것이다. 정말로 나는 선교지에서의 내 활동 연한이 줄어들 것으로 느끼고 있다. 사람이 소화할 수 있는 범위 이상으로 무언가를 하려고 노력할 때 생기는 정신적 긴장 및 스트레스가 머지않아 심해질 것이다. 시간은 개인의 저항력과 관계된다.

지난해 나는 131명의 개인 환자를 치료했고 550번 이상의 다양한 치과 수술을 했다. 이외에 나는 32명의 고용인, 학생, 간호원을 검진하거나, 치료 혹은 자문하였다. 최근에는 상당한 치과 방사선 촬영 작업을 진행했으나 아직 완벽하지는 않다. 또한 기록을 보관하고 있지 않지만 병원에 입원한 많은 환자를 검진하고 치료했다.

최근 교수 회의에서 우리 학교를 관리하는 관계자로부터 안건이 나왔다. 교수들의 일본어 공부를 권고하면서 3년 안에 모든 강의는 일본어로 진행되어야 한다는 독촉장이었다. 그 서신의 의도는 너무나 분명해서 현재 한국어를 배우고 있는 선교사들과 관련해 각 선교회로 요청을 할 필요가 없어 보였다. 일본어 공부를 시작하는 것 이외에는 할 일이 없음이 분명하다. 올해 나는 통역사를 다수 접해봤으며, 미래에 일하는데 필요한 언어를 배울 기회를 갖지 못함으로써 내 미래 전체가 망쳐지는 것을 원하지 않는다. 내가 요청하는 것은 일본어를 배울 기회를 얻겠다는 것이다. 대부분은 내 방식대로 했다. 일단 진료를 하고 교육을 시작하게 된다면, 신임 선교사가 자신이 도울 수 없거나 어학 학습에 방해가 되는 환자 진료를 거절함으로써 선임 선교사의 불만을 가라앉히는 것보다 구경꾼처럼 이와 관련이 없는 제3자가 어학 공부를 시작하라고 말하는 것이 더 쉽다. 만일 재정지원을 받고 있으며 도달해야 할 어떤 목표도 가지고 있는 신임 선교사가 혹자가 생각하듯이 언어 습득의 의무를 완수하기 위해 똑바르고 좁은 길을 가는 것이 그리 쉬운 일이 아니다.

나는 지금 일을 하고 있고 그 일은 지속되어야 하지만, 어학 공부를 시작하는 날부터 몇 시간씩 공부를 지속할 수 있도록 향후 삼 년간 이 문제에 있어 모두가 개인적인 성향을 잊기를 희망한다. 학교와 병원에서 일을 하는 것과 내가 매일 집에서 몇 시간씩 어학 공부를 하는 것의 형평을 맞추는 것은 불가능하다. 잘 모르는 어떤 무엇이 곧 우리를 피곤하게 만들었으며, 나는 한계에 도달해 녹초가 되었고, 성공적이지 못했다.

올해는 내 인생에서 가장 행복한 해였다. 그것은 하나님이 이끄신 곳에 내가 있고, 현재 상황에서 최선을 다하도록 도와주신다고 느끼기 때문임을 나는 알고 있다. 나는 어떠한 실패나 내게 주어진 과한 요구에 대해 걱정할 여유가 없다. 그런 걱정은 나의 일이 아니며, 나의 직무는 최선을 다하는 것이다. 나는 주 그리스도의 봉사를 함에 있어 앞으로의 세월이 더욱 유용하고 성공적이며 더 유능해지기를 희망한다. 내가 이 보고서에 작성한 내용은 모두 전문적인 업무에 관한 것이다. 하지만 이것은 사실상 나의 유일한 업무이다.

내가 할 수 있을 것으로 생각한 약간의 전도 활동은 주일 아침마다 영어 성경 수업을 가르치는 일 정도이다. 이 일은 장래가 촉망되는 몇몇의 한국 젊은이들과 보다 가까이 접할 수 있는 기쁨을 준다. 나의 가장 큰 바람은 이들이 장래에 유용한 봉사를 할 수 있도록 준비시키는 것이고, 매일 매일 조금이나마 그들을 위해 더 잘 할 수 있게 되기를 희망한다.

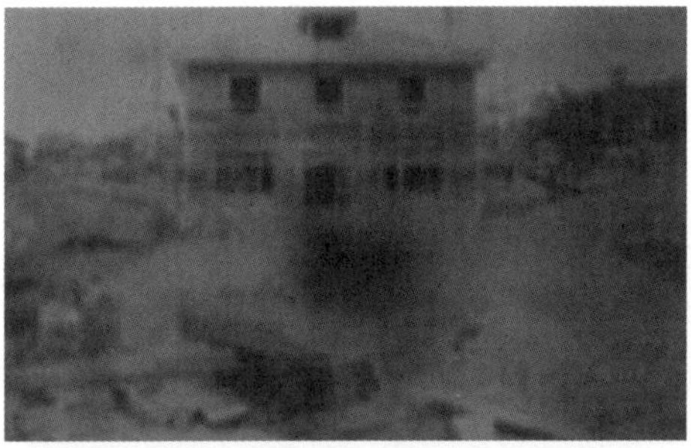

그림1 건축 중인 샤이플리의 서울 집, 1916년 6월

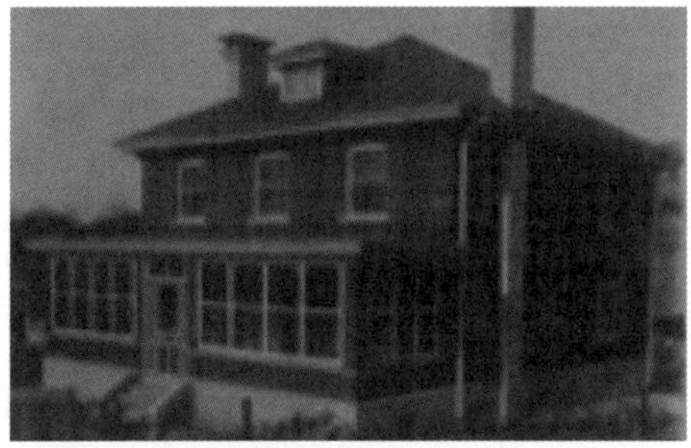

그림2 건축된 샤이플리의 서울 집, 1917년

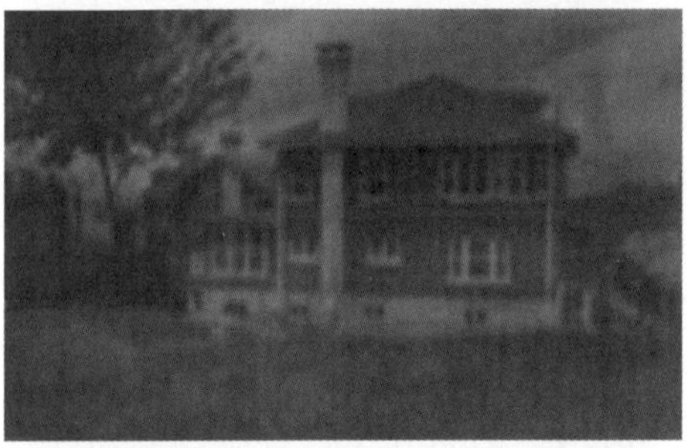

그림3 샤이플리의 서울 집, 측면, 1917년 10월

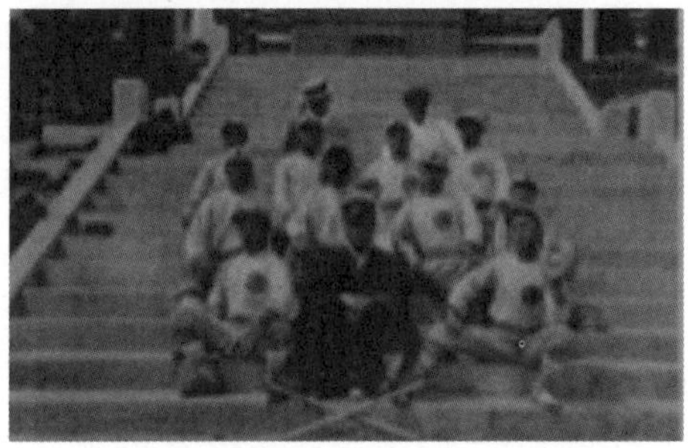

그림4 J. D. 웰스 학당 야구팀, 1916~1917년

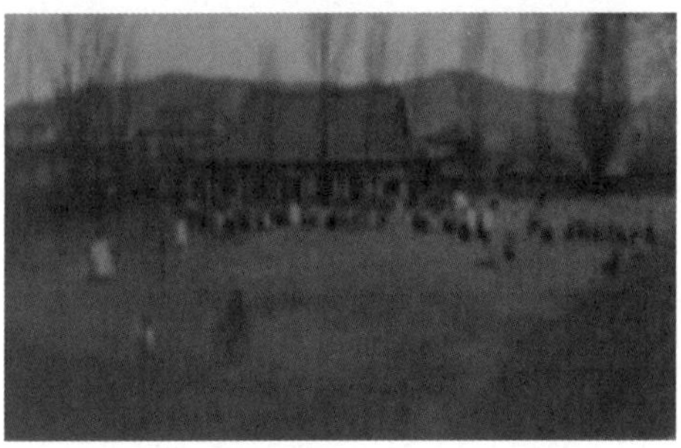

그림5 남대문교회 주일학교

William. J. Scheifley, Personal Report,
Seoul, June 4th, 1917

Seoul, June 4th, 1917

If I were to write a report of things done during the past year it would be very hurt indeed. I hope however to be pardoned for including some of the failures, some of the things which are here to be done and some of the things I hope to do as a result of this years efforts and experiences.

Since last year we have completed the building of our home and we are now very comfortably settled in it. We wish to thank those who made this home possible for it is a great pleasure to us. The only regretable part about the house building work was that I has so little experience in house building and therefore tolerated somethings which a more experienced hand at building would not have tolerated.

One thing which has made this year so much happier than last year has been my restoration to good health. It was no easy thing for me to overcome the nervous condition which grew on me as a result of the sickness I have had in the last few years. It was by resting at the proper time, by taking the proper exercise and by keeping away from worriment that I finally was able to get back to good health.

The work of this year has been rather irregular. The house building interfered with all attempts at keeping a schedule until December. Then I had several months in which I tried to catch up in the private practice which had accumulated. And so from month to month there came some line of work which interfered with all other kinds of work.

Until March 1st it was impossible for me to pay any attention to the Korean extraction and treatment clinic. I had to leave this entirely to my assistant he treated all but the very difficult cases. This method was very unsatisfactory as he did not have enough experience and knowledge to enable him to do the work well. Since March I have been examining every case and using this clinic as a teaching clinic for both my assistants and the senior class. Out of this clinic I can also draw patients for the special dental clinic where my assistants will receive their practical training. This new clinic I have called The Infirmary after the custom of the American colleges. This year we treated 819 pay patients in the general clinic. Last year we treated 101 pay patients but the clinic was open only four months last year. Still the average has increased considerably. This year we had 95 free cases as compared with 65 last year. The percentage of free cases has fallen off considerably. It was impossible to get the Korean to make a higher charge then 10 sen for a treatment or extraction but since March I have made a minimum charge of 10 sen.

The Infirmary work has been going on after a fashion for three months. A few hours have been given to this work but there will be far more when our new outfits are installed in the fall of this year. There have been 36 completed operations done in this time. I do not count treatments which are a part of some filling or crown work as an operation in this count. There should be a good clinic develop but I must have the time to supervise this work or it will be done imperfectly so the men will not develop as they should. It may seem an easy task to supervise the work of two men in the special clinic and one in the general clinic but it takes a considerable amount of time as I must often help them with the work.

I have averaged about three hours a week of instruction to my assistants during the year. One man was with me the entire year and the other come to me in March. The latter has been with a Japanese dentist in a government hospital for 3½ years and has learned quite a good amount of dentistry. He has the Japanese language very well and has been quite help to me for this reason as well as by rendering assistance in the dental work. The Koreans are good mechanics and will make good dentists if they can learn the lessons of cleanliness and sure is treatment that it is our duty to teach them. As I have said before this will take somebody's time. Unless we can instill these lessons into them it is no use giving them the purely mechanical teaching as they can be more harm than good to patients. I am planning to give about two hours daily to the supervision of all the practical work after September. This will necessitate the changing of my private practice to the afternoon.

Since April 1st I have had one lecture a week to the senior class. I have been very glad it is not four as the man at the government school must give for I do not know how I could remain sane if I had to employ the miserable interpreting medium I have been using in this work. It is very difficult to use a man who does not understand the subject the lecturing is teaching. I have been compelled to abandon the method and issue a weekly synopsis of the lecture I would give if the interpreting were good. I am using the lecture hour to give a clinical demonstration and will have an occasional review of the weekly papers to see if the men are understanding them. It is easier to have the lectures slowly translated into chinese than to use an interpreter who does not know what you are talking about.

By means of this instruction and the daily clinical work this class will learn to do quite a few dental operations and can do much for their patients which the older men could not do. It is a good means of spreading dental information. The government is to be commended in making dentistry a part of their medical education for it belongs there. I doubt the real efficiency of the average dental graduate because he does not know enough of general medicine to enable him to intelligently treat all the cases which present to him. It is because of this feeling and because the government has so vitally connected the two branches of medicine that I do not want to take any but medical graduates in the training department of my work. We must look forward to an increasing amount of dental instruction in our medical course and possibly several postgraduate courses in dentistry. This plan is followed in some of the Japanese Universities. It is the only thing possible for us because of the number of men that would be resulted to run a separate dental school to say nothing of money which never bothers missionaries or mission boards.

In every little country hospital established by the government they have a dental man among their specialists. This means that our outstation hospitals would be helped considerably if one of their Korean doctors had a special dental training.

The collection of specimens, models for teaching work, records of cases and other things which shall make our future teaching work better, has been doing on as a part of our regular routine.

Since last year an inquiry blank was sent out to all the missionaries with the hope that we may get a start in the collection of information regarding dental conditions among missionaries. This inquiry blank was printed after suggestion were received from all departments of the college and was sent out under the name of the research department. The returns must show more startling information then received. to date or we will have to imagine where all the difficulties of securing treatment have been confined. Even if there are ten dentists in this country the people must learn the lesson that perfect dental work requires time and a little inconvenience or the resent complaints will be practically continued. The only possible change might be in the matter of expense if the imperfect rush work were done at practically cost price or probably a little higher that cost.

The board of directors have asked for a second man for the dental dept. I understand that the needs of the missionaries was one of the strongest arguments. If the institution wants to develop a private practice it must have someone to devote their entire time to that work. Of course a few hours of clinical instruction to the students may be possible but both the teaching and private practice work are big enough jobs for several men. I do not want to be understood to say that another men's coming would make possible the treatment of all the missionaries teeth for there is too much work for one man to do with the small amount of help that can be received that I would have from the one engaged in teaching work. Before I came to Korea I understood that I would have a few patients along the same plan as the teachers at home. I knew there were Japanese and a foreign dentist in Seoul set so that it would be possible for the missionaries to receive attention. I thought that possibly some specialty like radiograph and treatment work would fall to my lot for a few hours or also I would see one or two patients at a time until I had completed their work. In no case was I looking for the rush necessitated in taking care of the average outstation missionary. It was only with the idea that such work should bring a rate of possibly ten yen an hour, as in China, that I thought of any private practice. I hoped in this way to make enough to develop my department. Of course we all understand something ---- before we come to the field and this was where I received the wrong idea. The fortunate thing about the money making plans layed down for the department is that they are reducing them at the rate of 500 yen a year. I still feel however that they attempt to handle all kinds of work and to handle any large number of patients will mean a failure all around. It means an irregular schedule and in this way all branches of my work will be spoiled and I feel honestly that my years on the field will be shortened. The nervous strain resulting from trying to do more than it is possible for a man to do will tell on a person in time. The time is dependent upon the resisting power of the individual.

During the past year I have treated 131 private patients and performed over 550 different dental operations. I also examined and either treated; or advised treatment for 32 employees, students and nurses. I have also done quite a little dental radiograph work lately but this work is not perfected as yet. I also examined and treated a number of hospital cases of which I have not kept a record this year.

At our last faculty meeting we received a communications from the officials who now have oversight of our school. In it was advice that the teachers study Japanese and :a reminder that in three years time our teaching must all be in Japanese. The intent of the letter was so evident that it was not deemed necessary to make a request to the individual missions in regard to the cases of those of us who are now engaged in the study of the Korean language. It is evident that there is nothing to do but start to study the Japanese. I have had my fill of interpreters this year and do not what my whole future ruined by not getting a chance to get the language in which I must do my future work. All I am asking is that I get the chance in regard to the Japanese language. It is true that to a large extent I have had my own way but once a man is told to open up a practice, a clinic and begin any instruction work it is easier for the onlooker to say study your language course than it is for the new missionary to in some cases bring down the displeasure of older missionaries by refusing individual cases which cannot help but interfere with language study. Again if a man is given certain financial and other goals to reach it is not such an easy task to tick to the straight and narrow path of duty to the language as one may suppose. I am now in the work and the work must be kept up but I hope that everybody will forget personal elements in this matter for the next three years in order that I may be able to keep few hours in the beginning of the day for language study. It is impossible to do justice to either the work in the college and hospital or to the language if I keep at it as many hours as I did at home. There is an unknown something which tires us out sooner and I cannot overrun the limit and be success out here.

This has been the happiest year of my life. I know it is because I feel that I am where God has lead me and that I have put forth the best could under existing conditions. I cannot worry about failures or about the great needs about me. That is not my job but my job is to do my best. I hope that future years may make more useful, more successful and more capable in my masters service. That I have written of here is all about professional work. This has however been practically my only work.

The little evangelistic work I have felt able to do his consisted in the teaching of an English Bible Class on Sunday mornings. This work has been a pleasure as it brings me in closer contact with some of the most promising young Koreans. It is in preparing these men for future lives of useful service that my chief hopes lie and I hope that I may be better able day by day to do my little part for them.

Wm. J. Scheifley, D.D.S.

(2) 윌리엄 제이 샤이플리의 개인 보고서, 서울, 조선, 1918년 6월

이전 보고서에 적었던 많은 것이 마지막 보고였다는 느낌 때문에 새 보고서를 쓰는 것이 이상한 기분에 잠기게 한다는 것으로 서두를 뗀다. 몇몇 희망과 계획은 더는 존재하지 않으며, 모든 것을 다시 시작하는 기분이 든다.

올해 관심을 가진 일 중 첫째로는 8월의 징병 등록이었다. 등록 때문에 서울에 온 기간을 … 당시 등록의 정확한 목적을 분명히 알지 못했는데, 지금은 이 끔찍한 충돌을 끝내기 위해 최선의 노력을 기울이는 것이 가장 중요하다고 느끼고 있다. 결과적으로 징병에 자원하거나 개인적 사정을 소명하는 것은 별 차이가 없어 보였고, 나는 미국 정부의 요청에 바로 응답할 준비가 되었다. 나는 여기에 큰 필요가 있음을 알지만, 아직 등록에 관한 분류나 답변을 받지 못한 상황이라 업무 외부의 위력이 이후에 방해나 중단을 가져오지 않을 것이라는 점을 보증받는 것이 중요하다. 나는 병역, 시민적 업무, 교육에 있어 유럽과 미국 양편에서 일하는 모든 가용한 자를 등록하려는 목적에서 주어진 여러 전문가 등록 위원회의 질문지를 기록할 것을 요청받았다. 답변할 시간이 충분하지 않았고, 국가 외부에 있는 치과 인력을 부르는 것이 필요할 정도로 필요가 크지도 않았기에, 누구도 이후 어떻게 전개될지 말할 수 없다.

가을 초 장비가 늘었고, 네 대의 진료 의자에 의자당 약간의 장비를 갖출 수 있었다. 당시 한국인 학생 조수 2명과 의과대학 학생 2명을 일과의 임상 시간에 두려고 계획하였다. 의과대학생 중 한 명은 환자의 과거력을 기록하고, 다른 한 명은 그만큼의 일을 배정하고자 했다. 의과대학생이 기공 일을 약간 수행할 수 있도록 계획했지만, 실행에 옮기지는 못했다.

조선에서 치과 시술과 관련된 총독부 규정 때문에 전문 학생을 가르치려던 계획도 포기했다. 이 규정으로 우리가 이전에 세운 계획을 지속하는 것은 어리석은 일이 되었다. 나는 지난 2년 동안 조수 역할을 한 사람에게 개인적인 증명서를 주었으나 그것이 그에게 어떠한 도움이 될지 알 수 없다. 면허받은 치과 의사를 양산하는 방법은 지역 경찰 당국에 좌우되므로, 개업 중인 사람의 수와 같은 지역의 조건에 따라 치과 의사 허가가 주어지는 여부가 결정된다. 1920년, 일본 시험 제도가 변경될 예정이며, 우리가 세웠던 계획, 즉 학생을 어느 정도 훈련시킨 다음 일본에 가서 도쿄 치과대학의 관련 과정을 수강한 후 시험을 보는 것은 이제 적절하지 않다. 총독부가 이곳에 치의학교를 열기 전까지는, 조선인이 치과 진료를 수행하기 위한 면허를 확보하는 방법은 일본의 인정받는 학교에 가서 공부하는 길밖에 없다. 일본에 갈 여유가 없는 사람은 그가 적당한 진료의 절반을 수행하는 데 필요한 장비를 구입할 여유도 없다고 생각하는 것은 충분히 타당하다. 면허를 받은 졸업자의 수가 충분해지기 전까지는 부분적인 훈련을 받은 사람이 공백을 메꿀 수 있을 것이다. 충분히 훈련을 받은 사람이 진료를 하게 되면 이런 면허는 만료되어야 할 것이다. 따라서, 이 면허는 5년마다 갱신해야 한다. 이것은 우리 기관이 일반의사가 하는 것 외의 범위에서 치의학을 훈련시키는 계획을 세우지 못하게 만든다. 학생들이 진료를 관찰하여 점차 약간의 기공 일을 돕게 만들 수 있으나, 이것은 희망에 찬 학생들이 무언가를 망쳐서 벌을 주는 것을 의지를 발휘하여 막는 일을 제외하고는 임상가로서 특별한 노력을 기울이는 것을 의미하진 않는다.

일본 시험 제도 개정에 관한 공지를 받기 전, 나는 이곳의 치과적 상황에 관한 보고서를 작성해 에비슨 박사에게 보내 이사들과 논의할 것을 청했다. 당시 우리는 의과, 치과 졸업생에게 특별 과정을 마련하고자 했다. 많은 수가 치과 진료와 관련된 특수 훈련을 받길 원했기 때문이다. 이 보고서와 관련하여 나는 선교사들의 치과적 상황을 다룬 개인적인 편지를 보냈으나, 에비슨 박사로부터 답변이 올 만큼 충분한 시간이 지나진 않았다.

방사선과에 시간을 꽤 들였지만, 피할 수 없는 어려움으로 인하여 해당과의 문제를 교정하는 데 실패했으며 새로운 업무 배정도 생겨 방사선과 일에 더 시간을 들일 수 없었다. 이쪽에 상대적으로 경험이 적기 때문에, 최상의 조건이 아닌 한 더 개선하는 것은 어렵다.

가을에 일본어 공부를 시작했고 몇 달 동안 매우 충실히 지속했다. 이사회는 최근 이와 관련해 내가 해오던 일을 중단하게 했고 더는 어학 공부를 계속할 수 없다. 새 임무 때문에 어학 공부는 완전히 불가능해졌다.

가을에 성경공부반을 시작하여 이어가던 중 12월에 한강 교회에 사역이 생겼다. 하지만, 기대하지 않았던 요청과 다른 피할 수 없는 상황이 생겨 한강 교회 사역에는 참석할 수 없었다. 몇 주간 주중에 전혀 쉬지 못했고 내가 이해할 수 없는 언어로 진행되는 회의에 앉아, 마찬가지로 내가 쓰지 못하는 언어로 질문을 받고 제언을 해야 하는 상황에 있기에는 너무 피곤했다. 내가 할 수 있는 일이 있음에 감사해야 하나, 내 복음 사역이 아무것도 아닐까 봐 두렵다. 이것은 조선인과의 접촉이 너무 줄었기 때문이다. 한강의 새 교회가 자리 잡았고 멋진 건물이다. 나는 쿤스 씨가 감당하기에 어려운 빚이 있음을 알고 있으며 건축 관련해 어느 정도 감독해야 한다고 생각하지만, 조선인에 관한 지식이 짧아 이 문제에 관해 신경 쓸 수 있다 해도 무엇을 할 수 있을지 모르겠다. 나는 그저 아주 드물게 예배에 참석할 수 있었을 뿐이다.

이사회가 1년 전에 두 번째 치과 의사를 요청했지만, 1월 26일이 되어서야 도착했다. 그의 이름은 … 나는 그가 일에 능동적으로 참여하는 것이 불가능하다고 생각하기에, 그가 교육을 마치기 전까지 병원의 치과부에서 그의 자리를 유지할 다른 사람이 필요하다. 실은, 그가 나를 돕기는커녕 내 일로부터 멀어지게 만들까 봐 두렵다. 하지만 나중에 이 시간을 회복할 수 있기를 바란다.

4월 1일 즈음 이사회 연례회의가 열렸다. 나는 1년 동안 모든 개인 진료를 제외시켜달라고 요청했다. 일본어에 관한 실제적인 지식을 습득, 대학에서의 일을 잘 담당할 수 있기를 원했기 때문이다. 이 문제를 논의하면서 이사회는 … 이런 불확실한 일로 인해 … 살폈기 때문에, 외국인 공동체의 필요에 비하면 … 따라서, 나는 교육 일을 그만두고 치과부를 전체적으로 관리하는 것 외에 가용한 모든 시간을 외국인 공동체를 진료하는 데 활용해야 한다는 것이었다. 결론은 다음과 같다. "기독 사역자와 다른 유럽인 다수의 구강 건강을 유지하는 데에 매우 큰, 필수적인 노력이 필요함을 고려할 때, 또한 대학의 치과부에 일본인 또는 한국인 치과 의사를 추가 임명하겠다는 결정에 비추어 보아, 우리는 샤이플리 선생이 전체 치과부의 일반 감독과 관련하여 가능한 최대한을 수행할 권한을 부여받아야 한다고 권고한다. 또한, 우리는 이 사역에 있어 외국어 공부에서 면제받을 수 있음을 권고한다."

이 결정은 나에게 전혀 호의적이지 않았고, 나는 순간적인 충동으로 여기에서의 내 필요가 끝났다고 느꼈다. 외국인을 치료하는 것을 도울 다른 사람이 없는 한, 외국인이 요청할 때 예약을 해서 치료해야 할 의무를 부여한 것으로 나는 이 결정을 이해했다. 이사회의 소수만 모인 특별 회의에선 외국인 환자를 치료하는 데에 필요 없는 언어를 공부하는 것을 원하지 않는다는 점이 지적되었다. 내 업무는 교육을 포함한 모든 치과 업무의 감독이고, 그 외에는 외국인 환자 치료에 전념해야 한다는 것이었다. 일본어로 즉시 교육을 할 수 있는 사람이 대학에서 약간 가르치는 것이다.

위원회는 학교 경영진에게 자격을 지닌 조수를 고용해 줄 것을 지시했다. 교장은 북쪽에서 진료를 시작한 한국인과 서신교환을 계속할 것을 요청했다. 그러던 중 러들로 박사가 클리블랜드에서 만난 일본인이 다시 떠올랐다. 그는 오하이오 웨슬리안에서 3년간 공부하고 3년 동안 웨스턴리저브 치과부에서 일했으며, 세브란스 가족이 출석하는 교회와 연결되어 있었으므로 나는 세브란스 가족 중 누군가가 나를 도와줄 수 있으리라 생각했다. 1916년 봄 그를 고용하려던 때 이후 가끔 그에게 편지해 왔지만, 그는 부채를 갚아야 해서 개업을 계속해야 할 필요가 있다고 간곡히 말했다. 센다이에서의 개업이 잘 되고 있다는 점도 강조했다. 샤록스 박사가 추천한 한국인에게 편지하기 전에, 나는 미시나 선생에게 다시 편지하여 주당 한 시간 가르치고, 영어를 할 수 있어 외국인을 진료할 수 있고, 기독교인인 사람이 필요하다고 말했다. 놀랍게도 그는 내가 자주 편지를 했으며 내 일에 도움이 필요하다고 생각하기 때문에 현재 개업에서 보장되는 만큼의 급여를 받을 수 있다면 직접 오는 것을 고려해보겠다는 답장을 보냈다. 학교의 다른 일본인들에게 문의한 후 그는 급여로 필요한 수준을 제시했으며, 우리는 그에 따르기로 했다. 총독부는 일본에서 오는 사람에게 저급여자의 경우 50%를, 고급여자의 경우 33%를 승봉할 것을 요구하고 있다. 스미스 씨는 내게 이것이 정확하다고 알려줬다. 급여는 높지만, 상응하여 고려할 일이 있다. 두 번째 외국인 치과 의사를 구하는 것은 불가능하며, 전쟁이 끝난 후 몇 년이 지나야 구할 수 있을 것이다. 게다가, 전쟁이 끝나기 전에 내가 돌아갈 일은 없을 것 같다. 또, 이 사람은 일본어로 만족스럽게 교육을 하며 외국인 환자 진료에서 특정 부분을 감당할 수 있다. 현재 외국인 환자는 증례를 이해하는 사람과 진료 약속을 잡을 수 없어서 필요한 진료를 할 능력이 없는 사람에게 치료를 받으러 가야 하는 상황이다. 웨스턴리저브 치과대학에서 훌륭한 기록을 지닌 사람은 이 상황을 개선할 수 있을 것이다. 결과적으로 이것은 업무로부터 원하는 만큼의 수익을 거두는 것이 아니라, 치료의 방법을 제공하는 문제이다. 만약 나에게 지금 이 사람이나 다른 외국인 중 한 명을 선택할 수 있다면, 나는 외국인 대신 그를 선택해야 할 것이다. 이 결정은 단지 개인 진료에서의 필요성보다는 전체 치과 업무의 관점에서 내려져야 한다.

이 문제의 해결이 지연되는 한 가지 요인은 에비슨 박사가 선교본부와 논의한 결과에 대한 답변이다. 나는 선교본부가 선교사들의 치아를 돌보는데 무엇이든 할 수 있는지 분명하게 밝힐 것을 요청한 바 있다. 과거에 우리의 잘못이 아님에도 우리에게 부당한 비판이 가해진 적이 있다. 어떤 선교본부는 선교사들이 보낸 치과 치료비를 지급하는 것을 거절하기도 했다. 이러한 행동은 기관으로서의 우리 위치를 규정하는 것이 필요함을 보인다. 어떤 진료는 확보할 수 있지만, 주의를 전혀 기울일 수 없는 선교 영역이 있다는 사실이 본부로 하여금 내가 교육 업무에 배정되는 것을 동의할 수 있게 만들 것이라는 점은 전혀 사실이 아니다. 다른 목적에 대한 지원 유지는 보증되지 않는 반면, 선교사들에게 치과 치료를 제공할 수 있는 준비가 되어 있음을 의미하기 때문이다. 다른 영역과는 상황을 조금 다르게 만드는 특이한 상황들이 있으므로, 이사회의 결정은 수용할만하다고 느낀다. 대학 업무와 개인 진료에는 상관관계가 있으며, 다른 장소에선 없을 모든 사람에 대한 시간 할애가 요청되는 것이다. 그 어떤 선교기관보다 돌봐야 할 외국인 공동체가 크며, 단순히 임상 시설을 유지하는 데에도 다른 병원보다 훨씬 많은 시간이 든다는 것을 의미한다.

이런 점에서 미시나 박사를 고용하여 내가 이전에 제안한 방식으로 과를 조직하는 시도를 하지 말아야 할 이유는 찾기 어렵다. 만약 선교본부가 선교사의 치아 관리에 더 신경을 쓰기를 원한다면 일은 더 확장될 것이다. 그렇지 않다면 자활 사업으로 진행해야 한다. 내가 이끌고자 했던 조직 구성에는 나를 빼고도 치과 의사 두 명, 기공사 한 명, 간호사 한 명이 필요하다. 두 번째 치과 의사는 1등급 진료가 가져올 수익을 내지 못하는 현지인 진료를 수행한다. 나는 진료실에 독립된 방사선 장비가 있기를 바라는데, 이런 현대 장치는 치과적 상태가 악화되거나 적절한 장비가 부족하여 환자가 미국으로 돌아가야 하는 일을 없앨 것이다. 나는 치료, 진단, 치아 수복, 발치 등의 수복 치료를 맡고, 미시나 선생에게 보철 작업을 맡기고자 한다. 간호사는 치료에 필요한 재료를 준비하고, 간호사가 보통 하는 것처럼 필요할 때 의자 옆에서 기구와 재료를 건네주는 일을 한다. 기공사는 지시사항과 작업물을 전달받아 지정된 시간 안에 작업을 마쳐 술자에게 전달할 수 있도록 부서를 정돈해야 한다. 다른 치과 의사는 임상 시범을 보이고 더 저렴한 진료를 맡는다. 이런 일은 자활로 이루어질 수 있으며, 외국인과 현지인을 위한 업무는 그에 해당하지 않을 것이다.

지금까지 치과부에는 재고가 많지 않았지만, 나에게 다른 의무가 너무 많이 부여되어 있기 때문에 이런 방식은 매우 불만족스럽다. 나는 재고와 추가 장비를 구매과에서 관리하여 과에 약품이나 재료를 청구하는 방식을 제안한다. 만약 이 업무가 유지되려면, 우리는 충분한 재료와 추가 기구에 항상 접근할 수 있어야 한다. 나는 사적으로 관계하기보다는 기관의 부서에게 추가 비용을 지불하는 쪽을 택할 것이다.

이 보고서를 자세히 살펴보면, 내가 대부분의 선교사와는 다른 특별 선교사라는 결론에 도달할 것이다. 처음에는 변화를 이루기 힘들었지만 이제 부담감을 덜었다. 이제는 이 사역이 정말 커졌지만, 사역을 더 발전시키는 데 신경을 쓰게 된다. 치의학교와 특별 치의학 과정을 개발하려던 계획을 둘러싸고 무기한 우물쭈물하던 일이 허망해 보이진 않는다. 이것은 비전일 뿐이었지만, 새 업무 배정은 현실이다. 여기에는 여러 사람이 감당할 충분한 일이 있으며 이를 계산할 수도 있다. 반면, 이전의 계획은 다 수정 가능하다. 이것은 비전에서 나온 낙관주의에 의존하거나, 이런 계획의 비관적 효과로 인하여 형태를 바꾸었다. 몇 년 전 치과 관련 규제를 몰랐을 때 가능하다고 생각했던 것들이 오늘날은 불가능해졌다. 치과학의 발전은 매우 빠르며, 이 땅의 외국인들에 대한 치과적 관심을 기울이려는 조직적 노력이 없음이 유감이다. 비록 이 노력이 내가 주로 외국인과 접촉하며 적극적인 복음 전도자가 되지 않는 것을 의미하지만, 나는 이것이 필요한 일방적인 노력이라고 느끼며 일반 선교에 큰 간접적 가치를 입증할 수 있는 업무를 수립하는 데 매진하기를 희망한다. 나는 몇몇 현지인 증례를 다루며, 이런 기회는 제한적이지만 더 직접적인 수단이 될 것이다.

개인 진료를 하는 사람이 진료에 들이는 시간을 내가 쓰지는 않을 것이라는 점은 말할 필요도 없다. 내 업무 지정, 또는 고용 조건은 … 외국에 오랫동안 나가 있는 사람처럼 내 건강을 지키는 데 필요하다. 그는 더 짧은 시간 머물며 더 쉬운 조건에서 살기 위해 집에 갈 수 있다. 나는 오랫동안 일할 수 있는 업무를 만들고자 하며, 그동안 내 효율성을 유지하기 위해 적절한 휴식과 운동으로 내 건강을 지킬 것이다.

내년에 무슨 일이 일어날지, 다른 곳의 일로 인하여 잠시 여기 일을 제쳐두어야 할지는 누구도 알 수 없다. 모든 불확실성에도 불구하고, 업무를 개선하기 위한 끊임없는 노력을 바로 지금 기울여야 한다. 영적, 신체적 조건을 개선하는 노력 사이에는 별 차이가 없다. 이론, 교리, 방법에 관하여 옥신각신할 때가 아니다. 모든 곳에 할 일이 있을 때, 그런 것은 방해일 뿐이다. 내년에는 어디에 배치되어 있든, 내 작은 역할을 잘 해낼 수 있기를 바란다.

윌리엄 제이 샤이플리

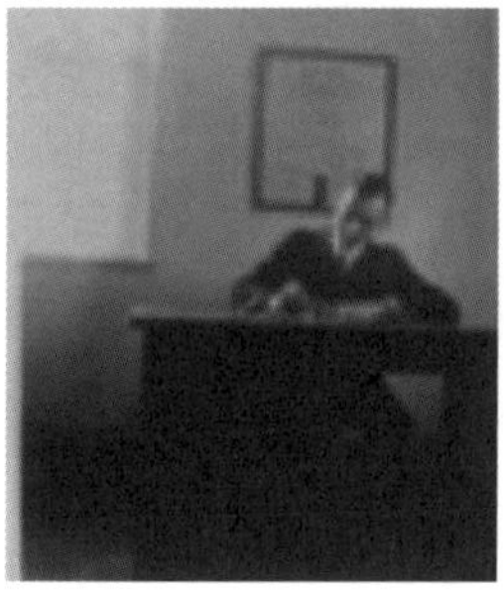
그림6 일하고 있는 샤이플리

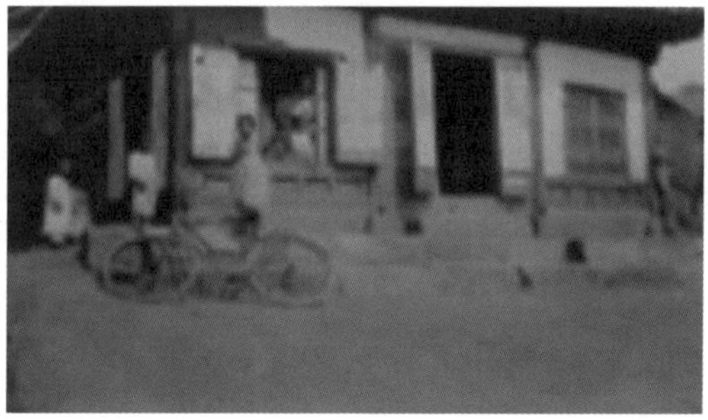
그림7 한강교회

Personal Report of W. J. Scheifley,

Seoul, Chosen, June 1918

It is wise to say strange feeling that I make a report this year as I feel that I have reported for the last time on many things which have entered into my past reports. Certain hopes and plans no longer exist and I feel as if I were starting all over again.

One of the first things of interest during the year was the military registration during August during which time I came to Seoul for the purpose of registering. While the exact purpose of the registration was not as clear to me then as it is now I would have registered because I feel that the thing of greatest importance now is a supreme effort to end this awful conflict. Consequently whether it appears as a volunteer for service or simply as a statement of certain personal facts makes little or no difference for I am ready to respond to the call at such a time as my government soon fit to ask me. I realize that there are great needs here but the thing of present importance is a guarantee that powers now external to our work here shall not hinder it or even make it impossible in the future, while I have not received any classification or answer to my registration. I have received several inquiry blanks from various professional registration boards which purpose to line up all the available men for work in Europe and America both in military and civil practice and teaching. There has not been sufficient time for answers to these nor have the needs become so great that it is necessary to call dental men now outside of the country, none of us can tell what will develop in the near future.

Early in the fall the equipment was added---- increased so that we now have four chairs with a small amount of equipment for each. The idea at that time was to have two Korean student assistants, and two medical students working during the daily clinical hours. One of the medical students was to take the history of each case and the other do much work as was assigned to him. I had likewise planned for a small amount of laboratory work for the medical students but it was not possible to carry this plan out.

The plans for instruction to special students have likewise been given up because of government regulations concerning the practice of dentistry in Chosen. These regulations make it unwise to continue our past plans. I have given a personal certificated to one of my assistants who was with me for two years but whether it will be of any value to him I cannot tell. The method of giving manufacturing dentists licenses seems very much dependent upon the local police authorities so that a man may or may not receive a permit because of local conditions, such as the number of men practicing; in 1920 the method of examinations in Japan will be changed so that it is unwise for us to plan to train men to a limited degree and have them go to Japan for examinations after they have taken the correspondence course offered by the Tokyo Dental College. It means that Koreans can secure suitable licenses to practice dentistry only by studying in a recognized school in Japan until such a time as the Government seem fit to commence a dental school here. This I think extremely wise as the man who cannot afford to go to Japan cannot afford to buy an outfit which will enable him to do half decent work. Until this manner has the number of such graduates has become sufficient for this land the ordinary partially trained men can fill out the gaps. When enough qualified men are practicing these licences apparently expire, I understand they must be renewed every five years. This means that our institution cannot plan to train men in dentistry excepting as the ordinary practitioner does. This consists of -------ing ------watch you work and gradually assigning them little laboratory jobs but does not involve any special effort or the part of the practitioner excepting probably the exercise of will power to prevent you from punishing the young hopeful for spoiling something.

Before the notice was sent out concerning the proposed change in the examinations in Japan I had written a paper dealing with dental conditions here and sent it to Dr. Avison in order that he might discuss the local dental situation with the boards represented here. At that time it seemed wise to some of us to plan for special courses for medical and dental graduates and for such as may desire take special training in some line of dental work. In connection with this paper I sent a personal letter dealing with the dental condition among missionaries but sufficient time has not elapsed to hear from Dr. Avison.

A no small portion of my time has been spent in the X-ray department but owing to certain unavoidable difficulties it has been impossible to correct the difficulties in that department and my new assignment of work makes it impossible for me to spare any time for that work. I have also had so comparatively little experience with this work that I could not do much with it under the best possible conditions.

I started to study Japanese in the fall and continued very faithfully part for a few months. The recent action of the board of managers made me discontinue the work I was doing along this line so that I have not been doing any language work. The new assignment makes it absolutely impossible for me to engage in language study.

I started my English Bible class in the fall and continued it until December when I was assigned to work at Han Kang. I have not been able to attend to the Han Kang work because of unexpected calls and several other unavoidable circumstances. For quite a few weeks I had absolutely no rest during the week so that I was entirely too tired to sit through a meeting conducted in a language I could not understand and then be compelled to answer questions and give suggestions in the same language which I cannot use. While I shall be glad to do what I can I am afraid that my active evangelistic work will not amount to anything. This will of course become the more true in view of the fact that my contact with the Koreans is less now than ever. The new church at Han Kang is now being used and it is a very good looking building. I understand there is quite a bit of debt which will be difficult to care for. Mr. Koons had in mind that I should control this building work to a certain extent but my knowledge of things Korean is so limited that I should have been able to do so even if I had been able to take any concern in the matter. I have simply been able to attend service once in a great while.

Although the board of managers asked for a second dentist about one year ago it was not until early on January 26 that he arrived. His name is W. J. Scheifley Junior and I find that he is still unable to engage in active work as yet so that it will be necessary for someone to take his place in the dental department of the hospital until he has finished his education. The fact of the matter is that I fear he is taking me away from my work at times rather than helping me but I hope to be able to restore this lost time later on.

About April 1st the board of managers held their annual meeting and I made a request that I be excused from all private practice for the period of one year in order that I may secure a working knowledge of the Japanese language and thus be better fit ted for my work in the college. After discussing the matter they felt that the ----- ---- sent was such an uncertain matter and as --- it was looked so ------ a matter as compared with the needs of the foreign community that I should give up the educational work and use all the time available outside of general supervision of the department to treat the foreign community. The resolution is as follows: "Considering the very great and necessary work to be done in maintaining the dental health of the great body of Christian workers and other Europeans, and in view of the decision to make an additional appointment of a qualified Japanese or Korean practitioner to the dental department of the college, we recommend that Dr. Scheifley be authorised to undertake this work to the fullest extent possible in connection with the general supervision of the whole dental department. We also recommend to this mission that he be excused from further language study."

When the above resolution was first read to me it did not strike me at all favorably and on the impulse of the moment I felt that my period of usefulness here was over. I understood the resolution to mean that without another man to help treat the foreigners I was to be at the book and call of any foreigner at anytime they should see fit to call me. At a special meeting of a few members of the board it was pointed out that they simply did not wish to have me work at a language which I may have very little use for when such work meant a total inability to treat foreign patients. It was pointed out that my work is supervision of all dental work including teaching and that I am to devote such time as I am able beside this to the treatment of foreign patients. Someone who can immediately teach in Japanese is to do the small amount of teaching work in the college.

The board also instructed the school officers to employ a qualified licensed assistant for me. The president asked me to continue some correspondence which had been started with a certain Korean now practicing in the north. In the meantime I again thought of the Japanese whom Dr. Ludlow met in Cleveland. This man studied 3 years in Ohio Weslyan and three years in Western Reserve Dental Department and was associated with church attended by The Severance and I believe was helped by one of the members of the Severance family. I have been writing to him occasionally since our effort to secure him in the spring of 1916 but each time he has expressed himself as anxious to keep on with his practice because it is necessary for him to meet certain financial obligations and he claims his practice is growing and he has a bright future in Sendai. Before writing to the Korean whom Dr. Sharrocks recommended I again wrote to Dr. Mishina and told him that we needed a man who could teach an hour a week, speak English and treat foreign patients and he must of course be a Christian. To my surprise he answered that since I wrote him so often and he thought I was in need of help in the work he might consider coming himself if he can secure enough salary to guarantee the things he feels are now guaranteed in his practice. After inquiries from other Japanese in the school he stated what he felt would be necessary as a salary and that is all the farther we have proceeded. The government estimates and increase of 50% for low salaried man and about 33% for higher salaried men when they bring from Japan. Mr. Smith informs me that this is correct. The salary is high I grant but there are certain things to be balanced against it. It is impossible to secure a second foreign dentist and it will be a few years after the war before one can be secured and further more I am not at all unlikely to have to go before the war is over. Again this man can teach satisfactorily in Japanese and at the same time he can do certain types of work for foreign patients. At present foreign patients are compelled to go to men for treatment who are incapable of doing the needed work because they cannot secure appointments with man who understand their cases. Certainly a man who made an excellent record in Western Reserve Dental College should be an improvement over this condition. Consequently it is a matter of providing means for treatment rather than making a desired amount of profit from the work. If I were given a choice of this man or a foreigner at this time I should select him in place of the foreigner. This decision would be made in view of the entire work rather than the private practice needs only.

The one point causing a delay in the settling the matter is the looked for answer from Dr. Avison concerning the result of his discussions with the mission boards. I have asked that the boards declare whether they will do anything for the care of the teeth of the missionaries. We have been in places where undue criticism has fallen upon us in the past and it has not been our fault. Some boards have refused to pay dental bills sent to them by the missionaries. These actions together with certain others make it necessary for our position as an institution to be defined. It is not at all improbable that in view of the fact that some treatment can be secured here whereas there are mission fields where no attention is possible may make the boards feel that my assignment as to educational work is agreeable whereas the maintenance of my support for this other purpose may not be warranted or rather possible at present because of it implies their readiness to provide dental treatment for their missionaries. My personal feeling is that the decision of the board of managers will be acceptable in as much as there are peculiar circumstances here which make the situation a little different from that in other fields. There is a certain correlation of the work in the college and all private practice so that demands are made on the time of all men which do not occur in other places. I mean that we have a larger foreign community to care for than probably any mission institution so that the mere maintenance of clinical facilities demands more time than required in these other hospitals.

With this in view I see no reason why we should not try to secure Dr. Nishima and commence the organization of the department along the lines I have suggested in the past. If the boards want to do more for the care of the teeth of the missionaries the work will be so much farther along. If not it must go on as a self supporting work. The plan of organisation I hope to lead up to will require 2 licensed men, besides myself, and one laboratory man and one graduate nurse. The second extra licensed man I would want to take care of the native work which will not bring the financial returns that the 1st class practice will bring. I hope to include a separate X-ray equipment in my operating room and such modern appliances as shall make it unnecessary for any patient to return to America because of dental conditions or to suffer here because of the lack of equipment. I hope to take over the operative work including treatment, diagnosis, fillings, extractions etc leaving the mechanical dental operations to Dr. Mishina. The nurse would prepare materials for the work and be at the chair to hand instruments and materials as needed as well as do the work ordinarily done by a nurse. The laboratory man would have his department organized so that work can be sent to him with instructions and it shall be his duty to return the completed work to the operator at the specified time. The other licensed man would be clinical demonstrator and take care of the cheaper work. Such a work can be made self supporting and all the work for foreigners and natives will not be attended to at that.

Heretofore there has been a small stock kept by the dental depart but this method has been extremely unsatisfactory owing to the fact that I have had too many other duties. I am now suggesting that a stock of supplies and extra instruments be secured by the sales department and we can then requisition them as we would any other drugs and materials kept by that department. If a work of the size described is to be maintained we must always have access to sufficient supplies and extra instruments. I would rather pay the extra amount to a department in our institution than to a private concern.

A careful study of this report leads to the conclusion that I am a sort of special missionary rather than a missionary as most of you are. While the change was at first difficult to make I feel less burdened and more anxious to develop the work even though it has really become mere a larger work. There does not seem to be the hopelessness of the task that was involved in the indefinite bobbing around plans for the development of a dental school and special dental courses. That possessed only visions while this new assignment possesses realities. There is work enough here for several men if done well and we can measure it whereas the former plans were all moveable and depend it upon the optimism which resulted from visions or else changed their form because of the pessimistic effect of such planning. Things that were possible a few score years ago when regulations governing dentistry were unknown have been made impossible today. The advancement of dental science is going on so rapidly that I would regret to see no organized effort for dental attention among foreigners in this land. Although this effort means that my contact shall be mostly with foreigners and I shall not be an active evangelistic man I feel that it is a necessary one-end effort and I hope to be sole to establish a work which shall prove of great indirect value to the general missionary cause. Am I come in contact with some of the native cases it will afford more direct means of helping the cause although these opportunities will be limited.

Needless to state I shall not attempt to put in the hours of work a man in private practice may put in. I feel that the conditions of my assignment or employment if you so wish to term it are such that I have --- necessitated to guard my health for a greater number of years than a man outside may do. He can remain a shorter period of time and then go home to live under-easier conditions. I hope to establish a work which can use me for a great many years and in order to maintain my efficiency for a long period I will safeguard my health with the proper rest and exercise.

What another year may bring forth none of us can tell, whether some of us shall be asked to temporarily lay aside our work for work elsewhere we do not know. Despite all the uncertainties there seems no more urgent time for all of us to keep everlastingly at our efforts to improve things about us. Whether our efforts be barely to better the spiritual or the physical conditions of those about us makes little or no difference. There seems to be no time when it was less opportune to quarrel and quibble about theories, creeds and methods become everywhere there is work to be done which such things will only interfere with. It is my hope to be able to do my little part well during this coming year no matter where it be that I am assigned.

Wm J. Scheifley

(3) 치과 의사 윌리엄 제이 샤이플리의 개인 보고서; 서울, 조선, 1919년 6월

내 인생의 대부분을 차지해 온 일과에서 깨달은 다음 사실을 얼마나 많은 사람이 알고 있는지 궁금하다.

1. 미국의 위인 중 한 명은 치아 농양으로 인한 병 때문에 사망했다. 그의 치아는 뛰어난 기공 치의학의 관점으로 관찰했을 때 위험해 보이지 않았다. 그러나, 치료가 불가능할 정도로 전신질환이 진전된 뒤에 치아를 찍은 방사선 사진에서 문제가 드러났다.

2. 미국의 군대 지원자들을 떨어뜨리는 질병 목록 중 치아 질환이 두 번째로 많다.

3. 부모가 취학 아동에게 전문 치과 치료를 받게 할 경제적 여유가 없는 경우, 무료로 치료해주는 치과병원을 운영하는 도시들이 급속히 늘어나고 있다.

4. 미국의 가장 큰 자선기관 두 곳은 아동 치과 치료에 전념하고 있다.

5. 한 대형 보험 회사는 1916년에만 약 2,700개의 치과 방사선 사진에 관해 보고한 치과 진단의를 고용, 모든 사업가가 피고용인의 치아 건강이 지닌 가치를 깨우치도록 하고 있다.

6. 어떤 전문가는 6,000개 이상의 방사선 사진을 자신의 임상 관찰과 함께 보고했다. 그가 보고한 구강 건강의 가치와 실활 치아 치료의 평균 실패율은 설득력이 높다.

7. 여성을 대상으로 치아 침착물을 제거하고 치아 광택을 내는 일을 교육하는 특수학교가 여럿 설립되었다. 졸업생들은 치위생사라고 불리며, 치아를 청결히 하는 일 이외에 치아 위생을 지도하는 교사로서 공립학교에 없어서는 안 될 존재가 되었다.

8. 미군은 군인 500명당 1명의 구강외과 의사를 두고, 연결하여 기지 병원에 몇

사람을 더 보강하였다. 구강외과 의사는 연대 군의관과 같은 역할을 수행하며, 군인이 가능한 한 치아 건강을 잘 유지하도록 돕는다. 기지 병원은 완벽한 치료 시설을 갖추고 이동 장비들로는 할 수 없는 특별한 치료를 담당한다. 치무병과의 군대 내 서열은 의무병과와 같다.

나는 미국 내 치과 진료에 관한 사실과 비교해 한국 내 선교사들이 처한 상황을 간략하게 설명하고자 한다.

1. 많은 선교사가 체계적이고 철저한 치과적 관리를 받을 수 있었다면 효율성과 건강이 상당히 좋아졌을 것이다.

2. 나는 선교지에 새로 부임하거나 귀임하는 선교사 여럿을 도착 즉시 만나 조심스럽게 질문을 던졌다. 이들 중 방사선 촬영을 포함한 철저한 치과적 검사를 받지 않았다는 사실을 알게 되었다. 방사선 촬영을 하지 않더라도 치아 건강을 분명히 확인할 수 있는 경우가 아니라면 이런 검사는 반드시 필요하다. 어떤 선교사는 치아 건강이 상한 다음에야 치료를 받을 수 있었다.

3. 선교사 자녀들은 서울에 살지 않는 한 필요한 치과 치료를 받을 수 없다(나는 서울에서 진료하는 유일한 치과 의사가 아니므로, 이 말은 들리는 것처럼 이기적인 것은 아니다). 그 결과, 여럿이 평생 치과적 기형을 지니고 살아야 하며 이런 것이 건강을 해치기까지 한다.

4. 누구도 분명하게 선교사들의 치료 임무를 부여받은 사람이 없고 현재 의료진으로는 이 일을 해낼 수 없다.

5. 선교사 가족을 치료하는 데 필요한 체계를 확립하고 유지하는 데 필요한 예산과 장비 비용을 선교사들은 부담할 수 없다. 동양의 다른 지역과 비교하여 합리적인 비용을 청구해도 이를 감당하지 못한다.

6. 선교사들은 병가를 받아 미국으로 돌아가는데, 전체 검진을 정기적으로 받을 수 있다면 이 수는 줄어들 것이다.

따라서 나는 미장로교 조선선교회가 외국 선교본부와 선교사들에 관한 전후(戰

後) 콘퍼런스에서 이 문제를 다룰 것을 제안한다. 이 문제를 논의하는 데 많은 시간을 들이기는 어렵겠지만, 나는 논의될 다른 어떤 문제만큼 이것이 선교사의 건강과 효율성에 중요하고 기초적인 부분이라고 생각한다.

지난 한 해 동안 내가 한 일은 세브란스 연합의학교 및 병원의 치과부 보고서에 잘 기록되어 있다. 사실상 나는 거의 모든 시간을 그 업무의 관리뿐만 아니라 이와 관련된 개인 진료에 할애하였다.

최대의 존경과 경의를 표하며 보고서를 제출합니다.

윌리엄 제이 샤이플리

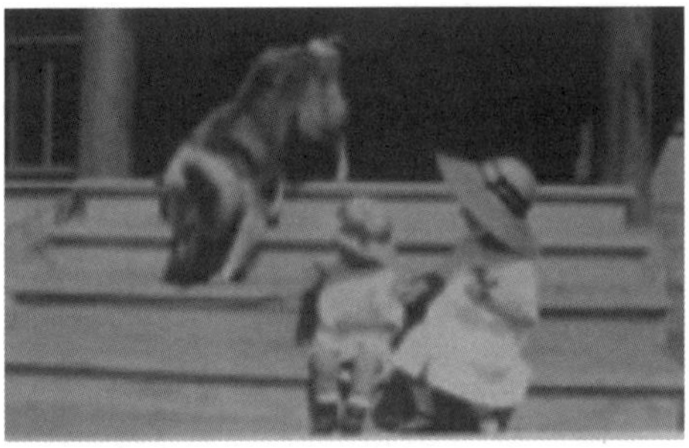

그림8 샤이플리의 아들 빌리와 팁튼의 딸 헬렌

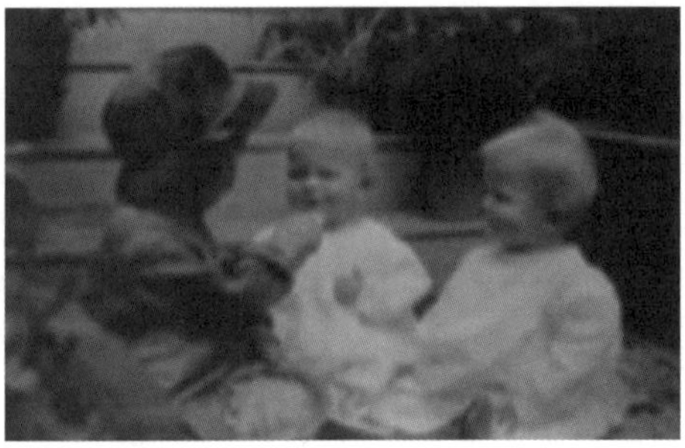

그림9 언더우드의 세 자녀

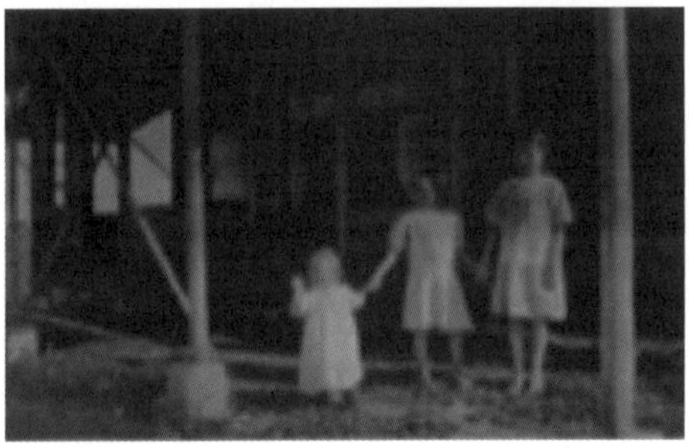

그림10 쿤의 자녀들, 소래에서, 1916년 8월

Personal Report of W. J. Scheifley, D.D.S.;
Chosen, Seoul, June 1919.

I wonder how many people are acquainted with following facts which I have learned in connection with the work which occupies the largest portion of my time.

1. One of my America's greatest men died of as the result of a disease caused by an abscessed tooth. The tooth did not appear to be dangerous when one looked at the nice mechanical dentistry which had been applied in the treatment of the tooth but the radiograph of the teeth showed the trouble after the systemic diseases had advanced beyond the hope of care.

2. Diseases of the teeth were second in the list of diseases given s the reason for rejecting applicants for military service in America.

3. The list of cities having free dental clinics for school children whose parents cannot afford expert treatment is growing rapidly.

4. Two of America's largest philanthropic institutions are devoted entirely to the treatment of childrens teeth.

5. One large Insurance company retains the services of a dental diagnostician whose report of over 2700 dental radiographs in the year 1916 would convince any business man of the value of dental health among his employees.

6. Another expert has made even a report on over 6,000 radiographs which combined with his clinical findings are convincing both as to the value of dental health and the average failure of the treatment of devitalized

teeth.

7. Special schools have been established to train ladies to remove deposits from teeth and keep them polished. The graduates are called dental hygienists and in addition to the work of cleaning the teeth they are indispensable in public schools as instructors in dental hygiene.

8. The U. S. Army maintains one dental surgeon for every 500 men in the line with additional men in the base hospitals. The former serve in the same capacity as the regimental medical man namely to keep the man in as good health as possible while in active service. The base hospitals have perfect equipment and attend to the special work which cannot be done with traveling outfits. The military rank of the army dental corps is on the same basis as the medical corps.

In comparison to these few of men available facts regarding dentistry in America I wish to briefly outline the conditions among the missionaries in Korea.

1. A number of missionaries are less efficient and less health than they would be if it were possible to offer them systematic and thorough dental attention.

2. have carefully questioned every new or returned missionary as soon as possible after their arrival on the field and I find that practically none have had thorough examination which must include a full set of radiographs unless the health of the teeth is absolutely certain without the radiographs. Some missionaries should have been rejected until their dental health was established.

3. Children of missionaries cannot receive the necessary treatment of their teeth unless they live in Seoul (I am not the only practitioner in Seoul so this remark is really less igotistical than it sounds) The result is a large

number will carry dental deformities through life and these in addition to others cannot but have impaired health as a result.

4. No one is definitely assigned to the treatment of the missionaries and the present staff could not care for the work.

5. The missionaries cannot provide the money to meet the annual budget and equipment cost which the establishment and maintenance of a system for the care of their families would require. They cannot afford the prices now charged by foreigners as reasonable as they are in comparison with the prices charged in other parts of the orient.

6. Missionaries have returned to America on health furlough because of primary dental licenses and others will continue to do so in far larger numbers than they would if regular and thorough attention could be secured.

I therefore suggest that The Chosen Mission Of The Presbyterian Church In U. S. A. include this subject in the list of subjects they will recommend for the consideration of the post-war conference of The Board Of Foreign Missions and Missionaries. While comparatively little time can be devoted to it's discussion I feel that it is as important and element in missionary health and efficiency as any other subject which will be discussed.

My work during the past year is best represented by the appended report of my department in The Severance Union Medical College and Hospital. Practically all my time was devoted to the management of that work and private practice in connection with it.

Respectfully submitted,

W. J. Scheifley

(4) 윌리엄 제이 샤이플리, 세브란스연합의학전문학교 및 병원 치과의 보고서, 서울, 조선, 1919년 6월

직　　원

과장 - 윌리엄 제이 샤이플리, 치과 의사 필라델피아 치과대학, 1913년

부장 - 미시나, 치과 의사 웨스턴리저브 치과대학, 191X년

기공 조수 - (…으로 일시적으로 없음, 가을에 경험자를 충원 예정.)

기공 학생 및

일반사무실 조수 - 전 경신학교 학생 이(K. Rhee)

차 (Y. Cha)

진　　료

이전에 비해 1918-19년도에 개인 및 진료실 진료가 많았다. 이것은 내가 이 일에 더 전념했고 미시나 박사가 진료에 참여했기 때문이다.

진료 통계

	환자 수	수입
외국인 개인 진료	210	2,904.00
한국인 및 일본인 개인 진료	21	
진료실 유료 환자	1,189	518.00
무료 환자	160	
의학생 무료 진료	31	
간호학생 무료 진료	16	
합계	1627(명)	3,422.00(Yen)

지 출

봉급	1735	
서적 및 잡지	50	
인쇄	15	
교육 기재	50	
새로운 장비 및 가구	150	
전문 진료를 위한 물품	377	
	2377(Yen)	2377.00(Yen)
순수익		1045.00(Yen)

교 육

미시나 박사가 이 해의 모든 강의를 실제적으로 담당했다. 나는 부정기적인 임상 시연을 그만두었다.

1919-20년도 예산

미시나 박사봉급	2400.00
조수	387.00
소모품 및 기타용품	1000.00
신간 서적	50.00
잡지	21.00
새 기자재	700.00
	총합 4558.00(Yen)

요 청

1 - 선교사 치료를 도울 다른 외국인

2 - 더 많은 장비 및 재고

W. J. Scheifley, Report of Dental Department in The Severance Union Medical College and Hospital.; Seoul, Chosen, June 1919

Staff

Chief - W. J. Scheifley, D.D.S. Philadelphia Dental College, 1913

Associate -, D,D,S, Western Reserve Dent. College, 191X

Laboratory Assistant - (Temporarily unprovided for --- an experienced man expected in the fall)

Laboratory students and

General Office assistants - K. Rhee Former J. D. Wells academy students

Y. Cha

Practice

The private and dispensary practices were larger during the year 1918-19 that during any previous year. This was due to the fact that I devoted more time to this work and Dr. Mishina's work.

Practice Statistics

	No. of Patients	Receipts
Private Foreign	210	2904.00
Private Korean & Japanese	21	
Dispensary pay patients	1189	518.00
Dispensary free patients	160	
Medical students free	31	
Nurses free	16	
	1627	3422.00

Expenses

Salaries	1735	
Books & Magazines	50	
Printing	15	
Teaching materials	50	
New equipment & furniture	150	
Supplies for professional services	377	
	2377	2377.00
	Net profit	1045.00

Teaching

Dr. Mishina has done practically all the teaching work during the year. I gave up occasional practical demonstration.

Budget 1919-20

Dr. Mishina's salary	Yen 2400.00
Assistants	387.00
Supplies and miscellaneous	1000.00
New Books	50.00
Magazines	21.00
New Outfit	700.00
	total 4558.00

Needs

1 - Another foreigner to help in treatment of missionaries

2 - More equipment and stock

(5) 윌리엄 제이 샤이플리의 개인 보고서, 서울, 조선, 1919년 12월

이번 분기의 보고서는 병원에서 내 일정표의 사본을 우편으로 보내면 아마도 가장 잘 표현되리라 생각된다. 그러나 보고서를 단순한 일정표보다 조금 더 재미있게 만들어보고자 한다.

계획했던 것보다는 상당히 적은 시간이었지만 휴가 기간 중 약간의 휴식을 취할 수 있었다. 어린 아들이 병에 걸려 예정보다 3주 일찍 집으로 돌아왔지만, 서울의 더위를 잘 견뎌낸 덕분인지 아이는 빨리 회복됐다. 복귀한 이후 사무실을 비우는 것은 불가능했다. 나의 집중을 요구하는 특별한 환자들이 내원했다. 평소와 다름없이 일하던 와중에 어려움이 발생했고 조수들은 내가 그 일들을 처리해 주기를 원해 어쩔 수 없이 휴가 기간 많은 시간을 일하며 보냈다. 하지만 업무를 잘 해내거나 한 해를 잘 보낼 수 있도록 충분한 휴식을 취했으며, 이것이야말로 휴가 기간의 진정한 목적이었다. 전문 선교사는 선교지에 가기 전에 모든 평범한 일들은 물론, 평범치 않은 수많은 일을 다룰 수 있도록 충분한 경험을 쌓아야 한다는 말을 어디선가 읽었던 기억이 난다. 급격한 변화가 일어나고 있는 요즘 시대에 이를 치과 의사에게 바란다면 그러한 치과 의사를 확보하기 위해 매우 오랜 시간이 걸리더라도 기다리는 수밖에 없다. 예를 들어 몇 년 전에는 철저하게 진행되었던 치료가 오늘날에 와서는 의료 과실로 둔갑할 수도 있다. 방사선 장비를 도입하기 몇 년 전에 자신이 완벽하게 치료했다고 생각했던 환자 증례의 방사선 사진을 보았더니 스스로가 매우 부끄러웠었다는 취지로 말했던 저명한 치과 교육자의 말이 생각난다. 게다가 사실 그는 다수의 치과 의사 협회에서 강연을 하기도 했을 뿐만 아니라 자신의 방식으로는 그 어떠한 어려운 증례라도 완벽하게 진료할 수 있다고 매우 강조해왔었다. 그럼에도 방사선 사진을 통해 그의 방식에 오류가 있다는 것을 알게 되었을 때 그는 매우 큰 충격을 받았다. 이는 불과 몇 년 전까지만 해도 우리가 옳고 바람직한 치과 치료라고 생각해왔던 진료 과정이 처한 오늘날의 상황이다. 이와 같은 상황은 어떤 치과 의사들에게는 좌절을 의미했지만, 다른 사람들에게는 표준

화된 절차 과정에 도달할 수 있도록 이러한 사례를 더욱 철저하고 과학적으로 연구할 수 있는 도전이자 발판이 되었다. 박사 후 연구 과정에서 자주 개최되는 학회나 미국의 도시에서 볼 수 있는 새로운 장비와 재료로부터 멀리 떨어져 있는 우리가 때때로 느끼는 고립감은 상상할 수가 없다. 이를 따라잡기 위해서는 일상적인 사무실 업무를 벗어나 많은 양의 책을 읽어야 하며, 새로운 것에 익숙해지기 위해 많은 시간을 기공실에서 보내야 한다.

몇 년 동안 우리가 계획한 일들을 수행하기 위해서는 새로운 외국인 치과 의사가 필요하다는 사실은 명백했다. 지금까지 세브란스 이사회의 회의록에는 아무런 공식적인 결정이 기록되지는 않았으나 올해는 새로운 의사의 필요성이 급박해져 세브란스 이사회는 에비슨 박사에게 필요한 의사를 충원할 것을 승인하였다. 이 조치는 성급한 판단에 의해 취해진 단순한 사업상의 제안처럼 보인다. 수요가 많은 개인 진료 측면에서는 이러한 조치가 합당할 것이지만, 우리의 문제에 있어서는 그렇지 않다. 다시 말하자면, 일반적인 의미에 있어서 이는 더할 나위 없이 사실이지만, 우리의 문제는 이러한 요구를 충족시키는 것뿐만 아니라 환자들이 치료비를 잘 감당할 수 있도록 도와야 한다는 것이다. 이 점에 대해서는 자세히 설명하지 않고, 우리의 업무와 관계가 있는 여러 선교본부에 공식적인 문서로 발표될 예정이다.

이 점은 특히 우리의 요청이 공식화된 후에 집행위원회를 통해 발표될 예정이며, 허스트 박사가 6월 회의나 초여름쯤 적절한 시기에 이에 관해 설명할 것이다. 또한 나는 1920년 11월에 복귀한 뒤 이 문제를 추가로 더 자세히 살펴볼 예정이다. 그 문제와 관련해서는 두 곳의 선교회가 이미 본 선교회 내의 신자들에게 필요한 치과 진료를 제공하는 문제에 호의적인 조치를 취했고, 선교본부 역시 긍정적인 태도를 보인다는 점이 흥미롭다.

요즘 내게 가장 활기를 불어넣어 주는 것은 일부 직원들이 업무 측면에서 주목할 만한 발전을 보인다는 점이다. 미시나 박사는 지난 1분기 동안 업무를 훌륭하게 수행해 왔을 뿐만 아니라 임상 진료에서도 좋은 상태를 유지하고 있다. 가장 큰 진전은 치과 부서를 개설한 이래 처음으로 모든 종류의 치과 치료를 환자들에게 제공할 수 있게 된 점이다.

기공실에서 일하는 이 씨 또한 최근 3개월 사이에 큰 발전을 보여주었다. 나를 위해 그가 진행했던 몇몇 기술적인 작업은 매우 기교가 뛰어나고 정교했으며, 개인 진료 시에는 오른팔 역할을 해줌으로 매우 중요한 역할을 담당하고 있다. 다른 조수들도 많은 발전을 보이고 있으며, 이런 점들이야말로 나에게 가장 고무적인 일들로 부각되고 있다.

나는 연합위원회 회의와 북감리교 회의가 열린 올가을에 추가 업무가 밀려들어 매우 힘겨웠다. 선교사들은 이 회의에 참석차 서울을 방문하게 되면 치과 치료를 받으려고 하였다. 지난 몇 개월 동안 선교업무와 관련하여 특별히 관심을 가졌던 두 가지 사항이 있다. 첫 번째는 선교사들이 치아 건강에 점점 더 신경을 쓰고 있다는 점이고, 두 번째는 몸의 모든 질환은 치아로부터 비롯된 것이라고 많은 미국인을 믿게 함으로써 '불안감'을 심어준 미국의 언론 활동에 선교사들이 보수적인 태도를 취하고 있다는 점이다.

전자는 치과 의사들이 가능한 완벽에 가까운 치료를 할 수 있도록 증례 전체를 최선을 다해 연구하여 환자들의 상태를 파악하는 데 도움이 될 수 있을 것이다. 치과 의료 분야 외의 관점에서 보면 이는 치과 의사에게 당연한 일로 여겨지고 있다. 얼마나 많은 증례가 부분적으로만 고려되고 있는지 알게 되면 깜짝 놀랄 것이다. 최악의 경우만 막으면 된다는 이전의 오래된 생각은 여전히 미국에서 매우 분명한 사실로 통하고 있다.

후자의 경우, 환자들은 치과 진료를 일반 의과 진료의 필수적인 부분으로 간주하여 반드시 치과적 진료를 받아야 한다. 예를 들어, 얼마 전에 치과 질병으로부터 발생한 것으로 보이는 몇 가지 증상이 환자에게 나타난 증례가 보고되었다. 나의 검진 결과를 의과 부서와 협진한 결과, 원인이 다른 곳에 있음을 발견하게 되었다. 만약 환자가 오늘날 신문이 실어 나르는 정보에 의존했다면 세 개의 건강한 어금니를 발치했을 수도 있다

이번 보고 기간에 유감스러운 일 하나가 나의 가슴 속에 깊이 남아 있다. 미국에

서는 드문 질환이자 보통은 매우 적은 수의 환자에게서 발생하는 증례 15건이 있었다.

이 증례들은 내과와 외과의 협진으로 치료가 가능한 것들이었으며, 중요한 연구가 일부 진행되었으나 불안정한 상황이 우리의 계획을 틀어지게 만들어 협력은 불가능하게 되었다. 이로 인해 우리의 보고서는 이에 대한 일부를 다루고 있기에 다소 미흡하게 작성되었다.

이번 겨울도 바쁘지만 즐거운 날들이 많기를 바라며, 다음번에는 훨씬 더 흥미로운 소식을 보고를 할 수 있기를 희망한다.

치과 의사 윌리엄 제이 샤이플리

Personal Report of W. J. Scheifley, Seoul, Chosen. For Dec. 1919

My report for this quarter would be well represented by mailing a copy of my schedule at the hospital; I shall try however to make it a little more interesting than the schedule would be.

I secured a little rest during my vacation although I was considerable less than planned for. The illness of our little boy made us return home three weeks earlier than planned but his rapid recovery was ample reward for our enduring the heat of Seoul. After we returned it was impossible for me to stay away from the office. Special cases came in which demanded my attention. Difficulties occurred in the routine of the management of the work which my assistants wanted me to correct and these took up a great deal of time during my so called vacation. However I did secure enough rest to enable me to feel able to go on with the work or the year and that is after all the real purpose of our vacation period.

I recall reading somewhere that professional men should have sufficient experience before going to the mission field to enable them to be able to handle all the ordinary cases and a large number of the extra-ordinary. I must ask that anyone demanding this of a dental man during these days, when such rapid changes are taking place, will be compelled to wait a very long time before they secure a man. Cases which were treated in a supposedly thorough manner a few years ago would be in the group of mal-practice cases today. I recall the statement of a leading dental educator to the effect that he was ashamed. to face the radiographs of some cases which he thought he had treated, perfectly a few years before he began the use or the X-ray apparatus. In fact he lectured before a number of dental societies and stated very emphatically that he was able to accomplish a certain difficult task by the method he employed. His pride was shocked when his X-ray pictures showed him the error of his ways. This is the state of affairs to-day in regard to a number of dental procedures we considered sane and sound several years ago. To some men this has meant discouragement while to others it has been the challenge of their best efforts to study these cases more thoroughly and more scientifically so that we may arrive at a standardized course of procedure. One cannot imagine the isolation felt at times by those of us who are so far removed from these frequent meetings of dental societies from post-graduate courses and from the new appliances and materials which are on display in the cities in America. In order to keep up it requires a groat deal of reading outside the ordinary office routine and a large number of hours must be spent in the technical laboratory trying to familiarize ourselves with the new things.

For a few years it has been very evident to our staff that we must have another foreign dentist to carry on the work we have planned. Heretofore no official action has been recorded in the minutes of the Severance Board of Managers but this year the need appeared so urgent that they authorized Dr. Avison to secure as many men as the needs demanded. Upon hurried consideration this appears to be a simple business proposition. One would think that a private practices which has so many demands upon it could very well support all the work connected with it. This would be perfectly true in the ordinary sense of the word but our problem is not only one of meeting the demands but also one of helping the patients meet the charges. I will not elaborate on this point at this will be presented in an official form to the various boards represented in our work. It will be especially presented through our executive committee after our request has been formulated and Dr. Hirst will explain this at the June conference or at such time in the early summer as shall be suitable and I will attempt to through further light upon the matter when I return in November 1920. It may be of interest to know that 2 missions have already takes actions favorable to the matter of helping supply the needed dental care of their people and the boards have also apted favorably upon the matter.

Among the most encouraging things in my work has been the marked advance in the work of some of the staff. Dr. Mishina has been doing excellent work during the pst quarter and his clinical work is in a very good condition. It is the largest that it has ever been and the patients are able to receive all types of dental work for the first time since the department has been opened.

Mr. Lee, our laboratory man has shown great progress during these three months. Some of the mechanical work he has done for me has been extremely; artistic and he has become a real right hand in the private practice. The other assistants show -------but these stand out as the most encouraging ones in the work.

I have had an extra heavy rush of work this fall during the federal council meetings and during the Northern Methodist Conf. sessions. The missionaries avail themselves of the opportunity of securing dental treatment when they come to Seoul for these meetings. There are two points of special interests which I saw in connection with the missionary work during the last ---several months. The first is that they are becoming more anxious that ever that they shall become dentally healthy and the second is that they assume a conservative attitude towards the press campaign which has been carried on in America which has 'scared' a large number of American people into believing that every ill to which human flesh is heir Must come from the teeth. The first of these things is a condition which makes the operator try his best to study their case as a whole with the idea of rendering such treatment as shall render them as nearly perfect as possible. To those outside the profession it may appear that dental men do this as a rule. You would be surprised to know how many cases are considered in part only. The old idea of just having the worst things fixed up is still very noticeable in America. The second attitude of the patients makes it absolutely necessary to conduct our practice as such integral part of the general medical practice. For example a case reported a short time ago which showed a number of symptoms which may have resulted from dental disease which existed in the patient. By coordinating my examination with the medical department we discovered the cause to be elsewhere and the patient has three perfectly good molars to use which may have been extracted had the patient been carried away with the newspaper writings of to-day.

Among the regrets of the period here reported is one that is deep to me. We had over 15 cases of a disease which is rare in America and which comes to us in very small numbers usually. These cases could have been treated in co-operation with the medical and. surgical departments and some valuable research work accomplished but the unsettled conditions had so upset our work that this cooperation was not possible and our report can be only a partial and rather unsatisfactory one.

We are looking forward to busy but pleasant days this winter and hope we can report something of greater interest next time.

W. J. Scheifley, D.D.S.

(6) 윌리엄 제이 샤이플리의 개인 보고서, 서울, 조선, 1920년 6월

만약 연례 보고서에서 우리가 했었을 수도 있는 일들에 대해 말할 수 있다면 아마도 현재 작성된 내용보다 훨씬 흥미로운 얘기가 될 것이다. 적어도 내 경우에는 그렇다. 사실 올해 나의 가장 큰 일은 업무를 피하려고 했던 것이었다. 나는 다른 사람들보다 더욱 성공했던 적도 있었고, 좀 더 어려운 치료를 받아야 하는 나의 환자 중 일부는 나의 동정심을 유발하기 위해 의도한 것처럼 자신들이 애먹고 있는 몇몇 사소한 일들에 대해 이야기를 했던 것 같다.

다음은 어떤 환자 진료 중 겪어봤을 법한 일 중 하나이며 '출입금지' 또는 '지금 바쁘니 방해하지 마시오.' 등과 같은 의미의 가치가 내재되어 있다. 상황은 다음과 같다. 국소마취를 바로 시행하고 결과를 검사하고 있는데 누군가 조심스러운 목소리로 "의사 선생님, 바쁘신가요?"라고 말한다. 나는 내원한 환자임을 확인하고, 대략 4~5분 정도 소요된다고 내 입장을 납득시키고, 업무로 다시 돌아가 발치와로부터 깊이 매복된 치아를 제거하는 데 많은 힘을 쏟는다. 이때 누군가가 문을 요란하게 두드리며 퉁명스러운 목소리로 "물어볼 게 있어서 왔습니다."라고 외친다. 3~4개 정도의 추가적인 질문은 아마 답변할 수 있겠지만 예상 밖의 질문이 나온다면 장담할 수 없다.

개인 진료로 내원하는 환자의 명단을 살펴보면 다양한 국적의 사람들이 있음을 알 수 있을 것이다. 환자 중에는 영국인, 캐나다인, 호주인, 미국인, 프랑스인, 스웨덴인, 러시아인, 독일인, 일본인, 중국인, 한국인, 그리스인, 아르메니아인, 폴란드인들이 있었다. 또한 진료소에서는 아일랜드, 뉴욕, 북캐롤라이나, 펜실베이니아, 네덜란드 등의 사투리로 대화하는 소리도 들린다.

1920년 3월 31일로 종료되는 회계연도 보고서에 의하면 치과 부서의 업무는 상당히 성장했다. 물론 약간의 실망스러운 점도 있지만, 업무는 대체로 매우 만족스럽다. 기공실은 그동안 능력 있게 일해 온 젊은 직원을 해고해야 했기 때문에 운영이 제대로 되지 않았다.

나는 지난 한 두 달 동안 치과 부문의 총괄 감독을 중단했고, 후임으로는 맥안리스 박사가 잠시이기는 하지만 몇 달여 동안 외국인 진료를 담당하였다. 나는 그에게 조언을 했고 그는 잘 해내려고 노력했다.

〈 번역 불가 〉

치과 의사 윌리엄 제이 샤이플리

Personal Report, W. J. Scheifley, Seoul, Chosen, June 1920

In our annual reports could be made to tell about what we might have done they would probably be more interesting then they are at present. I know that this is true in my case at least. In fact my biggest job this year was that of trying to dodge work. There were times when I was more successful than at others and I think that some of my patients get on to the game and told me of some little thing which troubles them in order to stir up my sympathy for them later because they needed some more difficult work done.

The following scent will describe one of the occurrences which any patient may have been a party to and will show the value of such sings as "Private keep out", "I am busy at present so please do not disturb me" and the like. The scene is as follows I have just completed the injection of an anesthetic and am testing the results when a gentle voice cries out "Oh Doctor are you busy". After securing the visitor that I am and probably using four or five minutes in persuading them that I mean it, I return to my task and commence to use considerable force in removing a deeply rooted tooth from it's socket when someone pounds upon the door and cries out in gruff tones "I just sent to ask you a question". Of course I have probably three or four ------ ready be more the question is asked but I can not be sure which ---- until after the question has been sprung. These are the trying things which cause missionaries to --- upon (----- I ---- --- become and official ---rce is ------ in ----- of difficult tacks). Of course you want recall that the ----- ------ and it must also --- --- that the missionary can break in other ways than in general ---- when having a tooth extracted.

In ------over the list of patients who came to our private dental department this ---- you --- I was -------ted to find the number of nationalities represented. There were English, Canadians, Australians, American, French, Swedes, Russian, German, Japanese, Chinese, Koreans, Greek, Armenian and Polish patients. In addition such dialects as Irish, New York, North Carolina and Penna Dutch were represented in the conversation heard in the department.

The report for the fiscal year ending March 31st, 1920 shows that there has been a good growth in the work of the dental department. We have had some disappointments, of course, but the work has been very satisfactory. Our laboratory is not provided for as it should be because it was necessary to discharge the young man who was doing the laboratory work and he showed much good ability in his work.

I have given up the general supervision of the department for the past month or two -------- Dr. McAnlis to be able to carry the work for a few month in case there is an foreigners ---- for a short time. I advise him -- he trys to --- the work.

I have collected --- a of dental work which was taken from the ---- of patients ---------------to us for treatment. Some of them are I have commenced ----- of teaching which I want to for the young reference b by the ,in will requiring a great deal of time before it is coin

W. J. Scheifley, D.D.S.

(7) 윌리엄 제이 샤이플리의 개인 보고서, 서울, 조선, 1920년 8월 30일

지난 분기에 대한 나의 업무 보고서의 제목은 '방랑 치과 의사'가 가장 좋을 것 같다. 나는 7월과 8월의 대부분을 서울 외의 지역에서 일하거나, 일하는 곳을 오가는 데 보냈다.

6월에는 연례 선교 회의에 참석하게 되어 매우 바쁜 시간을 보냈으며 7월과 8월에는 소래 해수욕장과 미국인이 운영하는 광산지역을 여행하기 위해 짐을 싸서 떠났다.

나는 제물포와 소래 해변 사이를 운항하는 작은 연안 증기선으로 8번 정도 여행을 했는데, 그 중 마지막 여행이 가장 최악이었다. 처음으로 뱃멀미를 경험했기에 이제는 뱃멀미로 고통받는 사람들을 이해할 수 있게 되었다. 선교사들이 처음 이곳에 왔을 때처럼 이런 연안 증기선을 타고 여행할 필요가 없어져서 기쁘다.

나는 소래 해변에서 50명의 성인과 12명의 어린이를 치료했다. 이는 치과 치료를 위해 특별히 서울로 이동할 필요도 없으며, 또한 여행 경비와 숙박으로 지출해야 하는 상당한 비용도 절약할 수 있었기 때문에 많은 사람에게 이점이 되었다.

우리는 소래 해변에서 서울까지 자동차로 이동했는데, 이때 또한 우여곡절이 많았다. 자동차 여행의 종착점인 철도역에 도착할 때까지 13번이나 타이어에 펑크가 났다. 차가 도로를 벗어나 옥수수밭으로 미끄러지는 바람에 한 시간 정도 지체되기도 했다. 이러한 몇 가지 작은 사건 외에는 특별한 일 없이 단조로웠다.

정비공이 타이어를 수리하는 동안 길가에서 쉬고 있었는데, 이 때 옻이 올라 10일 동안의 휴가를 독이 올라 굉장히 따가운 상처를 긁지 않도록 정신을 차리고 깨어 있는 상태로 지내야 했다. 이 짧은 휴가 동안 선천(宣川)으로 여행을 떠나 처음으로 그곳의 선교거점을 보았다. 또한 훌륭한 한국인 치과 의사를 만났는데, 그가 서울로 오도록 할 수 있기를 바라고 있다. 미시나 박사는 그를 대신할 누군가가 구해지는 대로 사직할 예정이라 치과에는 이 한국인 치과 의사가 몹시 필요해졌다. 이 한국인은 의학과 치의학을 전공한 매우 소중하고 귀한 인력이다. 샤록스 박사는 그에게 처음으로 의사 수련을 시켰으며, 함께 일해 본 한국인 중 가장 뛰어난 사람 중 한 명이라고 평가했다.

미국으로 떠나기 전에 서울로 돌아가 일을 마무리 지어야 했기 때문에 광산 방문은 예상보다 짧았다. 나는 새로 지은 클럽 하우스에서 조명이 좋은 방에서 진료를 했고, 기거했다. 나는 경영진이 과거 몇 년 동안 치과에 치과 진료 서비스를 제공해 달라고 요청해 온 터라 여행을 흔쾌히 받아들였고, 이곳에 와서야 의료진들이 어떠한 환경에서 일을 해야 하는지 알게 되었다.

이번 여름 여행은 흥미진진하고 신나는 일들로 가득찬 것 같았다. 광산 캠프에서 돌아오는 길에 우리가 타고 있던 차는 도로에서 벗어나 20피트(약 6미터) 크기의 매우 큰 돌담을 넘어 아주 위험한 바위로 돌진하는 것을 간신히 피했다. 우리는 돌담으로부터 4피트(약 1.2미터) 정도 떨어진 도로를 넘어 4-5피트(약 1.2-1.5미터) 가량 추락했다. 자동차를 만든 포드 사(社)라 하더라도 자동차를 수리하기 위해 우리가 동원한 방법에 경탄할 만하며, 그 후로도 자동차는 길을 잘 달렸다.

이 일을 위해 새로운 사람이 부임하게 되어 우리는 매우 설레는 마음으로 그를 기다리고 있다. 새로운 이의 부임은 나의 안식년 동안 외국인 치과 의사가 치과 진료를 담당하게 된다는 것이며, 이는 내게 큰 위안이 된다. 또한 안식년에서 돌아온 뒤에 그동안 할 일이 너무 많아 미루어두었던 부서의 일부 계획들을 실행할 수 있다는 것을 의미한다. 가장 큰 이점은 지난 5년 동안 지속되어온 제한된 여건 속에서는 일을 훌륭히 해낼 수 없었다는 마음의 큰 부담을 줄이고 좀 더 높은 수준의 일을 할 수 있다는 점이다.

남은 몇 주 동안 다른 사람들이 대신 할 수 있도록 일을 정리하는 데 시간을 보낼 것이다. 이 중 일부 시간은 남부 장로회 선교회에서 오는 새로운 사람에게 방사선 부서를 넘겨주는 데 할애할 예정이다. 과거에 방사선 부서에 시간을 할애한 것처럼 내 부서에도 시간을 할애해 치과 진료 부문에서 성과를 많이 내도록 할 예정이다.

이번 글이 안식년을 다녀오기 전에 작성하는 나의 마지막 현장 보고서일 것이다. 일터를 떠나면서 기쁨만을 느끼는 건 아니다. 그래도 비교적 대부분의 시간 동안 나의 일을 즐겼기 때문이다. 내가 부서 업무를 시작하게 되고 나의 개인 진료나 나의 개인 업무처럼 느껴짐에 따라 헤어 나오지 못하고 있다. 이 일은 내 삶의 일부가 되었고, 일을 떠나 있는 동안 나는 우리가 이곳에서 수행하고자 하는 미래의 일에 전념하는 데 시간을 할애할 예정이므로 잠시 일에서 벗어나려 한다.

치과 의사 윌리엄 제이 샤이플리

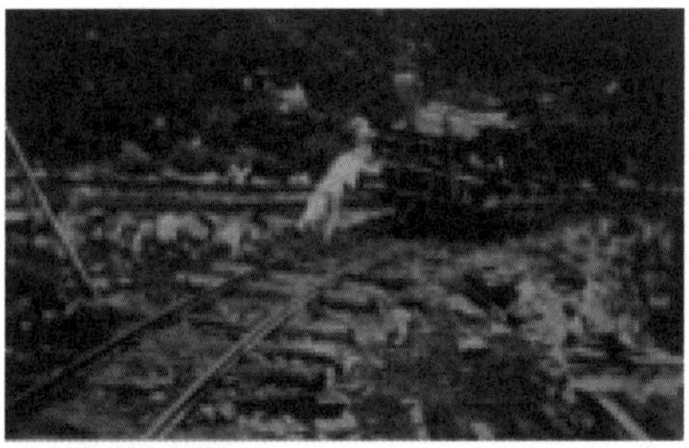

그림 11 운산 광산

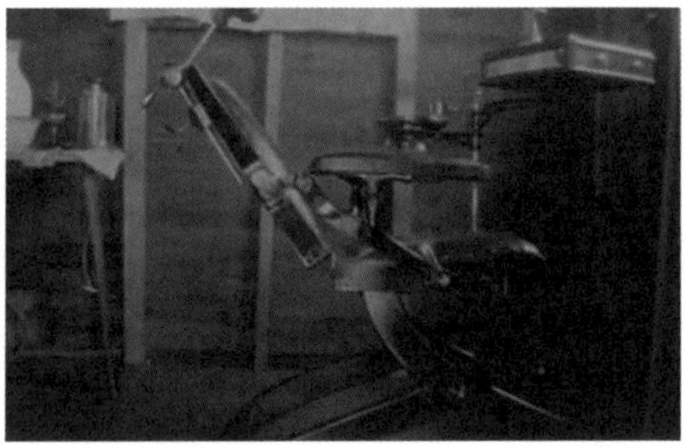

그림 12 소래 진료실

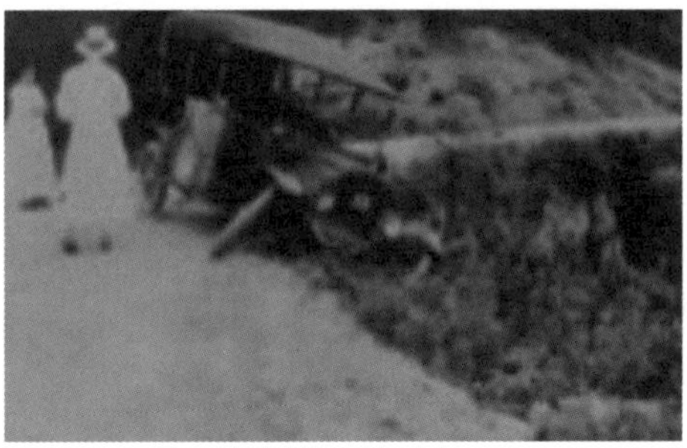

그림 13 광산 캠프에서 돌아오는 길에 일어난 자동차 사고

Report of W. J. Scheifley,

Seoul, Chosen, August 30th, 1920

The title of a report of my work for the past quarter might well be "An Itinerant Dentist". I spent most of July and August in working outside of Seoul or in trying to get to and from the places where I worked.

After a very busy time during our annual mission meeting in June I packed my outfit for the trips to the community at Sorai Beach and the American mines.

I have made 8 trips on the little coast steamer which plies between Chemulpo and Sorai Beach but the last one was the worst of all. It was the trip which gave me my first experience at sea-sickness and I can now sympathize with fellow-sufferers. I am glad the day has passed when it is necessary to travel in these coast steamers as they did when the missionaries first came here.

I treated 50 adults and 12 children at Sorai. This was an advantage to many people because it made it unnecessary for them to make as special trip to Seoul for dental treatment and it also saved them considerable money which they would have spent for travel and board.

We came out of Sorai in a public auto but this was not all pleasure. We had 13 punctures before we reached this railroad station at the end of our auto trip. We were delayed an hour because we skidded off of the road into a corn field. Outside of these few incidents the journey was uneventful.

While resting along the roadside, when the auto mechanic was fixing a tire, I got into contact with lacquer and the result was a ten day vacation which was spent I getting up moral courage enough not to scratch the poison sores. During this little vacation I made a trip to Sensen and saw our station at that place for the first time. I also met a good Korean dentist and hope I will be able to get him to come to Seoul. We will need him very badly as Dr. Mishina will leave us as soon as we can find someone for his place. This Korean is a graduate of medicine and dentistry and would be a very valuable man. Dr. Sharrocks gave him his first medical training and considered him one of the best Koreans he ever had working with him.

My visit to the mines was shorter than I expected it to be as it was necessary for me to get back to Seoul to complete my work before leaving for America. I practiced in a large, well lighted room in the new club house and lived there also. I am very glad I made the trips because the management has been asking the hospital to supply them with dental service for the past few years and I now know the conditions under which a man must work there.

My trips this summer seemed to be teeming full of excitement. On the way back from the mining camp our auto jumped off the road and just missed going over a twenty foot stone wall on to some very bad rocks. We went over th side of the road about 4 feet from the wall and had a fall of but four or five feet. The makers of Ford machines would marvel at the method we employed to fix the machine so that it could be kept on the road after that.

We are looking forward with great pleasure to the arrival of the new man for this work. It will be a big relief to me to know that a foreigner will be in charge of the department during my furlough. It also meas that we will be able to carry out some of the plans of the department, after my return, which have been delayed because I have had too much to do. The biggest advantage is that we can do a better grade of work and that will reduce a big burden from my mind because it has been impossible to do good work under many of the conditions that have existed during the past five years.

The remaining few weeks that I will be here be spent in arranging the work so that others can carry it on. Some of this time will be spent in turning over the X-ray department to the new man who has come to us from the Southern Presbyterian Mission. To be able to give the time, formerly given to the X-ray department, to the work of my own department will mean much to the results of the dental department.

This will be my last field report until after furlough. It is not altogether with emotions of delight that I go away from my work for I have enjoyed it very much most of the time. It is especially difficult to get away as I commenced the work of the department and it seems like my own practice and my own work. It has become a part of me and while separated from it I shall be so separated in it's interests as most of my time will be spent in study for future work we hope to carry own here.

W. J. Scheifley.

주석

1 인도의 주사위 놀이

2 흑인 분장을 하고 진행하는 미국의 전통 쇼

3 강우규 독립운동가

4 폐디스토마 치료제로 사용되었던 항생제

5 설폰메탄, 진정제, 수면유도제로 사용되었음

6 이하의 내용은 이주연(2006), 신재의 · 신유석(2007)의 논문을 주로 하여 기술을 추가하였다.

7 李光麟, <開化思想 硏究> (1985)

8 H. N. 알렌, 김원모 역, 『알렌의 일기』, 단국대학교출판부, 1991, 30, 408쪽; 호레이스 N. 알렌, 윤후남 역, 『알렌의 조선체류기』, 예영커뮤니케이션, 1996, 80면.

9 H. N. 알렌, 김원모 역, 『알렌의 일기』, 단국대학교출판부, 1991, 32-34, 410-413면.

10 H. N. 알렌, 김원모 역, 『알렌의 일기』, 단국대학교출판부, 1991, 38, 39, 47, 57, 65, 80, 418, 419, 428, 439, 447, 463면.

11 H. N. 알렌, 김원모 역, 『알렌의 일기』, 단국대학교출판부, 1991, 36, 414면.

12 H. N. 알렌, 김원모 역, 『알렌의 일기』, 단국대학교출판부, 1991, 39, 417면.

13 호레이스 N. 알렌, 윤후남 역, 『알렌의 조선체류기』, 예영커뮤니케이션, 1996, 214-215면.

14 H. N. 알렌, 김원모 역, 『알렌의 일기』, 단국대학교출판부, 1991, 104, 489면.

15 신규환, 박윤재, 『제중원 · 세브란스 이야기』, 역사공간, 2015, 13-60면.

16 H. N. Allen, "Medical Work in Korea", 『The Foreign Missionary』, Vol. 44 No. 2, 1885, p. 75.

17 알렌, 김원모 역, 『알렌의 일기』, 48-50, 429-431면; 고려대학교아세아문제연구소, 『구한국외교문서』, 미안(美案) 1, 문서번호 158.

18 알렌, 윤후남 역, 『알렌의 조선체류기』, 예영커뮤니케이션, 216-217면.

19 H.N. Allen, J.W. Heron, 『First Annual Report of the Korean Government

Hospital, Seoul. For the Ending April 10th, 1886』, Meiklejohn and Co., Yokohama: 1886; 박형우. 여인석, 「제중원 일차년도 보고서」, 『연세의사학』, 제3권 제1호, 1999, 3-81면.

20 Records of Board of Foreign Missions of the Presbyterian Church of U.S.A., 『Korea, Letters and Reports No. 80. Report of Seoul Station 1900-1901』.

21 『The Fifty-fifth Annual Report of the Board of Foreign Missions of the Presbyterian Church in the United States of America Mission House』. New York. 1892. p. 177.

22 김영수. 「제중원의 위상과 성격」. 연세대학교 의학사 연구소 편. 『한국 근대의학의 탄생과 국가』. 역사공간. 2016. 296면.

23 신규환, 박윤재, 『제중원 · 세브란스 이야기』, 역사공간, 2015, 89-111면.

24 신재의, 『한국근대치의학사』, 참윤, 2004, 71면.

25 "美師講導", 『대한매일신보』, 1909년 10월 30일.

26 『황성신문』, 1907년 9월 7일.

27 H. B. Hulbert, 『The Korean Review』, Vol. 6, 1906, p. 315.

28 D. E. Hahn, 「Dentistry in Korea」, 『The Korea Mission Field』, Vol. 2 No. 9, 1906, p. 165.

29 "韓大衛氏의 學校 設立을 賀하노라", 『대한매일신보』, 1909년 10월 30일.

30 이하 가족사에 관한 기술에선 경칭 대신 이름으로 인물을 표기한다.

31 M. L. Montgomery (2015). Historical and Biographical Annals of Berks County, Pennsylvania: embracing a concise history of the county and a genealogical and biographical record of representative families. Vol 1. pt. 1. Andesite Press.

32 ibid.

33 남성 지원자 양식, 윌리엄 제이 샤이플리 치과 의사와 관련된 공개 제한 편지(베이트먼 박사, 1914 년 12월 9일)

34 이하에서 샤이플리는 모두 윌리엄 제러마이어 샤이플리 선교사를 가리킨다.

35 이후 템플대학교 치과대학(Kornberg School fo Dentistry, Temple University)이 된다.

36 남성 지원자 양식, 윌리엄 제러마이어 샤이플리 치과 의사와 관련된 공개 제한 편지(베이트먼 박사, 1914년 12월 8일)

37 세브란스병원

38 샤이플리가 화이트에게 보낸 1914년 12월 26일 편지

39 샤이플리가 리드에게 보낸 1914년 12월 31일 편지

40 화이트에게 보낸 1914년 12월 26일 편지

41 에비슨의 편지, 샤이플리 선생에 관하여, 1914년 12월 30일

42 生田信保, 「京城帝國大學醫學部 齒科學教室 沿革」, 『齒界展望』 11(15), 1940, 45-47.

43 교육을 의미한다.

44 William J. Scheifley. Severance College Dental Department. The Korean Mission Field. 12(2). 1916. 44-45.

45 그러나, 기즈가 주장한 3년 과정 학제는 거의 받아들여지지 않았고, 1934년 미국 치과 의사협회가 제시한 4년제 교육 과정이 수용되면서 현재의 형태로 자리 잡게 되었다.

46 Dentistry Dental Diagnosis, Sato 1 volume ￥3.00

47 윌리엄 샤이플리의 개인 보고서, 서울, 1917년 6월 4일

48 샤이플리의 1917년 6월 4일자 편지

49 입치영업면허를 말한다.

50 윌리엄 샤이플리의 개인 보고서, 서울, 조선, 1918년 6월

51 윌리엄 샤이플리(서울)가 아서 브라운에게 보낸 1918년 7월 18일 편지

52 경찰력을 통한 사회 및 제도의 통제 방식을 의미하나, 자크 랑시에르(Jacques Ranciere)는 이 개념을 확장하여 교육, 문화 등에서 권력이 지각 가능한 것을 통제하는 방식을 가리키는 표현으로 사용한다. 즉, 일제는 조선에 이미 들어온 미국식 의 · 치의학 대신, 독일을 통해 자신이 수용한 의학 제도를 식민지에 심으려 하였으며 세브란스는 방해가 될 뿐이었다.

53 서울의 샤이플리가 미국 북장로회 해외선교본부로 보낸 1916년 6월 6일 편지

54 입치(入齒) 기술, 즉 기공 보철 제작과 간단한 발치만 수행하는 치과 의료인력이다.

55 윌리엄 샤이플리의 개인 보고서, 서울, 1917년 6월 4일

56 샤이플리 미북장로교 선교보고서, 1917년 6월 4일.

57 윌리엄 샤이플리의 개인 보고서, 서울, 조선. 1919 년 12월.

58 William J. Scheifley. Severance College Dental Department. The Korean Mission Field. 12(2). 1916. 44-45.

59 현대의 개념으로는 구강건강문해력(oral health literacy)이 높아져야 함을 샤이플리가 생각하고 있었다고 말할 수 있을 것이다.

60 1900년 영국 외과의사 윌리엄 헌터(William Hunter)는 구강 감염이 여러 질병의 원인이라고 주장하였고, 1910년 맥길대학교의 강의에서 헌터는 치아 수복물에서 번식한 세균이 빈혈, 위염, 장염, 고열 등 여러 전신질환의 원인이라고 주장하였다. 이것에 이후 국소감염설이라는 이름이 붙는다. 이런 주장이 유행하면서, 한편으로는 문제가 있는 치아를 모두 발치해야 한다는 견해가, 다른 한편으로는 치과 의사 면허의 발급조건을 강화해야 한다는 생각이 확대되었다. 현대의 관점에서 볼 때 이런 생각은 어처구니없는 부분이 있으나, 뭐라고 공박하기 어려운 지점도 지니고 있다. 분명, 구강질환이 전신질환과 연관성을 지닌 것은 맞다. 그러나 헌터가 주장한 것처럼, 온갖 질환이 치아의 세균에서 발생하는 것은 아니다. 즉, 이 시기의 "구강병과 전신질환의 관련성"은 일부 생각해볼 만한 점이 있으나, 완전히 틀린 주장이다. 이런 점에서, 이 시기에 나타난 이런 관련성에 관한 언급을 살필 때는 주의할 필요가 있다.

61 서울의 샤이플리가 미국 북장로회 해외선교본부로 보낸 1916년 6월 6일 편지.

62 윌리엄 샤이플리의 개인 보고서, 서울, 1917년 6월 4일.

63 다수의 치근단 사진을 통한 전악 검사를 의미하는 것으로 보인다.

64 치과 의사 윌리엄 샤이플리의 개인 보고서, 서울, 조선, 1919년 6월

65 윌리엄 샤이플리의 개인 보고서, 서울, 조선, 1919년 12월.

66 제1차 세계대전 중, 1916년 2월부터 독일은 영국의 해상봉쇄를 돌파하기 위하여 무제한 잠수함 작전을 실행하였다. 군함, 상선 가리지 않고 격침시키는 이 작전으

로 인하여 미국인들이 사망하게 되자 미국에선 참전 여론이 들끓었다. 독일과 미국 사이의 줄다리기가 시작되었고, 미국 여론이 악화되면 독일은 작전 수행을 중단하겠다고 발표하고, 시간이 지나면 다시 시작하는 일을 반복하였다. 그만큼 잠수함 작전의 효과가 높기도 했기에, 독일로서는 포기할 수 없었다. 1917년 1월, 독일 제국 외무장관 아르투어 치머만(Arthur Zimmermann)이 멕시코에게 보낸 밀지가 영국에 의해 들통났다. 미국이 참전하면 멕시코가 미국을 공격해달라는 것, 대신 이전 멕시코가 상실한 영토를 수복해주겠다는 것이 밀지의 골자였다. 이 내용이 알려지면서 1917년 4월 미국은 독일에 선전포고를 하였다.

67 브라운이 조선선교회로 보낸 선교본부 결정 제 556호(1920년 12월 9일).

68 해리스버그 지역사회의 청년 활동을 지원하는 단체로, 현재까지 유지되고 있다.

69 1904년 10월 12일 해리스버그에 건축된 역사적 건축물로, 건축가 찰스 하워드 로이드(Charles Howard Lloyd)가 북아프리카 양식을 구현하고자 노력하여 모로코 건축을 따른 건물을 완성하였다. 젬보라는 이름의 어원은 분명하지 않다.

서지

『연세 치의학의 연원과 윌리엄 샤이플리』 색인

ㄱ

ㄴ

ㄷ

ㄹ

ㅁ

ㅂ

ㅅ

ㅇ

ㅈ

ㅊ

ㅋ

ㅌ

ㅍ

ㅎ

기호

연세 치의학의 연원과 윌리엄 샤이플리

2022년 4월 15일 1판 1쇄

지은이 김준혁 · 김수연 · 신유석 · 이주연
펴낸곳 연세대학교 대학출판문화원
주소 서울특별시 서대문구 연세로 50
등록 1955년 10월 13일(제9-60호)
전화 02) 2123-3378~80
팩스 02) 2123-8673
전자우편 ysup@yonsei.ac.kr
홈페이지 http://press.yonsei.ac.kr
인쇄 화신문화(주)

ISBN 978-89-6850-646-8 (03910)

값 28,000원